Xaviera Plooij & Laurens Mischner

Oje, ich wachse!

BACK TO YOU

Hol dir deinen persönlichen Zugang zum Übungsprogramm!

1. Öffne auf deinem Handy den App Store von Apple oder den Google Play Store.
2. Suche nach »Oje, ich wachse – Back To You« und lade dir die App herunter.
3. Wähle deine Sprache aus.
4. Gib deinen persönlichen Zugangscode ein (Groß- und Kleinschreibung beachten):

cLTxK7PS

mosaik

Buch

Für die neun Monaten der Schwangerschaft gibt es alle denkbaren Anleitungen. Aber danach bist du meist auf dich allein gestellt. Doch das wird sich nun ändern! Zusammen mit internationalen Experten haben Xaviera Plooij und Laurens Mischner ein revolutionäres Programm für die Zeit nach Schwangerschaft und Geburt entwickelt: *Back To You* behandelt alle Aspekte der körperlichen und mentalen Veränderung – angefangen bei der Gehirnstruktur über den Hormonhaushalt bis hin zu Vagina und Beckenboden. Dieser ganzheitliche Ansatz wird ergänzt durch ein einmaliges Regenerationsprogramm: mentale Unterstützung, Tipps für den Alltag sowie ein komplettes Work-out-Programm. Mithilfe der eigens entwickelten App kannst du dir außerdem Videos zu allen Übungen ansehen und wirst so bei der Genesung unterstützt. *Back To You* ist der unentbehrliche Begleiter, um zurück zum eigenen Ich zu finden. Für den besten Start in dein Leben als Mutter!

Autoren

Xaviera Plooij ist Co-Autorin und CEO von *Oje, ich wachse!*. Unter ihrer Leitung ist die Marke weltweit zum Erfolg geworden. Sie berät internationale Unternehmen aus dem Baby-Bereich, ist eine gefragte Rednerin und im ständigen Austausch mit Müttern und Vätern. Sie kennt die Bedürfnisse von Eltern wie keine andere. Mit der *Oje, ich wachse!*-Buchreihe und den zugehörigen Apps steht Xaviera Plooij für einen guten Start in ein glückliches Leben.

Laurens Mischner ist Personal Trainer und hat sich auf die Regeneration nach der Schwangerschaft, den Hormonhaushalt und die Muskelaktivierung spezialisiert. Dank seiner innovativen und leicht anzuwendenden Methode kann sich jede Frau innerhalb kurzer Zeit erholen und ihr Selbstvertrauen zurückgewinnen.

Weitere Titel aus der »Oje, ich wachse!«-Reihe

Oje, ich wachse! Von den zehn »Sprüngen« in der mentalen Entwicklung Ihres Kindes während der ersten 20 Monate und wie Sie damit umgehen können (Hardcover)

Oje, ich wachse! Von den acht »Sprüngen« in der mentalen Entwicklung Ihres Kindes während der ersten 14 Monate und wie Sie damit umgehen können (Taschenbuch)

Oje, ich wachse! Tagebuch

Oje, ich wachse! Das Praxisbuch

Oje, ich wachse! Das Schwangerschaftsbuch

Xaviera Plooij
& Laurens Mischner

Oje, ich wachse!

BACK TO YOU

Nach Schwangerschaft und Geburt
zurück zum eigenen Ich

Das ultimative Regenerationsprogramm
für Körper, Geist und Seele

Aus dem Niederländischen
von Kordula Witjes

mosaik

INHALT

Inhalt

VORWORT

Vorwort

DIE FAKTEN:

- Nach der Geburt verändern sich dein Körper, deine Psyche und sogar deine Gehirnstruktur.
- Erst nach Monaten hat sich dein Körper an den neuen Hormonhaushalt angepasst.
- Nicht regenerierte Beckenbodenmuskeln können lebenslange Beschwerden verursachen wie Schmerzen, Schwierigkeiten beim Stuhlgang, weniger (intensive) Orgasmen und in späteren Jahren Inkontinenz.
- Beziehungen verändern sich.
- Mangelnde Regeneration kann sich negativ auf die Bindung zu deinem Baby auswirken.

Neun Monate wächst dein Körper, neun Monate bildet er sich zurück. Zumindest der erste Teil ist jeder Frau bewusst, aber wenn du sechs Wochen nach der Geburt zur letzten Kontrolluntersuchung gegangen bist, fühlst du dich auf dem weiteren Weg allein gelassen. Denn die Rückbildung ist für deinen Körper und deine Seele genauso fordernd wie die Schwangerschaft. Und trotzdem musst du dich selbst darum kümmern. Wie kann man Frauen mit dieser Aufgabe nur so alleinlassen?

DAS. MUSS. SICH. ÄNDERN.
DAS. WIRD. SICH. ÄNDERN. JETZT.

Das *Back-To-You*-Programm ist eine Revolution: Es begleitet dich durch die ersten schwierigen Monate nach der Geburt und hilft dir sogar, eine bessere Version von dir selbst zu werden, sowohl körperlich als auch mental. Damit wird die Regeneration nach der Geburt zur neuen Norm werden. Weil du, dein Körper und deine Beziehungen es wert sind. Du hast ein Wunder zur Welt gebracht, und du verdienst nun Begleitung, um zurück zu deinem eigenen Ich zu finden – *back to you*.

Jede Mutter weiß, dass ein Baby mehr verändert als nur die Position der Bauchmuskeln. Es war wie eine Schatzsuche, auf die wir uns gemeinsam mit den weltweit führenden Fachleuten gemacht haben – so ist dieses revolutionäre Programm entstanden. *Back To You (BTY)* behandelt nicht nur die Frage, wie du deine alte Konfektionsgröße zurückbekommst und wie dein Bauch flacher wird, sondern alle Bereiche der Regeneration nach der Geburt. Für Frauen, die wieder richtig fit werden wollen, ist ein oberflächliches Ruckzuck-Programm eine Beleidigung, schließlich ist echte Regeneration so vieles mehr.

Dass die *BTY*-Bewegung kommen musste, lag auf der Hand. Alle Experten, mit denen wir sprachen, baten uns inständig um ein solches Programm. Wir sollten hiermit die Rückbildung von Frauen weltweit für alle Zeiten verändern. »Noch nie gab es ein Programm, das Frauen so gut hilft. Was für eine Ehre, dass ich zu diesem Buch beitragen darf«, war das Erste, was wir von Dr. Sheila de Liz hörten, einer der renommiertesten Gynäkologinnen Deutschlands. Andere sagten Ähnliches: »Endlich thematisiert das mal einer«; »Es wurde Zeit, dass das mal gesagt wird«; »Das wird eine Bewegung, die vielen Frauen auf der ganzen Welt unheimlich weiterhelfen wird«. An Ermutigungen hat es uns nicht gemangelt. All diese Aussagen der Expertinnen und Experten verliehen uns die Kraft, weiterzumachen und dieses revolutionäre Programm zu entwickeln.

BTY – alles ist miteinander verbunden

Während der Gespräche mit den Expertinnen und Experten wurde eines immer klarer: Die Zukunft der Gesundheit liegt im interdisziplinären Denken. Die körperlichen Veränderungen nach der Schwangerschaft zeigen das deutlich. Ärzte und Ärztinnen dürfen nicht nur in ihrem eigenen Fachbereich bleiben, sondern müssen den Menschen als Ganzes betrachten und erkennen, wie alles miteinander verbunden ist und sich gegenseitig beeinflusst. *BTY* basiert daher auch auf folgendem Gedanken: Alles hängt zusammen. Eine fehlerhafte Fußstellung kann Beckenbodenbeschwerden verursachen (Schmerzen beim

Sex und Schwierigkeiten beim Stuhlgang). Stress aus Angst, etwas falsch zu machen, kann zu schmerzenden Daumen führen. Schlaflose Nächte können deinen Hormonhaushalt so beeinflussen, dass sich deine Erholung verzögert. Deine Muttergefühle können derart die Oberhand gewinnen, dass du dich selbst und deine Beziehung vergisst. Dein Gehirn nimmt jetzt eine andere Art beziehungsweise eine andere Intensität von Empathie wahr, wodurch du möglicherweise auch sehr stark an dir selbst zweifelst. Ernährung kann eine postnatale Depression beeinflussen. Kurz: Alles ist miteinander verbunden, sowohl körperlich als auch mental. Du kannst und darfst diese beiden und alle anderen Aspekte drum herum nicht voneinander trennen, wenn du das große Ganze verstehen möchtest.

BTY – für maximalen Effekt

Wir haben die sogenannten »XL-Fundamentals« entwickelt – vier Faktoren, die schon losgelöst voneinander einen enormen Einfluss auf deine Erholung und Gesundheit haben: Ernährung, Ruhe und Entspannung, Haltung und Atmung sowie Bewegung. Wenn du sie alle zusammen anpackst, können sie für deinen Körper und deine Psyche Wunder wirken.

BTY – Wissen und Unterstützung

Back To You bietet dir:

1. Einblick in die Veränderungen, die sich in Gehirn, Powerhouse (die Muskeln in Bauch, Rücken, Zwerchfell und Becken), Vagina, Hormonhaushalt und Psyche abgespielt haben.
2. Ein umfassendes Aufbauprogramm: von Beckenbodenmuskeln über Powerhouse bis zu mentaler Gesundheit – wir stärken alle Bereiche gleichzeitig, damit du gesünder und fitter wirst.

SO FUNKTIONIERT DAS *BTY*-PROGRAMM

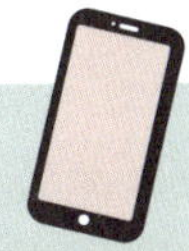

Lade dir die Gratis-App herunter!

Das *BTY*-Programm besteht aus zwei Teilen: zum einen aus diesem Buch und zum anderen aus der kostenlosen Übungs-App. Lade dir die App herunter und erhalte mit deinem persönlichen Passwort (vorne im Buch) Zugang zu allen Übungsvideos. Die App ist kostenlos, weil manche Dinge einfach leichter zu verstehen sind, wenn man sie sieht, anstatt sie nur zu lesen.

Das *Back-To-You*-Programm besteht aus drei Phasen

1. **Back** (0–6 Wochen) → Du trittst etwas kürzer. Nun geht es darum, dich auszuruhen, eine Bindung zu deinem Baby aufzubauen und dich mit deiner neuen Rolle als Mutter vertraut zu machen. Bei den Übungen konzentrieren wir uns auf die Verbindung zwischen Geist und Powerhouse.
2. **To** (7–24 Wochen) → Langsam nimmst du dein »normales« Leben wieder auf. Du gehst mehr vor die Tür, triffst wieder Menschen, begegnest dir selbst. Bei den körperlichen Übungen arbeiten wir an deiner Stabilität und Mobilität. Bei den mentalen Übungen arbeiten wir an deinem Ich, das wir bei der Rückkehr in die »normale« Welt unterstützen.
3. **You** (25–40 Wochen) → Du bist immer mehr dein »neues Ich« und wirst immer fitter. Bei den Übungen arbeiten wir intensiv an deinem neuen Ich, sodass du gesünder und kraftvoller (sowohl psychisch als auch physisch) wirst und besser in Form kommst. Du wirst dein neues Ich! Oder vielleicht sogar eine bessere Version von dir selbst.

Zentrale Prinzipien des *BTY*-Programms

Es gibt drei zentrale *BTY*-Prinzipien, die für eine gute Regeneration sorgen. Und jetzt kommt das Schöne daran: Diese drei Kernpunkte gelten für deinen Körper und für deine Seele, und wir trainieren sie beide in diesen drei Punkten:

1. Verbindung
2. Druckverteilung
3. Vollständiger Bewegungsumfang (von totaler Entspannung bis zu totaler Anspannung)

Danke!

Ein besonderes XL-Dankeschön geht an alle internationalen Experten, die es uns ermöglicht haben, dieses Programm zusammenzustellen. Ohne ihre fachliche, medizinische und ganzheitliche Sichtweise hätte *Back To You* niemals die außergewöhnliche Form angenommen, die es heute hat:

Dr. Sheila de Liz (Gynäkologin, USA & Deutschland). Du bist nicht nur eine der führenden Expertinnen, sondern auch eine Freundin und meine (Xavieras) Heldin.
Dr. Lindsey Vestal (Ergotherapeutin und Beckenbodenexpertin, USA und Frankreich). Danke für all den Input, den Enthusiasmus und Ihre besondere Sichtweise auf den Beckenboden und die Beziehung zu den anderen Körperteilen. Unser Besuch bei Ihnen in Paris hat nicht nur unser Buch, sondern auch uns persönlich sehr bereichert.
Dr. Sonia Bahlani (Gynäkologin, spezialisiert auf Unterleibsbeschwerden und Urologie, USA). Ihre ganzheitliche Sicht der weiblichen Gesundheit hat uns die Augen geöffnet. Ihr Input hat dieses Buch auf den »next level« gehoben.
Miranda Goërtz (Psychologin, Niederlande). Ich danke Ihnen für alle Einsichten und die Unterstützung auf allen Ebenen.
Lars Mak (Sänger und Stimmtrainer von Estill). Klang, Einsatz der Stimme und Haltung … alles hängt zusammen!
Ann-Marlene Henning (Sex- und Paartherapeutin, Deutschland). Was für eine wunderbare, offene und bodenständige Sichtweise Sie über Sex und Beziehungen haben. Daraus kann jedes Paar etwas lernen!
Betül Berthold (Begleiterin für werdende Mütter, Deutschland). Was für ein spannendes Gespräch und welche konkreten guten Ideen Sie haben, mit denen sich Frauen selbst unterstützen können.
Patrick Johnson (Experte für Körperhaltung und Koordination, Alexander-Technik, Niederlande). Was für eine erfrischende und andere Sichtweise auf das Verhalten, das unsere Einstellung beeinflusst!
Nikki Ditrolio, Londoner Pilatesexpertin und »Queen der neutralen Wirbelsäule«!
Caroline Poorterman (Hebamme, Niederlande). Die beste Hebamme der Welt … und meine liebe Freundin.

Dr. Judith Meer (Beckenbodentherapeutin, Physiotherapeutin, CSCS, USA). Wir denken oft über unser Treffen und die Gespräche in New York nach.
Dr. Jolene Brighten (Ärztin für Naturheilverfahren, Chemikerin und Expertin für weibliche Hormone, USA). Jolene … Nur wenige Menschen haben die Energie und die fantastische Fähigkeit, komplexe Sachverhalte, die jede Frau kennen sollte, so klar und deutlich zu beschreiben. Du bist einzigartig und eine echte Kämpferin für mehr Bewusstsein für alles rund um den weiblichen Körper.
Ir. Ralph Moorman (Ernährungswissenschaftler und Lebensmitteltechnologe, Gründer des Hormonausgleichsprogramms, Niederlande). Sie haben mir (Laurens) die Augen geöffnet, als ich die Verbindung zwischen Sport, Ernährung und Hormonen hergestellt habe. Ich bin stolz darauf, dass Sie mein Lehrer sind.
Kathelijne Mischner (Sportlehrerin, Niederlande). Danke, danke, danke … Mit dir waren die Videoaufnahmen ein Fest!
Prof. Dr. Honig (Psychiater, Niederlande). Ein besonderes Interview mit einem besonderen Enkelkind in seinen Armen.
Dr. Dorine Van Ravensberg (Bewegungswissenschaftler, Niederlande). Wir danken Ihnen für die sorgfältige Durchsicht, Ihre konstruktive Kritik und die Erkenntnisse, die Sie uns gegeben haben.
Dr. Frans Plooij. Mein (Xavieras) liebster Papa, Berater, Unterstützer. Du bist mein Held.

Es war ein riesiges und herausforderndes Puzzle, aber nach unzähligen Gesprächen mit Forschern, Fachleuten sowie Ärztinnen und Ärzten ist es gelungen: Du hältst das erste Buch in Händen, das dir dabei hilft, dich vollständig von deiner »Spitzenleistung« Geburt zu erholen.

Alles Liebe,

Xaviera und Laurens

DU UND
DEIN GEHIRN

Du und dein Gehirn

Während der Schwangerschaft wächst deine Gebärmutter um ein Vielfaches, deine Füße sind eventuell eine Nummer größer geworden, deine Haut dehnt sich, du bekommst vielleicht Schwangerschaftsstreifen, und dass sich die Hormone verändern, wissen wir auch alle. Viel weniger bekannt ist, dass sich … Trommelwirbel … durch Schwangerschaft und Geburt auch dein Gehirn verändert! Ja, wirklich, die Struktur deines Gehirns ändert sich auf eine Weise, wie es nur bei Frauen vorkommt, die ein Kind bekommen haben. Wow! Diese Veränderungen haben auch ihren Grund. Sie sorgen dafür, dass du dich besser in andere hineinversetzen kannst. Du bist aufmerksamer, empfindsamer, und deine Prioritäten verlagern sich etwas. Und das alles, um dir einen guten Start in dein Leben als Mutter zu ermöglichen. Aber an diese Neuerungen – diese neuen Fähigkeiten – musst du dich erst ein wenig gewöhnen!

DEIN MAMA-GEHIRN VERSTEHEN: DAS BERUHIGT

Eigentlich wissen wir noch sehr wenig über den Einfluss, den eine Schwangerschaft auf das Gehirn hat. Die ersten Untersuchungen dazu sind erst ein paar Jahre alt, darum liest man auch nur so wenig über dieses Thema. Viele Ärzte und Hebammen haben noch nie etwas davon gehört oder sind der Meinung, dass Informationen erst dann verbreitet werden dürfen, wenn sie vollständig sind. Da ist gewiss was dran, aber es könnte noch Jahrzehnte dauern, bis wir das Mama-Gehirn komplett erforscht haben. Währenddessen bleiben die Mütter mit ihren Fragen und Emotionen allein, obwohl das Wissen um das veränderte Muttergehirn so viel verändern könnte. Denn eines solltest du wissen: Es liegt nicht an dir, es liegt nicht an deiner emotionalen Instabilität oder an einer neuen Form von Zweifleritis. So verrückt es auch klingen mag: Das, was du jetzt fühlst, macht dich zu einer besseren Mutter und ist ein natürlicher biologischer Prozess. Diese Gefühle kennen fast alle Mütter, einfach weil ihr Gehirn so programmiert ist. In *Back To You* beschreiben wir, was wir heute über das Mama-Gehirn wissen und was du tun kannst, um (wieder) die Kontrolle darüber zu erlangen. Dieses Wissen wird dich beruhigen. Denn es ist eine rein biologische und chemische Veränderung deines Gehirns.

Wissenschaftliche Untersuchungen zum Mama-Gehirn

Bis vor kurzem hatte niemand die Auswirkungen einer Schwangerschaft auf das Gehirn auf dem Schirm. Die meisten Untersuchungen wurden von Männern durchgeführt, und dabei interessierten sie sich nicht besonders für die Frau, sondern vor allem für den Bauch, in dem das Baby wächst. Das ist natürlich auch logisch, aber trotzdem wissen wir deswegen bislang nur wenig über die Zeit nach der Geburt. 2016 wurde zum ersten Mal tatsächlich zum Mama-Gehirn geforscht, von Dr. Elseline Hoekzema, einer Neurowissenschaftlerin der Universität Leiden in den Niederlanden. Sie erkannte, dass es im Gehirn einer Frau eine signifikante Veränderung gibt, nachdem sie ein Kind geboren hat, und dass diese Veränderung mindestens zwei Jahre anhält und eventuell bleibend ist. Diese Veränderung spielt eine Schlüsselrolle beim Übergang von der Frau zur Mutter.

Das Gehirn besteht aus grauer und weißer Substanz. Die graue Substanz besteht aus Nervenzellkörpern, die weiße Substanz enthält Leitungsbahnen der Nervenzellen. Nach der Entbindung gibt es eine große Veränderung bei der grauen Substanz, und zwar in dem Teil des Gehirns, der für soziale Wahrnehmung zuständig ist, also für Einfühlungsvermögen, Empathie – dafür, wie du die Gefühle anderer Menschen entschlüsselst. Wie sich die graue Substanz genau verändert, ist allerdings auf den ersten Blick nicht logisch, denn sie nimmt in einem bestimmten Bereich ab. Es ist weniger Substanz da, dafür hat sich diese verbliebene Substanz verbessert oder verschärft. Es scheint, als ob eine Abnahme der grauen Substanz für eine Spezialisierung des Gehirns sorgen könnte. Dadurch können sich Frauen schneller an ihre Mutterschaft anpassen und besser auf die Bedürfnisse ihres Babys eingehen. Die Entstehung des Mama-Gehirns ist also etwas ganz Besonderes!

Der Unterschied zu den Hirnscans von Frauen, die noch nie schwanger gewesen sind, war so deutlich, dass ein Computeralgorithmus allein anhand von Scans erkennen konnte, ob eine Frau schon einmal schwanger gewesen ist oder nicht. Vielleicht ist das auch gar nicht so verwunderlich. Die Hormonveränderungen in der Schwangerschaft sind so enorm, dass sie nur mit jenen in der Pubertät zu vergleichen sind. Und auch nach der Pubertät ist eine Reorganisation, eine Restrukturierung des Gehirns zu erkennen. Beides ist eine Folge der Hormonflut. Wenn du dies aus einem evolutionären Blickwinkel betrachtest, könntest du sagen, dass du als Mutter neue Herausforderungen meistern musst, dass du auf eine andere Weise mit Problemen umgehst und andere Prioritäten setzt. Dein veränderter Gehirnaufbau, dein Mama-Gehirn, macht das möglich.

DER »*OJE, ICH WACHSE!*–SPRUNG«, DEN DU MIT DEINEM MAMA-GEHIRN MACHST

In *Oje, ich wachse!* erfährst du alles über die Entwicklungsschritte, die dein Baby macht. Oder auch: alles über die zehn Gehirnveränderungen deines Babys. Zu Beginn eines solchen Entwicklungssprungs bemerkst du, dass dein Baby ganz durcheinander ist, es ist übertrieben anhänglich, weinerlich und launisch. Das ist nur logisch, denn durch die Gehirnveränderung erfährt dein Baby die ganze Welt plötzlich anders (es hat ein neues Wahrnehmungsvermögen), und daran muss es sich erst gewöhnen. Wenn es das geschafft hat, bemerkst du, dass es auf einmal neue Dinge kann (neue Fähigkeiten hat), die es vor der Gehirnveränderung nicht konnte.

Denk jetzt einmal an dein Mama-Gehirn. Auch das macht eine Gehirnveränderung mit, und dadurch erfährst du die Welt anders. Auch das kann beängstigend sein, was sich häufig durch Heulen, Lustlosigkeit und Stimmungsschwankungen äußert. Als Mutter machst du also eigentlich auch einen Sprung! In *Oje, ich wachse!* stehen keine Methoden, um die Weinphasen abzuschwächen und auch kein Zaubermittel, durch das dein Baby endlich einschläft. Aber *Oje, ich wachse!* bietet Eltern auf der ganzen Welt neue Einsichten in die Gehirnveränderungen von Babys, um sie besser zu verstehen und sich in der neuen Elternrolle weniger unsicher zu fühlen. Einen komplizierten biologischen Prozess zu verstehen kann manchmal schon Unterstützung bieten und Zweifel vertreiben. Dasselbe gilt für dich und dein Mama-Gehirn!

DEINE EMOTIONEN UND DEIN MAMA-GEHIRN

Prima, jetzt kannst du andere viel besser verstehen, du reagierst aufmerksamer auf bestimmte emotionale Signale, du bist empathischer. Aus dir ist eine Superfrau geworden. Und dennoch fällt es dir manchmal schwer, das auch so anzunehmen. Das ist wirklich ganz normal und gehört irgendwie auch dazu. Bis auf die eine Ausnahme – die Frau, die überhaupt nie an sich selbst zweifelt, keine Graupelgewittermomente kennt – zweifelt eigentlich jede frischgebackene Mutter manchmal an sich selbst, an ihrer Familie und sogar an ihrem Baby. Darüber zu sprechen ist ein unheimlich großes Tabu, obwohl es Realität ist. Fast jede zweifelt an sich selbst. Fast jede denkt auch, dass ihr diese riesige Aufgabe, ein Kind großzuziehen, nicht gut genug gelingen wird. Fast jede Frau fragt sich einmal, ob die Sache mit dem Kinderkriegen wirklich eine gute Idee war. Spricht irgendeine darüber? Eher nicht. Diese Gefühle benennen wir nicht gerne. Schade, denn sie gehören einfach dazu. Der Nachteil am Schweigen ist, dass diese Zweifel immer größer werden. Fast alle zweifeln, sind unsicher und erleben schwierige Momente. Und jetzt wissen wir auch, dass wir die Schuld dafür ein wenig unserem Mama-Gehirn geben können, das ist doch beruhigend. Es ist wirklich nicht dein Fehler, sondern ein biologischer Prozess, der dein Gehirn verändert.

Dein Gehirn oder dein Bewusstsein?

Hmm … hier sieht man wieder einmal deutlich, wie alle Teile unseres Körpers miteinander verbunden sind. Dein Gehirn unterliegt Veränderungen, und das kann einen großen Einfluss darauf haben, wie du dich fühlst und wie du im Leben stehst, ebenso auf deine Emotionen und alle anderen Aspekte deines »Ichs«, die wir keinem bestimmten Körperteil zuordnen können. Mehr über all die Veränderungen, die eine große Rolle spielen, wenn du Mutter geworden bist, liest du im Kapitel »Du und deine Psyche«, Seite 65.

DU UND DEIN POWERHOUSE

Du und dein Powerhouse

Seien wir mal ehrlich, ein Baby auf die Welt zu bringen ist eine Art Leistungssport. Und Leistungssport geht zu Lasten des Körpers. Die meisten Folgen einer Schwangerschaft sind rund um den Bauch sichtbar. Das ist logisch, denn im Bauch liegt die Gebärmutter, in der du neun Monate lang dein Baby getragen hast. Während der Schwangerschaft ist sie unheimlich groß geworden und hat starken Druck auf das Becken und den Beckenboden ausgeübt.

Und eine Geschichte können wir direkt ins Land der Fabeln zurückschicken: Eine Schwangerschaft beeinflusst nicht nur dein Becken, auch wenn man sich meistens nur darauf konzentriert. Dein Becken(-boden) steht in direkter Verbindung zu deinen Bauchmuskeln, deiner Rückenmuskulatur und dadurch auch zu deinem Zwerchfell. Diese vier Bereiche darf man nicht losgelöst voneinander betrachten, wenn nach einer Schwangerschaft eine vollständige und gesunde Rückbildung erreicht werden soll. Sie greifen wie Zahnräder ineinander, verstärken sich gegenseitig, und wenn ein Teil schwach ist, bezahlen die anderen dafür.

Gemeinsam bilden die vier Bereiche dein Powerhouse. Dein Powerhouse beeinflusst alle anderen Körperteile und wird von ihnen beeinflusst. Alles ist miteinander verbunden und bedingt sich.

Die Höchstleistung, die du erbracht hast, wirkt sich noch lange Zeit nach der Geburt auf deinen Körper aus. Ohne Training kann es sogar sein, dass du die Auswirkungen der Schwangerschaft dein Leben lang spürst, dabei hättest du das mit einer bewussten Rückbildung vermeiden können. Jenes »Akzeptieren, dass es dazugehört« schicken wir somit ins Reich der Märchen.

Viele der Folgen (Rektusdiastase, Hernie oder Scheidensenkung, siehe Seite 32), die du dein ganzes Leben lang spüren kannst, kommen vom »Wettstreit« zwischen dem inneren Druck, der auf deinen Körper wirkt, und der Kraft deines Powerhouse. Gerät dein Powerhouse von innen unter Druck, muss es stark genug sein, um diesem Druck standzuhalten. Allerdings ist der innere Druck nach der Schwangerschaft nicht verschwunden. Inneren Druck spüren wir täglich, zum Beispiel wenn wir niesen, laut lachen oder springen. Gerade bei diesen Aktivitäten ist es wichtig, dass das Powerhouse optimal funktioniert, damit du keinen Urin verlierst, wenn du niest, lachst oder springst.

Dein Powerhouse besteht aus:

1. Zwerchfell
2. Bauchmuskeln
3. Rückenmuskulatur
4. Becken(-boden)

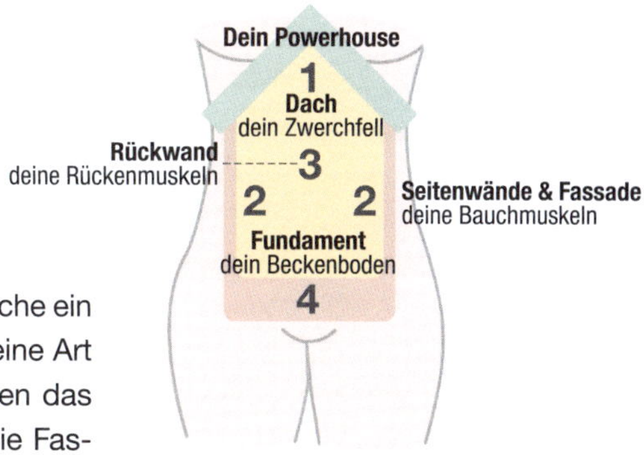

Gemeinsam bilden diese vier Bereiche ein Haus. Oben liegt das Zwerchfell, eine Art Dach. Das Fundament unten bilden das Becken und der Beckenboden. Die Fassade sind die geraden Bauchmuskeln, die Rückwand die Rückenmuskulatur und die Seitenwände die seitlichen Bauchmuskeln. Ein Powerhouse ist erst dann ein Powerhouse, wenn alle Teile ihre Funktion ausüben können. Ein gutes Fundament und stabile Wände nützen gar nichts, wenn es durchs Dach reinregnet. Und wenn die Mauern brüchig sind, können sie das Dach nicht halten. Und wenn Mauern und Dach intakt sind, aber auf einem schwachen Fundament ruhen, hast du auch nichts von deinem Haus.

ZWERCHFELL

An der Oberseite deines Powerhouse liegt dein Zwerchfell. Es ist ein kuppelförmiger Muskel, der die Lunge von der Bauchhöhle trennt, sodass sich die Lunge weiten und zusammenziehen kann. Bei jedem Einatmen wird die Lunge mit Luft gefüllt, ihr Inhalt, und damit auch die Größe des Brustkorbs, nimmt also zu, während der Inhalt der Bauchhöhle komprimiert wird. Bei jedem Einatmen nimmt der Druck auf dein Powerhouse zu, und bei jedem Ausatmen nimmt er wieder ab. Das ist ein sehr gesunder und natürlicher Prozess.

Du kannst die Verbindung zwischen Zwerchfell und Beckenboden auch spüren. Jedes Mal, wenn du einatmest (vor allem bei der Bauchatmung), sinkt der Beckenboden etwas nach unten, und bei jedem Ausatmen steigt er wieder. Indem du ein- und ausatmest, wechselt der Druck in deinem Bauch immer wieder. So sollte es auch sein.

Durch die richtige Atmung kannst du dein Zwerchfell beeinflussen (siehe Seite 117). Und die richtige Atmung geht mit der richtigen Haltung einher. Mal wieder … alles ist miteinander verbunden.

Damit dein Zwerchfell möglichst gut funktionieren und mit dem Rest deines Powerhouse kooperieren kann, haben wir in das Trainingsprogramm Haltungs- und Atemübungen aufgenommen sowie eine Methode, wie du dein Zwerchfell lockern kannst, siehe Seite 206. Diese Übungen kannst du bereits direkt nach der Geburt machen, sie verleihen dir Ruhe und sind schon eine erste Vorbereitung auf das echte Training hin zu einem kraftvollen, schönen und gut funktionierenden Powerhouse.

Zwerchfell und Stress

Wenn du unter Stress leidest, können sich deine Schultern, dein Nacken und deine Kiefergelenke verkrampfen. Aber auch dein Zwerchfell kann sich bei Stress verspannen. Ein gelockertes Zwerchfell hingegen verschafft dir sofort ein angenehmes Gefühl von Ruhe und Entspannung. Leg dazu vier Finger unterhalb deines Brustkorbs und bewege sie etwas nach innen. Dann reibst du sie entlang der Rippen hin und her.

BAUCHMUSKELN

Logisch – deine Bauchmuskeln haben es in der Schwangerschaft schwer gehabt. Sie wurden in eine für sie neue Position gezwungen. Die geraden Bauchmuskeln liegen normalerweise parallel zueinander an der Vorderseite des Bauches und mussten sich durch den wachsenden Bauch voneinander wegbewegen.

Unter den geraden Bauchmuskeln liegen die schrägen. Von allen Bauchmuskeln haben sie die wenigsten Probleme während der Schwangerschaft gehabt. Trotzdem sind sie häufig nicht mehr ganz in der Lage, das zu tun, was sie vor der Schwangerschaft getan haben, und sind schwächer geworden. Die schrägen Bauchmuskeln benutzt du, wenn du drehende Bewegungen ausführst. Dein immer dicker werdender Bauch hat diese Bewegungen aber verhindert, wodurch du die Muskeln wahrscheinlich weniger beansprucht hast.

Der am tiefsten liegende Bauchmuskel ist der transversale Bauchmuskel, der wie ein breiter Streifen um deinen Bauch herumliegt. Durch seine Lage wird er während der Schwangerschaft extrem gedehnt. Dieser Bauchmuskel ist aber weitgehend für deine Stabilität und einen straffen Bauch verantwortlich.

Zu Beginn unseres Trainings wirst du mehrere Bauchmuskelübungen ausführen. Jede Übung spricht einen bestimmten Bauchmuskel an. Auch bei allen drehenden, rotierenden Bewegungen, die wir von dir verlangen, trainierst du deine Bauchmuskeln. Früher dachte man, nach der Geburt dürfe die Frau keine drehenden Bewegungen machen, da diese Druck auf die geraden Bauchmuskeln ausüben. Heute wissen wir es besser. Im Alltag macht frau schließlich auch Drehbewegungen.

RÜCKENMUSKELN

Auch dein Rücken hat schwere Zeiten hinter sich. All das Gewicht, das an deiner Vorderseite gehangen hat, hat deinen Rücken richtiggehend nach vorne gezogen, da die Gebärmutter über die Bänder mit deinem unteren Rücken verbunden ist. Schwangere sieht man daher auch oft in der typischen Schwangerschaftshaltung herumlaufen: den unteren Rücken im Hohlkreuz und den Bauch vorgestreckt. Eigentlich muss frau schon während der Schwangerschaft von Anfang an darauf achten, dass sie nicht in diese Haltung gerät, aber das ist leichter gesagt als getan. Der untere Teil deines tiefen Rückenmuskels läuft nämlich an der Wirbelsäule entlang und beginnt unten am Becken. Das Gewicht zieht das Becken nach vorne, und wenn du dann nicht aktiv gegensteuerst, hängt dein Bauch von ganz allein zu weit vorne. Das ist der Grund, warum der Rückenmuskel in den letzten Schwangerschaftsmonaten bei fast allen Frauen verkürzt ist. Er steht unter Spannung und muss nach der Schwangerschaft seine alte Länge wiedererlangen, indem die Frau die richtigen Übungen ausführt und auf eine gute Körperhaltung achtet.

BECKEN UND BECKENBODEN

Die Unterseite deines Powerhouse bildet das Becken. Im Becken liegt deine Gebärmutter, in der dein Baby neun Monate lang gewachsen und schwerer geworden ist. Dieses Wachstum hat natürlich für Verschiebungen und Druck auf das Becken und den Beckenboden gesorgt. Überleg mal, wenn du nicht schwanger bist, ist die Gebärmutter so klein, dass sie nicht über das Schambein hinausreicht, und am Ende der Schwangerschaft ist sie so groß, dass sie beinahe bis ans Zwerchfell reicht. Deine Gebärmutter ist über Bänder mit deinem unteren Rücken und deinem Schambein verbunden. Du kannst dir vorstellen, dass das Gewicht, das am Becken hing und mit den Knochen verbunden war, seine Spuren hinterlassen hat.

Ganz bestimmt hast du während der Schwangerschaft auch dein Becken mehrere Male gespürt, oder vielleicht hattest du auch tatsächlich Probleme damit. Beckenbeschwerden und Bänderschmerzen sind nicht umsonst zwei der am häufigsten auftretenden Beschwerden während der Schwangerschaft. Die gute Nachricht ist: Die Beschwerden lassen sich wegtrainieren!

Beckenbodenmuskulatur

Die Unterseite des Beckens wird von den Beckenbodenmuskeln abgeschlossen. Sie sind sehr flexibel und stark und bilden eine Art Hängematte unter deinem Rumpf. Diese Muskelgruppe ist genau das, was das Wort schon sagt: eine Muskelgruppe. Und genau wie alle anderen Muskeln können diese Muskeln erschlaffen, wenn sie zu wenig, und verkrampfen, wenn sie zu stark trainiert werden. Wir brauchen diese Muskeln aber, um unserem Körper die richtige Kraft an den richtigen Stellen zu geben.

Die wichtigsten Funktionen deiner Beckenbodenmuskeln

- Öffnen und Schließen der drei Öffnungen: Blase, Vagina und Anus.
- Organe stützen: Sie sorgen dafür, dass die Organe nicht unten »rausfallen«.
- Dein Beckenboden spielt eine große Rolle als »Pumpe« deines Lymphsystems. Je besser er funktioniert, desto besser klappt auch die Zirkulation der Lymphflüssigkeit.
- Er kann dir (und deinem Partner) sehr viel Lust bereiten.

Scham und Lust: Die etwas verschämte Muskelgruppe

Beckenbodenmuskeln sind also einfach Muskeln. Trotzdem … ist diese Muskelgruppe wirklich wie alle anderen?

Anatomisch gesehen ja, aber von der Psyche her ist diese Muskelgruppe doch etwas anders. Du siehst sie nicht, und sie liegt in einem intimen Bereich, über den wir irgendwie nicht so leicht sprechen und uns ein bisschen schämen. Es ist viel einfacher zu sagen, dass dein Bizeps zu wenig definiert ist, als zu sagen, dass dein Beckenboden noch Training braucht. Und wann fragt man seinen Trainer schon nach Beckenbodenübungen? Seien wir mal ehrlich … Die Muskeln rund um Vagina und Anus sind doch ein wenig anders.

Untenrum: So sehen deine Beckenbodenmuskeln im Detail aus

So ein Schaubild ist ja ganz nett, aber wie sehen deine eigenen Beckenbodenmuskeln aus, wo sitzen sie und wie fühlen sie sich an? Jeder Beckenboden ist einzigartig, und wenn du deinen eigenen genauer kennenlernst, kannst du ihn besser trainieren. Mach den Selbsttest auf Seite 286f. und schau dir an, wie deine Beckenbodenmuskeln funktionieren.

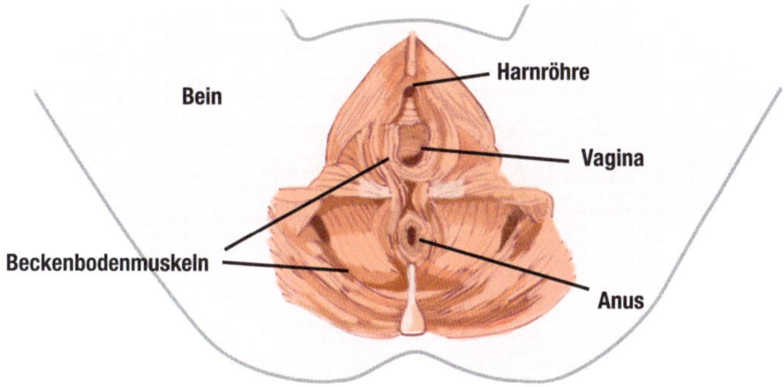

Beckenboden und Schwangerschaft

Ganz lässt sich ein gewisser »Schaden« an deinen Beckenbodenmuskeln nach Schwangerschaft und Geburt nicht vermeiden. Auch dann nicht, wenn du einen Kaiserschnitt hattest. Während der Schwangerschaft sind die Muskeln flexibler und weicher geworden, damit dein Baby leichter hinauskann. Nach der Geburt sind es genau diese Weichheit und Flexibilität, die zu Problemen führen können. Je weicher und flexibler, desto instabiler ist dein Beckenboden auch. Auch die Zusatzkilos in der Schwangerschaft spielen eine Rolle. Je mehr Kilos du tragen musstest, desto mehr Druck lastete auf dem Beckenboden.

Auch der Verlauf der Geburt hat großen Einfluss auf die Beschwerden, die du im Bereich des Beckenbodens zurückbehalten kannst. Wenn du zum Beispiel lange pressen musstest, lastete über lange Zeit ein hoher Druck auf den Beckenbodenmuskeln. Auch die Dehnung der Muskeln und vor allem, wie weit sie sich für das Köpfchen dehnen mussten, haben natürlich Einfluss auf mögliche Verletzungen, genauso wie ein eventueller Riss oder Schnitt.

Trotzdem ist es auch wieder nicht so, dass eine Frau, die lange pressen musste, einen Dammschnitt und ein Baby mit einem großen Kopf hat, mit mehr Beschwerden zu kämpfen hat als eine Frau, die kaum gepresst und ein Baby mit einem kleinen Kopf bekommen hat. Das eine oder andere wird natürlich auch von dem Zustand beeinflusst, in dem der Beckenboden vor der Schwangerschaft war. Eines ist sicher: Schwangerschaft und Geburt haben dem Beckenboden schwer zu schaffen gemacht, und daher verdienst du es, an seiner Regeneration zu arbeiten.

Wiederentdecken: Die Becken-Gehirn-Verbindung

Wenn du erst einmal herausgefunden hast, wie deine Beckenbodenmuskeln aussehen, wie sie sich anfühlen und wo sie genau liegen, wirst du auch lernen müssen, sie mit deinen Gedanken wiederzuentdecken. Mit dieser Muskelgruppe ist allerhand geschehen, und es ist sehr wahrscheinlich, dass du diesem Teil deines Körpers eigentlich gerade nicht so viel wohlwollende Aufmerksamkeit schenken willst. Dein Schoß hat genug mitgemacht, und vielleicht gehst du dadurch auf eine Art mentalen Abstand zu deinen Beckenbodenmuskeln. Als ob du sie zwar in dir tragen würdest, aber sie nicht als Teil deines Körpers betrachtest.

Du wirst mit deinem Kopf wieder neu Verbindung zu deinem Beckenboden aufnehmen, wieder Vertrauen zu ihm aufbauen und auch wieder Liebe für ihn empfinden müssen. Tja, das klingt etwas übertrieben, aber nach Schwangerschaft und Geburt ist es wirklich ganz normal, dass sich die Verbindung zwischen Gehirn und Beckenboden verändert hat. Denn diese Verbindung ist wirklich sehr wichtig. Je bewusster dir diese Muskeln sind, desto einfacher kannst du sie gezielt an- und entspannen, und desto leichter geht es bald von alleine. Mit dieser Verbindung schreitet die Regeneration schneller, leichter und besser voran. Darum starten wir jedes Training mit einer bestimmten Atemübung (XL-Atmung, siehe Seite 117), bei der du dich unter anderem auf deinen Beckenboden konzentrierst und visualisierst, wie dieser während der Atmung hoch und runtergeht.

Wichtig: Beckenboden anspannen und entspannen

Früher dachte man, dass du nach der Geburt nur lernen musst, wie du deinen Beckenboden anspannst. Inzwischen wissen wir es besser. Die Rückbildungskurse und -standards, die sich nur um das Anspannen kümmern, können deinem Körper sogar schaden. Ein Muskel, der sich die ganze Zeit anspannt, bringt dir gar nichts, da er sich nicht noch stärker anspannen lässt, wenn du ihn wirklich brauchst (zum Beispiel beim Niesen, Springen oder wenn du dringend mal musst). Außerdem können Beckenbodenmuskeln überlastet werden und erschöpfen, spannt man sie kontinuierlich zu stark an. Die meisten Beschwerden nach einer Schwangerschaft entstehen sogar durch zu straffe Beckenbodenmuskeln und nicht, wie oft behauptet wird, durch einen zu schlaffen Beckenboden.

Genau deswegen ist es wichtig, dass du die Beckenbodenmuskulatur in ihrem ganzen Bewegungsumfang trainierst. Das bedeutet: von vollständig entspannt bis vollständig angespannt und alle Stadien dazwischen.

Die Vorteile eines umfassend trainierten Beckenbodens:

- beugt Inkontinenz vor oder verringert sie
- beugt einem Prolaps vor (Senkungen, siehe Seite 37)
- beugt Schmerzen beim Sex vor oder verringert sie (falls diese nicht von Narbengewebe in und um die Vagina herum herrühren, siehe Seite 45)
- fördert deinen sexuellen Genuss (dein Bonus für das Training: mehr Gefühl und intensivere Orgasmen)
- mehr Feuchtigkeit in der Vagina
- trägt zur Stabilität deines Powerhouse bei

Tipp von Laurens

Hilf deinen Muskeln bei der Entspannung mit der täglichen Einnahme von 400 mg Magnesium. Nimm es kurz vor dem Schlafengehen ein, denn die Entspannung spürst du auch im Kopf, du wirst schön müde, und das Magnesium hilft beim Einschlafen. Baldrianwurzeltee kann die Muskeln auch leicht entspannen.

Zahlen und Fakten

- ***Inkontinenz: Viele Frauen sind betroffen***
  Inkontinenz kommt wirklich häufig vor. Manche Studien geben an, dass 30 Prozent der Frauen nach der Geburt in unterschiedlicher Ausprägung inkontinent sind, andere meinen, der Prozentsatz läge noch höher, bei 50 Prozent. Außerdem ist da noch die Gruppe, bei der es nicht sofort bemerkt wird. Inkontinenzbeschwerden treten nämlich nicht immer sofort auf. Manchmal bemerkt frau sie erst Jahre später. Man nimmt an, dass 60 bis 80 Prozent der Inkontinenzbeschwerden auf Schwangerschaft und Geburt zurückgehen.

- ***Der Zusammenhang zwischen Urinverlust und postnataler Depression***
  Frauen, die ungewollt Urin verlieren oder (leicht) inkontinent sind, haben ein erhöhtes Risiko, eine postnatale Depression zu entwickeln. Ob es einen direkten oder indirekten Zusammenhang gibt, wissen wir noch nicht.

- ***Physische Beschwerden oder chronische Schmerzen können mentalen Stress verursachen***
  Nimm den Schmerz immer ernst und such dir Hilfe! Lass dir niemals einreden, dass er dazugehört.

Wenn du immer noch sehr oft Pipi machen musst

Während der Schwangerschaft musstest du sicher viel häufiger Pipi machen. Logisch, denn deine Blase ist schlaffer geworden, sie stand unter Druck, und es gab weniger Platz im Bauch. Aber was, wenn dieser häufige Harndrang bleibt, auch nach der Geburt? Überleg zuerst, ob es nicht an einem naheliegenden Grund liegt. Trinkst du zum Beispiel viel mehr, weil du stillst, oder könntest du eine Blasenentzündung haben? Wenn du keinen Grund findest, solltest du aktiv werden und mit deiner Frauenärztin sprechen.

Dr. Sonia Bahlani, **Uro-Gynäkologin,** New York, USA

Auch bei Beschwerden wie übermäßigem Harndrang kriegen Frauen noch viel zu oft zu hören, dass sie dazugehören. Das tun sie aber nicht. Und sechs Monate zu warten, bis sie von allein verschwinden, ist auch nicht gerade ideal. Du hast als Mutter schon genug um die Ohren, und wenn du dann endlich einmal schläfst, willst du sicher nicht von deiner Blase geweckt werden.

Wenn es keinen auf der Hand liegenden Grund für den häufigen Harndrang gibt, ist es sehr wichtig, zuallererst die Ursache zu finden.

1. Kann es sein, dass deine Beckenbodenmuskulatur zu straff ist? Wenn du Wasser lässt, zieht sich deine Blase zusammen und presst so den Urin hinaus. Danach entspannt sich dein Beckenboden, um den Urin über die Harnröhre abfließen zu lassen. Aber … wenn dein Beckenboden sich nicht richtig entspannen kann, wird der Urinstrahl zu früh von den krampfenden Muskeln unterbrochen. Als Folge davon leert sich die Blase nicht vollständig, und du musst häufiger zur Toilette. Das fördert leider auch Infektionen, denn wenn die Blase nicht richtig leer wird, verlaufen Infektionen heftiger. Gute Beckenbodenübungen, die auch das Entspannen beinhalten, sind dann genau richtig.

2. Eine andere Option ist das Lösen der Knoten, der sogenannten Triggerpunkte in der Vagina (siehe Seite 295). Weil der Beckenboden aus Muskeln besteht, können auch Muskelknoten entstehen. Indem man diese Knoten löst, verkrampfen die Beckenbodenmuskeln nicht mehr, wenn sie zum Beispiel durch den Druck des Urins oder durch Penetration berührt werden. Wenn der Knoten einmal gelöst ist, sollte er auch gelöst bleiben. Dabei helfen oft natürliche Muskelrelaxanzien wie Magnesium oder Baldrian.

3. Manchmal sind die Maßnahmen nicht ausreichend, oder es muss medizinisch etwas getan werden. Es gibt spezielle Medikamente für die Stillzeit, die den Muskeln helfen, sich zu entspannen. Manche Medikamente nimmt man oral ein, aber es gibt auch Spritzen, die direkt in den Muskel gegeben werden.

BECKENBODEN, BAUCHMUSKELN UND DER DRUCK IN DER SCHWANGERSCHAFT

Die typischen Beschwerden an deinem Powerhouse, die du nach einer Schwangerschaft und Geburt zurückbehalten kannst, haben alle etwas mit der Druckverteilung in deinem Powerhouse zu tun. Während der Schwangerschaft gab es eine Art Wettstreit zwischen dem Druck aus der Bauchhöhle und der Kraft der Muskeln. Sind die Muskeln zu schwach und/oder arbeiten die Bestandteile deines Powerhouse nicht gut zusammen, kann der Überdruck in der Bauchhöhle so groß werden, dass du eine Hernie (meist an der Bauchoberseite), eine Diastase (mittig über dem Bauch) oder einen Prolaps (Senkung an der Unterseite) bekommst. Das ist leicht nachzuvollziehen: Wenn sich Druck aufbaut und nach hinten, wo die Wirbelsäule ist, nicht abgebaut werden kann, sucht er sich einen anderen Weg, nach vorne oder nach unten.

Hernie (Bruch)

Von einem Bruch (Hernie) spricht man, wenn Organe, die in der Bauchhöhle liegen sollten, an der schwächsten Stelle der Bauchwand nach außen dringen. Eine Hernie kann an jeder schwachen Stelle auftreten, aber während der Schwangerschaft ist das meist am Nabel. Auf einmal ist der Nabel kein Loch mehr, sondern eine kleine Halbkugel. Und eigentlich ist das auch gar nicht schlimm oder besorgniserregend. Aber es zeigt einen schwachen Punkt im Körper an, wenn sich der Druck in der Bauchhöhle Bahn gebrochen hat. Nach der Geburt zieht sich dieser Knubbel meist von allein wieder zurück, manchmal auch schon in den letzten Wochen der Schwangerschaft, wenn das Baby ins Becken sinkt und sich die Form des Bauches und damit der Druck verändern. Nabelbrüche (Hernia umbilicalis) kommen häufig vor und sind harmlos. Es wird erst unangenehm, wenn sie sich nach der Geburt nicht zurückbilden oder öfter wiederkehren. In solchen Fällen ist es sinnvoll, das Problem anzugehen, damit du um eine Operation herumkommst. Du solltest dafür sorgen, dass die Bauchmuskeln gut funktionieren (dass sie kräftig sind, aber auch richtig arbeiten), und auf deine Haltung achten. Vor allem Letzteres wird immer noch häufig unterschätzt! Indem du eine korrekte Haltung annimmst, verringerst du den Druck auf die Bauchhöhle. Probier es einfach einmal aus: Wenn du dich vornüberbeugst, wird in deinem Bauch alles mehr gequetscht, als wenn du gerade sitzt. Dasselbe gilt für das Stehen. Wenn der Druck in der

Bauchhöhle also zu groß wird, ist es noch wichtiger, dem Bauch wortwörtlich mehr Raum zu geben, indem du aufrecht stehst oder sitzt (siehe Seite 107ff.).

Diastase (Rektusdiastase)

Deine geraden und schrägen Bauchmuskeln umschließen deinen Bauch wie ein Korsett, halten so alles an seinem Platz und verleihen dir Kraft und Haltung. Während des zweiten oder dritten Trimesters deiner Schwangerschaft mussten vor allem die geraden Bauchmuskeln (auch »Sixpack-Bauchmuskeln« genannt) deinem wachsenden Baby Platz machen. Normalerweise verlaufen diese Muskeln von unterhalb deines Brustbeins gerade in Richtung Schambein. Die zwei geraden Bauchmuskelstränge sind über einen dicken Streifen Bindegewebe (die Linea alba) miteinander verbunden. Die Linea alba ist ungefähr einen Finger breit, wenn du nicht schwanger bist. Unter dem Einfluss der Hormone, aber vor allem durch den Druck von innen werden die Muskeln und das Bindegewebe während der Schwangerschaft weicher, und die Muskelstränge driften etwas auseinander. Sie bleiben durch die Linea alba verbunden. Sie trennen sich nicht voneinander und reißen auch nicht, wie man manchmal hört. Nur die Verbindung zwischen beiden wird gedehnt, die Diastase wird größer.

Es ist ganz normal, dass sich der Streifen zwischen den Bauchmuskeln von 1 Zentimeter auf bis 2,5 Zentimeter dehnt. Meist bildet sich die Dehnung innerhalb von sechs Monaten nach der Geburt von alleine wieder zurück. Wenn die Diastase mehr als 2,5 Zentimeter beträgt, klappt das oft nicht ohne Hilfe. Früher war dann eine Operation nötig. Zum Glück werden die Frauen heute zuerst konservativ, mithilfe von geeigneten Übungen, dazu angeleitet, die Diastase selbst zu verringern. Außerdem wissen wir mittlerweile, dass nicht nur die Breite der Diastase entscheidend ist, sondern auch die Festigkeit der Linea alba. Sie sollte sich fest und gummiartig anfühlen.

Die Rückbildung der Linea alba ist wirklich sehr wichtig, nicht nur um den Bauch zu kräftigen, sondern auch weil 66 Prozent der Frauen mit einer größeren Diastase als Folge auch Beckenbodenprobleme entwickeln. Kurz gesagt: Das Trainieren der geraden Bauchmuskeln ist wirklich nicht umsonst!

Stell dir das so vor: Wenn deine geraden Bauchmuskeln die Vorderseite deines Powerhouse sind, sind bei einer vergrößerten Diastase die Türen oder Fenster zu weit geöffnet. Das *BTY*-Programm sorgt dafür, dass deine Fassade wieder schön geschlossen ist. Mach den Selbsttest auf Seite 287.

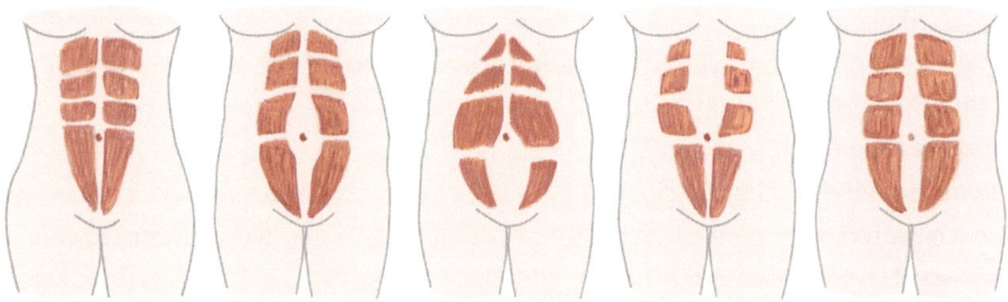

normale Diastase | offene Diastase | offene Diastase unter dem Nabel | offene Diastase über dem Nabel | komplett offene Diastase

Eine Rektusdiastase ist wahrscheinlicher, wenn du:

- während der Schwangerschaft älter als 34 warst.
- ein großes Baby geboren hast.
- viel Fruchtwasser hattest.
- Mehrlinge geboren hast.
- schon einmal schwanger gewesen bist.
- schon einen Kaiserschnitt gehabt hast.
- hohen Druck im Bauch hattest (zum Beispiel durch »hohe« Atmung, die mehr Druck auf das Zwerchfell erzeugte).
- sehr unter Verstopfung leidest oder gelitten hast.
- dünn bist oder eine dünne Haut hast (die Diastase tritt dann oft rund um oder knapp oberhalb des Nabels auf).

Jede Frau hat eine Diastase

Die Linea alba ist dafür gemacht, dass sie sich dehnt, und das tut sie natürlich auch in der Schwangerschaft. Dann hast du eine Diastase, aber das muss dir keine Angst einflößen. Genauso, wie sich die Linea alba dehnen kann, zieht sie sich auch wieder zusammen. Eine Diastase ist also normal und gehört zu jeder Schwangerschaft. Sie führt erst zu Beschwerden, Problemen und Einschränkungen, wenn sie zu groß oder die Linea alba zu schwach ist. Oft meint man in der gesprochenen Sprache mit »Rektusdiastase« eine zu weit gedehnte Diastase.

Das kannst du tun, wenn du Probleme mit einer (großen) Rektusdiastase oder einer (schwachen) Linea alba hast

Das kannst du selbst tun:

- *Achte auf deine Haltung.* Ja, wieder geht es um sie … die Haltung! Denn sie ist wirklich sehr wichtig. Bei einer falschen Haltung lastet mehr Druck auf den Bauchmuskeln, und gerade die dürfen jetzt nicht überlastet werden. Vermeide daher die maximale Dehnung deiner geraden Bauchmuskeln. Beug dich nicht nach hinten über, vor allem nicht mit erhobenen Armen, denn dann verlängerst du die geraden Bauchmuskeln, und das willst du ja gerade nicht.

- *Bleib in Bewegung.* Wenn du dich gar nicht mehr bewegst, wird alles nur noch schlimmer. Das Bindegewebe, wie auch die Muskeln, verbessert sich nur, wenn es beansprucht wird, oder auch: wenn es trainiert wird.

- *Eine spezialisierte Beckentherapeutin kann dir mit Tape und bestimmter externer Unterstützung helfen.* Dies wird oft in der ersten Phase der Genesung gemacht, und dabei sollst du auch lernen, was eine gute Haltung rund um das Zwerchfell bedeutet. Eine Spezialistin weiß genau, was sie tut, und wird dir genau so viel Unterstützung bieten, wie du brauchst. Nicht zu wenig, aber auch nicht zu viel, denn sonst könnten deine Muskeln erschlaffen.

So hilft dir das BTY*-Programm, deine Diastase zurückzubilden*

- *Wir trainieren die anderen Bauchmuskeln zusätzlich,* zum Beispiel die tiefen transversalen Bauchmuskeln, damit diese deine Körpermitte stabilisieren, ohne deine geraden Bauchmuskeln zu überlasten.

- *Wir fördern das Dehnen, ohne zu überdehnen.* Um dafür zu sorgen, dass deine geraden Bauchmuskeln wieder schön nebeneinanderliegen, muss verhindert werden, dass du diese Bauchmuskeln überstreckst. Darum sind alle Übungen so gestaltet, dass du sie nicht überdehnen kannst. Die Muskeln drum herum stretchen wir aber, da diese Muskeln häufig die inaktiven Bauchmuskeln (über-)kompensieren. Da die geraden Bauchmuskeln im Moment keine gute Arbeit leisten, springen die Muskeln im Umfeld ein und verkrampfen dabei. Wir dehnen sie, damit wir die richtige Balance wiedererlangen.

- *Meide Übungen wie Crunches oder Sit-ups bis mindestens zur* You-*Phase und so lange, wie die Diastase zu groß oder die Linea alba zu schwach ist.* Mach dir keine Sorgen, wenn du bald mit dem *BTY*-Programm beginnst, bitten wir dich regelmäßig, deine Diastase zu überprüfen. Die Übungen sind an deine persönlichen Fortschritte angepasst.

- *Subtile rotierende Übungen und Übungen auf Händen und Knien.* Wir sorgen mit diesen Übungen dafür, dass dich der Alltag nicht böse überrascht. Früher galt bei einer großen Diastase, dass du nicht im Vierfüßlerstand stehen und nicht den Oberkörper rotieren (drehen) durftest. Inzwischen wissen wir es aber besser. Diese Position und Bewegungen sind in der Tat schwierig für deine Bauchmuskeln, aber im Alltag sind sie nun mal oft nicht zu vermeiden. Du wickelst dein Baby auch schon mal auf dem Boden kniend. Und du greifst auch mal nach etwas, wenn du dich drehst. Wenn du dann nicht gut trainiert bist, hat es dein Körper noch schwerer. Also ist es besser, deine Muskeln so zu trainieren, dass du diese Positionen und Bewegungen kontrolliert durchführen kannst, anstatt deinen Körper damit zu überrumpeln. Natürlich sind die Trainingseinheiten in dieser Hand-Knie-Position oder mit rotierenden Bewegungen sehr subtil und werden langsam aufeinander aufgebaut.

- *Vorsicht vor der Schwerkraft.* Wenn du eine wirklich große Diastase hast, musst du bei Übungen, bei denen die Schwerkraft drückend auf die Bauchmuskeln einwirkt, sehr vorsichtig sein. Gemeint sind Übungen, bei denen du dich vorbeugst. Du musst sie nicht ganz sein lassen, aber du musst aufpassen und aufhören, wenn du dich unwohl fühlst oder Schmerzen hast (nicht den normalen Trainingsschmerz). Natürlich warnen wir dich, wenn wir dich während des *BTY*-Programms bitten, diese Übungen auszuführen.

Dr. Judith Meer, Physiotherapeutin, DPT, PRPC,
CSCS (Certified Strength and Conditioning Specialists®),
Beckenbodentherapeutin, New Jersey, USA

Viele Frauen wissen nicht, dass ausgebildete Therapeuten über bestimmte Methoden zur Behandlung einer Diastase verfügen, die weit über reine Übungen hinausgehen. Ich arbeite zum Beispiel mit einer speziellen Technik, die Triggerpunkte löst und myofasziales Gewebe lockert, um verhärtete und eingeschränkte Bereiche im Rücken, an den Seiten und am Bauch zu mobilisieren. So wird das Gewebe, das während der Schwangerschaft gedehnt wurde, vorangebracht und die beiden Seiten der Bauchmuskeln können wieder näher zusammengebracht werden. Ich verbinde das oft mit einer Taping-Technik, bei der ich dehnbares Kinesiologie-Tape verwende. Dabei werden mehrere Tapestücke auf eine bestimmte Weise auf der Mittellinie des Körpers angebracht, die man während der alltäglichen Aktivitäten trägt. Aber Achtung: Die Ratschläge, die du online zum Tapen des Bauches findest, folgen dem »One size fits all«-Ansatz. Sie sind deshalb weniger effektiv, als wenn ein Physiotherapeut deine ganz persönlichen Einschränkungen ausfindig macht und deinen Körper nach deinen individuellen Bedürfnissen tapt. Wenn du dein Baby zum Beispiel immer nur auf der linken Seite trägst, ist das Gewebe dort fester und du brauchst mehr „Zug" von der linken zur rechten Seite durch das Tape.

Wenn diese Techniken durch einen erfahrenen Physiotherapeuten richtig angewendet werden, kann eine Diastase, die acht Finger breit ist, schon in wenigen Sitzungen auf drei Finger verringert werden. Das klingt fast wie ein Wunder, aber ich habe es schon geschehen sehen!

Prolaps (Senkung)

Wenn dein Beckenboden nicht richtig funktioniert (wenn er sich nicht zum richtigen Zeitpunkt anspannt, wenn er zu schlaff oder auch zu angespannt ist), können sich die Organe ins Becken senken. Aber nicht immer ist ein schwacher Beckenboden die Ursache für einen Prolaps. Dein Beckenboden ist nämlich nicht alleine dafür verantwortlich, dein Inneres drinnen zu halten. Auch der Rest deines Powerhouse spielt hier eine wichtige Rolle.

Ein Prolaps kommt häufiger vor als gedacht, und manche Experten schätzen, dass die Hälfte der Frauen nach der Schwangerschaft eine Form von Prolaps haben, ein Viertel sogar ihr Leben lang mehr oder weniger damit zu kämpfen haben. Aber darüber spricht niemand. Manchmal wissen die Frauen selbst nicht, dass sie einen Prolaps haben, und oft glauben sie, dass dieses Gefühl zu der Zeit nach der Geburt dazugehört. Dass es normal ist, na ja ... Es kommt häufig vor, aber normal ist es sicher nicht, und du musst auch nicht dein Leben lang mit den Folgen leben. Wenn du denn das richtige Training und die Übungen machst und damit früh genug beginnst. Die ersten zwei Prolaps-Grade kannst du mit Training und Hilfe kurieren, schwieriger wird es, wenn du (wartest, bis du) einen Prolaps des III. oder IV. Grades hast.

- **Grad I**: Du hast einen leichten Prolaps, Beschwerden bereitet er eigentlich nicht, und darum bemerkst du ihn nur, wenn du dich regelmäßig daraufhin überprüfst.
- **Grad II**: Du hast eine spürbare Ausstülpung da unten. Wenn du presst, dringt aber nichts durch den Scheideneingang nach außen.
- **Grad III**: Wenn du presst, dringt etwas durch den Scheideneingang nach außen.
- **Grad IV**: Auch ohne zu pressen, dringt der Prolaps nun durch den Scheideneingang nach draußen.

Dr. Sheila de Liz, **Gynäkologin,** Wiesbaden
Warte nicht zu lange mit einer Untersuchung, wenn du vermutest, einen Prolaps zu haben. Grad I und II kannst du noch gut wegtrainieren, aber III und IV muss oft operativ korrigiert werden. Gut, dass es diese Möglichkeit gibt, aber ideal ist es nicht. Ein Problem bei einer solchen Operation ist, wie gut die Klitoris und ihre Empfindsamkeit wiederhergestellt werden. Solltest du unerwartet diese Operation brauchen, achte darauf, dass der behandelnde Arzt oder die behandelnde Ärztin besonderes Augenmerk darauf richtet.

Tipp
Mach den Selbsttest auf Seite 290, um zu sehen, ob du Symptome in Zusammenhang mit einem Prolaps hast.

Das kannst du tun, wenn du unter einem Prolaps leidest

Das kannst du selbst tun:

- *Achte auf eine gute Haltung beim Stehen und Sitzen.* Hierbei gilt dasselbe wie bei einer Hernie: Wenn du krumm stehst oder sitzt, hat dein Bauchraum weniger Platz, und dadurch verstärkt sich der Druck auf die Beckenbodenmuskeln (siehe Seite 107ff.).
- *Achte auch auf eine gute Toilettenhaltung* (siehe Seite 114). Das hört sich zwar ein bisschen verrückt an, aber dein Beckenboden wird auf der Toilette ganz schön beansprucht, vor allem wenn du drückst (und das darfst du eigentlich nicht).
- *Manchmal kann auch ein Pessar helfen.* Wende dich dazu am besten an deine Hausärztin oder Frauenärztin.
- *Presse niemals!* Wenn du presst, hältst du den Atem an, wodurch du Druck im Bauch aufbaust. Diesen Druck setzt du in Kraft um, die auf deinen Unterleib wirkt. Wenn du einen Prolaps hast, ist das natürlich das Letzte, was du willst. Presse also niemals. Nicht auf der Toilette, aber auch nicht, wenn du etwas Schweres heben oder etwas anderes Anstrengendes verrichten musst. Auch nicht nur dieses eine Mal. Ein einziges Mal Pressen wirft dich in deiner Genesung wieder ein Stück zurück. Achte also wirklich gut auf deine Atmung. Atme regelmäßig und halte deinen Atem nicht an.

So hilft dir das BTY-*Programm, den Prolaps zurückzubilden:*

- Wir trainieren deine Beckenbodenmuskeln, damit der Prolaps verschwindet.
- Wir trainieren dein ganzes Powerhouse, damit deine Schwachstelle kompensiert wird.
- Wir vermeiden Übungen, bei denen der Druck zu groß würde, und ersetzen sie durch effektive Minivarianten. Wir trainieren zum Beispiel deine Pomuskeln mit Minikniebeugen. Dein Becken bekommt unter anderem dadurch Stabilität, dass es sich mit den Pomuskeln verbindet. Ein starker Po hat also einen doppelten Vorteil. Achte trotzdem sehr gut auf deine Atmung, denn wenn du presst, um die Minikniebeugen zu machen, dann verschlimmerst du den Prolaps nur noch weiter.

Druckverteilung: Der Schlüssel zur erfolgreichen Regeneration

Fast alle Probleme in deinem Powerhouse entstehen durch eine falsche Druckverteilung. Daher liegt der Schlüssel zur Genesung in der richtigen Druckverteilung. Und deshalb geht es bei allen Trainings-, Haltungs- und Atemübungen immer um das Verteilen des Drucks. Je besser der verteilt ist, desto besser ist es für dein Powerhouse.

Was du dir merken solltest …

Bis vor ein paar Jahren ist man davon ausgegangen, dass bei Frauen, deren Beckenboden auch durch Training nicht stärker wurde, die Nervenzellen geschädigt sind. Heute wissen wir es besser. Es kommt vor, dass sich ein Teil der Muskeln, die am Schambein befestigt sind, während der Geburt unbemerkt losreißen. Das klingt unangenehm, und wirklich gut ist das auch nicht. Du hast dann von diesem Moment an eine Schwachstelle, die deine Stabilität beeinflusst und das Risiko für eine Hernie oder einen Prolaps erhöht. Indem du die umliegenden Muskeln besonders trainierst, können sie einen Teil der Arbeit übernehmen. Du kannst, zum Beispiel beim Bücken, deinen Beckenboden so anspannen, dass kein gefährlicher Druck an deiner Schwachstelle entsteht. Genauso ist eine gute Haltung über den ganzen Tag, und vor allem beim großen Geschäft, jetzt besonders wichtig.

Beim *BTY*-Programm wirst du nach ein paar Wochen aufgefordert, deinen Fortschritt zu messen. Merkst du, dass es überhaupt nicht besser geworden ist, obwohl du die Übungen genau befolgt hast? Dann empfiehlt sich der Gang zum Beckentherapeuten, um kontrollieren zu lassen, ob sich bei dir eventuell ein Muskel teilweise abgelöst hat. Die Ärzte können ihn nicht wieder festmachen, aber sie überprüfen, ob dies wirklich das zugrunde liegende Problem ist. Dieses Wissen hilft dir, bei den Übungen wirklich am Ball zu bleiben und dir selbst die Zeit zu gönnen, an deinem Körper zu arbeiten. Du verdienst es und brauchst es auch!

ALLES HÄNGT ZUSAMMEN: DER DOMINOEFFEKT

Die zentrale Lage deines Powerhouse führt dazu, dass zum Beispiel bestimmte Haltungsprobleme einen Einfluss auf andere Körperteile haben. Der sogenannte Dominoeffekt kommt zum Tragen. Kopfschmerzen können vom schiefen Gang in der Schwangerschaft herrühren, mit dem du damals die Bänderschmerzen lindern wolltest. Aber es geht auch andersherum: Eine falsche Fußstellung kann deine Hüfte beeinträchtigen, wodurch du zum Beispiel nach innen oder nach außen kippst. Dieses Kippen der Hüfte verringert den Raum in der Bauchhöhle, und das Powerhouse muss mit mehr Druck zurechtkommen als im Optimalfall. Keine Sorge: Wir arbeiten mit dem *BTY*-Programm an deinem ganzen Körper und Geist.

DU UND DEINE VAGINA

Du und deine Vagina

Diese schöne Stelle da unten. Der Bereich, in dem du auf besondere Weise Genuss erfahren kannst, der Bereich, wo du Erregung verspürst … und der Teil, durch den du, wenn du vaginal entbunden hast, einen ganzen Menschen herausgepresst hast. Auch wenn du einen Kaiserschnitt hattest, musste deine Vagina durch den auf ihr lastenden Druck einiges aushalten. Seien wir ehrlich, die Wahrscheinlichkeit ist groß, dass sich deine Vagina nicht mehr genauso anfühlt wie früher. Es ist Zeit, daran etwas zu ändern und wieder alles zu genießen, was du mit diesem besonderen Körperteil machen kannst. Wir leben schließlich nicht umsonst im einundzwanzigsten Jahrhundert.

Hast du schon vor mehr als acht Wochen entbunden?

Die folgenden Beschwerden gehören wirklich nicht zur Vagina (und vergiss nicht, dass viele Frauen eine oder mehrere dieser Beschwerden haben). Bei diesen Dingen musst du aktiv werden:

- **Brennen (oft nach dem Wasserlassen oder nach Penetrationssex)**
- **Schmerzen oder ein unangenehmes Gefühl**
- **schlechte Gerüche**
- **Schmerzen bei längerem Sitzen**
- **Schmerzen bei Penetration oder bestimmten Stellungen**

Such deine Frauenärztin, deine Hebamme oder einen Beckenbodentherapeuten auf, wenn du von einer dieser Beschwerden betroffen bist.

DEINE VAGINA: KEIN SCHMERZ UND KEINE PROBLEME

Natürlich muss deine Vagina in den ersten Wochen erst ihre alte Form wiedererlangen. Nach ungefähr sechs bis acht Wochen ist sie medizinisch gesehen wieder die Alte, und du kannst wieder alles mit ihr tun. Von Tampons einführen über masturbieren bis zu dem, womit der ganze Schwangerschafts- und Rückbildungsprozess begonnen hat: Sex.

Und trotzdem widersprechen die Zahlen der rein medizinischen Heilung. Nach sechs bis acht Wochen könntest du wieder ein erfülltes Sexleben haben, aber nur sehr selten ist das auch tatsächlich so. Ausnahmen bestätigen die Regel, aber meist ist das erste Jahr nach der Geburt nicht gerade der Höhepunkt des Sexlebens. Und das ist auch nur logisch, denn ...

- du hast eventuell Narben (physisch),
- der pH-Wert deiner Scheide verändert sich, das kann zu Trockenheit führen (physisch),
- irgendwie fühlt sich in der Vagina alles anders an (physisch),
- eventuell hast du Angst davor, etwas mit deiner Vagina zu tun, nachdem du so etwas Großes herausgepresst hast (emotional),
- deine Prioritäten könnten woanders liegen (emotional),
- dein Selbstbild könnte sich verändert haben (emotional),
- die Art, wie du deinen Partner siehst, könnte sich verändert haben (rational).

Zum Glück kannst du mit ganz simplen Anpassungen die volle Lust am Sex wiedererlangen oder ihn sogar besser machen als jemals zuvor. Lass uns dieses Sex(y)-Ding wieder zum Leben erwecken!

Und? Wann darfst du wieder Sex haben?

Wenn du so weit bist und wenn aus medizinischer Sicht nichts dagegenspricht. Und das variiert von Frau zu Frau. Bevor der Wochenfluss nicht vollständig versiegt ist, besteht die Gefahr einer Infektion, weil der Muttermund noch nicht ganz geschlossen ist. Darum wird häufig dazu geraten, vorher keinen Penetrationssex zu haben oder nur mit einem Kondom. Bei der Nachkontrolle wird geschaut, ob alles gut verheilt ist und ob es sicher ist, wieder Sex zu haben.

Wie ist das mit möglichen Narben?

Oft entsteht während der Geburt ein Dammriss, oder es wird ein Dammschnitt gesetzt. Beides führt zu einer Wunde. Bei der letzten Nachkontrolle wird überprüft, ob diese Wunde verheilt ist. Dann weißt du, dass du an dieser Stelle wieder Druck ausüben kannst, ohne dass der Damm einreißt. Aber seien wir ehrlich: So richtig vertrauen die wenigsten darauf. Außerdem kann dein Körper durchaus andere Signale senden als die Ärzte: Du kannst die Narben nämlich spüren, und möglicherweise fällt es dir schwer zu glauben, dass alles wieder in Ordnung ist.

Hilfreich ist, einfach mal nachzuschauen, wie du jetzt aussiehst. Nimm dir einen Handspiegel und schau dir deine Narben an. Du wirst merken, dass sie viel harmloser und besser aussehen, als du gedacht hast. Siehst du sie? Ja, natürlich. Schließlich sind es Narben, und die brauchen wirklich Zeit, um zu verblassen. Schau dir auch die Stellen rund um die Narben an, denn auch dort wirst du den Unterschied sehen können. Es ist wie mit einem T-Shirt: Wenn der Stoff einreißt und du es wieder zusammennähst, wird sich der Teil rund um die Naht wellen. Dein Gewebe ist zum Glück ein wenig nachgiebiger und wellt sich nicht, aber das heißt nicht, dass mit dem Gewebe rund um die Narbe nichts geschehen ist.

Tipp:
Massier dein Narbengewebe! Siehe Seite 199.

pH-Wert und Feuchtigkeit der Scheide verändern sich

Alles andere als Allgemeinwissen, aber doch unglaublich wichtig zu wissen: Sogar der Säuregrad deiner Scheidenflüssigkeit, der pH-Wert, verändert sich in der Postpartum-Periode. Vielleicht hast du schon gemerkt, dass die Scheide trockener ist als sonst und anders riecht.

Die Trockenheit kann zu weiteren Beschwerden führen, zum Beispiel:

- (wiederkehrende) vaginale Infektionen
- Brennen
- Schmerzen beim Sex
- Veränderungen in der Art und Weise oder der Frequenz des Wasserlassens

Dr. Sonia Bahlani, **Uro-Gynäkologin,** New York, USA

All diese Beschwerden sind wenig attraktiv, und eventuell treten sie bei dir gar nicht auf. Allerdings wird zu oft von deinem Umfeld und manchmal sogar von Ärzten behauptet, dass sie dazugehören und vorbeigehen. Aber warum warten? Warum Schmerzen und Probleme aushalten, wenn es auch anders geht? Wenn du diesen Schmerz missachtest, kann es sogar noch schlimmer werden.

Geh mit deinen Beschwerden zu einer Ärztin und bitte sie um Rat. Lass dich nicht abwimmeln. Auf medizinischem Gebiet können wir viel für dich tun, aber auch mit natürlichen Mitteln wie biologischem Gleitmittel. Probier es mal aus. Probieren geht über Studieren! Außerdem scheint es so, als ob die tägliche Einnahme von Vitamin D_3 (1000 I.E.) einen positiven Effekt auf den pH-Wert der Vagina hätte.

Scheidentrockenheit, eine schwache Libido und erschwerte Orgasmen können durch die Einnahme bestimmter Medikamente wie Antidepressiva noch verstärkt werden. Manchmal ist es angebracht, darüber nachzudenken, ob diese Medikamente noch nötig sind oder durch andere Präparate ersetzt werden können. Estriol-Creme, ein verschreibungspflichtiges Medikament, kann sehr gut helfen, wenn deine Scheide zu trocken ist.

Wusstest du schon …

Nicht nur der pH-Wert in der Scheide verändert sich, auch das Mikrobiom – die Schicht mit (guten) Mikroorganismen – in der Blase verändert sich, wenn du vaginal entbunden hast. Davon musst du als Frau zwar noch lange nichts mitbekommen, aber es ist ein Zeichen dafür, dass sich in deinem Körper nach der Geburt wirklich un-glaub-lich viel verändert.

Wo ist das Gefühl geblieben?

Es kann durchaus sein, dass du jetzt in der Vagina weniger spürst. Alles scheint etwas gefühlloser zu sein und am Anfang auch etwas weiter. Die Weite verringert sich zum Teil von selbst, zum Teil durch die Übungen. Bis dahin kann es passieren, dass du vaginale »Winde« lässt. Deine Vagina hat etwas mehr Raum bekommen, der sich mit Luft füllen kann, und die muss irgendwann wieder raus … Gleichzeitig mit der Straffung der Vagina verschwinden die Pupse, und auch das Gefühl kehrt immer mehr zurück.

Eigentlich gibt es zwei Arten von Gefühlen in deiner Vagina: diejenigen, die uns helfen, einen Orgasmus zu bekommen, und diejenigen, die du hast, wenn dich jemand leicht berührt. Bei der ersten Form werden Muskeln beim Orgasmus zusammengezogen. Und da sind wir wieder, auf ein Neues, beim … Beckenboden. Bei der zweiten Form von Empfindung geht es um das Gefühl auf der vaginalen Haut. Diese Haut war gedehnt und stand während der Geburt unter enormem Druck. Das gilt besonders für Frauen, die vaginal entbunden haben, aber auch für Frauen, die einen Kaiserschnitt hatten. Das Gefühl und die Nerven der Haut müssen erst wieder zurückkommen. Auch die Durchblutung spielt hier eine große Rolle. Je besser die Haut durchblutet ist, desto mehr spürst du. Und du kannst der Durchblutung auch selbst wieder auf die Beine helfen …

Tipp

Unterstützung für die Durchblutung von Vagina und Klitoris

- **Natürliche, biologische Öle können die Durchblutung anregen. Trag sie eine Viertel- bis halbe Stunde vor dem Sex auf Klitoris und Vulva auf. Ziemlich bald wirst du merken, dass alles empfindsamer wird. Verwendet ihr Kondome? Achte dann darauf, dass sie mit auf Öl basierenden Gleitmitteln funktionieren.**
- **Auch wenn es Gleitmittel gibt, die die Durchblutung anregen: Wähl immer die natürliche, biologische Variante auf Wasserbasis. Eines ohne Silikone und ohne Stoffe, die den pH-Wert der Vagina verschlechtern. Vorsicht mit Gleitmitteln, solange die Haut rund um und in der Vagina noch nicht ganz verheilt ist.**

Und dann »muss« da was rein?

Unabhängig von den physischen Veränderungen in deiner Vagina spielt natürlich die emotionale Seite ebenfalls eine Rolle, vor allem, wenn die Geburt nicht einfach war. Die Vorstellung, dass etwas in deine Vagina hineinwill, kann ziemlich beängstigend sein. Das ist verständlich, aber du kannst deinem Körper helfen, über diese Angst hinwegzukommen.

Halte dir vor Augen, dass beinahe alle Frauen das beim ersten Mal beängstigend finden, und ihre Partner oft auch. Nehmt euch darum Zeit. Kuschelt drauflos, massiert euch, betrachtet Sex einmal losgelöst von Penetration. Deinem Partner tief in die Augen schauen, in seinen (oder ihren) Armen liegen, eine Hand auf deinem Körper spüren, während du langsam ruhig wirst, das ist mindestens genauso schön. Du darfst dich einmal völlig entspannen, dich ganz und gar als Frau fühlen und den Rest der Welt kurz vergessen. Das Oxytocin, das »Liebeshormon«, strömt dabei durch deinen Körper und wirkt entspannend. Vielleicht so entspannend, dass du das Penetrieren doch zulassen kannst. Möglicherweise fühlt es sich seltsam, anders oder manchmal ein wenig schmerzhaft an. Wenn ihr ein Gleitmittel benutzt, verringert ihr das Risiko, dass es unangenehme Empfindungen gibt.

So baust du wieder Vertrauen in deine Vagina auf

1. **Du kannst das Vertrauen wiedererlangen, indem du zum Beispiel selbst mit sauberen Fingern in deine Vagina hineinfühlst und spürst, wie es ist, wieder etwas darin zu haben. Versuch, mit deinen Beckenbodenmuskeln deinen Finger zu »umarmen«. Konzentrier dich auf das Gefühl in deiner ganzen Scheide. Spür, wie es funktioniert, was genau passiert und dass alles wirklich gut ist.**
2. **Sex mit dem Partner ist die eine Möglichkeit, aber du kannst das Vertrauen in dich auch durch Selbstbefriedigung wieder aufbauen. Tu, was sich für dich gut anfühlt. Ob das nun händische Streicheleinheiten oder Druckstimulation ist oder zum Beispiel mithilfe eines Dildos. Solange du es genießt und es dir beim Vertrauensaufbau hilft, ist alles gut (und tut gut ;-)). Klappt es noch nicht so gut mit dem Genuss? Trag dann auch einmal das Öl, das die Durchblutung anregt, auf, bevor du dich selbst befriedigst. Klappt es nicht mit dem Orgasmus? Mach dir nicht zu viele Sorgen. Hier geht es erst einmal nur um das Vertrauen in deine Vagina und die Tatsache, dass wieder etwas in sie hineindarf, ohne dass du Angst davor hast.**
3. **Manchen Frauen ist es nicht möglich, den eigenen Finger oder einen Dildo einzuführen, nicht einmal den kleinen Finger. Als ob das Ganze abgeschlossen wäre. Dann können Dilatatoren helfen. Eigentlich werden diese dünnen Stäbe in der Medizin benutzt, mittlerweile werden sie – aus Silikon geformt – auch als Sextoy verwendet. Zuerst führst du mit Gleitmittel den kleinsten ein und steigerst danach die Größe immer weiter. Sollte dies nicht möglich sein, ist es wirklich ratsam, einen Beckenspezialisten aufzusuchen.**

Wusstest du schon ...
Dass deine Brüste Milch absondern oder sogar abspritzen, wenn du zum Höhepunkt kommst? Beim Orgasmus wird das Hormon Oxytocin ausgeschüttet. Es wirkt auch als Milchspendereflex, und der Körper kann das Oxytocin als Zeichen ansehen, dass Muttermilch gebildet werden soll.

Sex und Romantik sind gerade nicht so wichtig

So viel Neues kommt auf dich als frischgebackene Mutter zu, du »musst« alles Mögliche tun, so viele Eindrücke prasseln auf dich ein, du hast schlaflose Nächte, machst dir um alles und nichts Sorgen, leidest unheimlich unter chronischem Zeitmangel, weißt schon gar nicht mehr, wie man das Wort Romantik schreibt, und zwischen all den lebensverändernden Emotionen steht Sex nun einmal nicht auf deiner Prioritätenliste. Logisch. Aber trotzdem irgendwie schade!

Natürlich musst du keinen Sex haben, wenn du keine Lust darauf hast. Aber Sex ist nach wie vor Teil einer gesunden Beziehung. Sprich darüber mit deinem Partner, verhindere, dass er sich von dir abgewiesen oder verunsichert fühlt. So hältst du deine Beziehung gesund, bis ihr beide wieder Lust auf ein gemeinsames Schäferstündchen habt.

Ann-Marlene Henning, **Sex- und Paartherapeutin,** **Hamburg**
Das sogenannte *Dual Control Model* von Bancroft und Janssen geht davon aus, dass der sexuelle Drive genau wie andere Vorgänge im Körper von einem zentralen Regelsystem gesteuert wird. Er entsteht aus dem Wechselspiel von Anregendem und Hemmendem. Oder einfacher ausgedrückt: Gaspedal und Bremse. Das Herausragende dabei ist, dass beide immer gleichzeitig da sind. Sexuelle Erregung ist also das Ergebnis ihrer wechselseitigen Wirkung. Manche Menschen verfügen über mehr Gas, andere über mehr Bremse. Vergleichbar ist das mit Extrovertiert- und Introvertiertsein: Es ist nichts, was du lernst, sondern einfach, wie du bist. Wie wir uns als sexuelle Wesen entwickeln, wird ganz entscheidend von diesem Gaspedal und dieser Bremse beeinflusst. Für Menschen mit sehr aktiven Bremsen kann Mutterschaft ganz leicht zu einem enormen »Stopper« werden. Du kannst die Menge an Gas und Bremse nicht verändern, aber du kannst beeinflussen, wie du mit ihrem Einfluss umgehst. Sei dir dessen bewusst und lass deine Muttergefühle einem guten Sexleben nicht im Weg stehen.

Die Vagina: Ein Sammelbecken für Traumata und Emotionen?
Es ist (noch) nicht bewiesen, aber alles spricht dafür, dass die Vagina tatsächlich unverarbeitete Emotionen festhält. Die Emotionen variieren von Geburtstraumata bis zu unverarbeiteten Emotionen aus der fernen Vergangenheit. Manche Forscher denken sogar, dass sie ein Grund für Vaginismus sind, bei dem die Vagina sich so stark zusammenzieht, dass Penetration, selbst mit einem Finger oder einem Tampon, unmöglich ist. Da sieht man mal wieder: Kopf und Körper sind eng miteinander verbunden. Manchmal musst du an dem einen arbeiten, wenn du dem anderen helfen willst.

Eure Beziehung kann sich verändert haben

Egal wie lange und gut ihr euch kennt, egal wie sehr ihr euch gemeinsame Kinder gewünscht habt, es ist durchaus möglich, dass du deinen Partner jetzt mit anderen Augen siehst oder er dich. Für euch beide ist ein gemeinsames Kind eine Lebensveränderung. Ihr werdet sogar wortwörtlich neu geboren. Von der Frau zur (Mit-)Mutter, vom Mann zum Vater. Darin liegt eine Chance, den anderen noch einmal völlig neu zu entdecken und euch in eurer neuen Rolle als Eltern kennenzulernen. Aber manchmal ist es einfach nicht so romantisch, und du merkst, dass du nicht mehr dasselbe fühlst. Oder du glaubst, dass dies für deinen Partner gilt. Sprecht darüber. Verliert euch nicht. Gelingt es euch nicht, gemeinsam aus der Krise zu kommen? Sucht dann Hilfe bei einer Paartherapie. Du wirst staunen, wie viele Paare diesen Weg gehen. Elternschaft ist schließlich kein Klacks!

Alles funktioniert, aber ich habe einfach keine Lust

Manchmal liegt das Problem nicht bei Schmerzen, Unbehagen, mangelndem Vertrauen, Ängsten, Prioritäten oder der Beziehung. Möglicherweise hast du auch einfach keine Lust auf Sex. Auf dein Gefühl solltest du hören, aber wenn du früher ein reiches Sexleben hattest und es genossen hast, wirst du es unbewusst doch bald vermissen. Solltest du auch selbst der Meinung sein, dass deine Libido zu lange braucht, um zurückzukommen, wäre ein Gang zur Beckentherapeutin, zur Sexualtherapeutin oder zum Arzt angebracht.

So funktionieren Orgasmen

Wir haben alle (hoffentlich) schon viele gehabt, aber wie funktionieren Orgasmen eigentlich? Und … wusstest du, dass deine Klitoris viel größer ist als nur die eine Perle? Wusstest du, dass es vier Arten gibt, zum Höhepunkt zu kommen, und dass die Übungen aus dem *BTY*-Programm dir auch dabei helfen, bessere und intensivere Orgasmen zu erleben?

Vier Orgasmusarten

1. **Der klitorale Orgasmus**

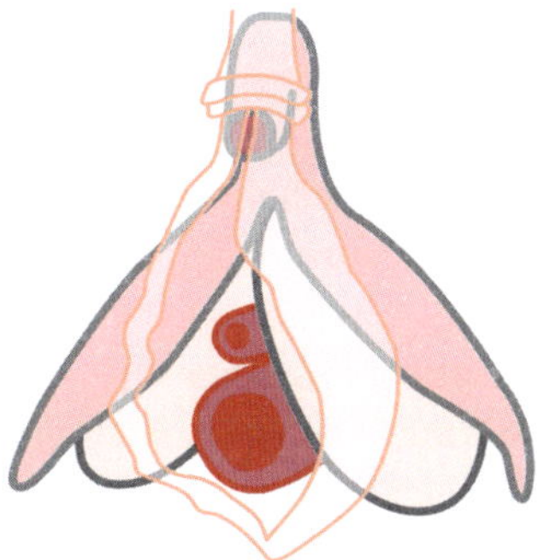

Die empfindlichste Stelle unseres Körpers ist ohne jeden Zweifel die Klitoris. Aber die Klitoris ist viel größer als nur der Knubbel, den wir spüren. Die Klitoris verläuft entlang der Vagina, daher ist dieser ganze Bereich auch besonders empfindlich. Da alle 8000 (!) Nerven im Knubbel zusammenlaufen, scheint der Rest der Klitoris viel weniger empfindlich zu sein. Trotzdem solltest du die Kraft dieses Bereiches nicht unterschätzen. Indem zuerst die anderen Teile der Klitoris stimuliert werden (entlang der Scheidenwand und oberhalb des Knubbels) und noch nicht der empfindliche Knubbel selbst, wird der Orgasmus bei späterer Stimulierung des Klitoriskopfes intensiver.

2. **Der vaginale Orgasmus**

Du kannst auch durch Stimulation der Vagina zum Höhepunkt kommen. Such dafür nach der empfindlichen Stelle, dem G-Punkt. Du findest ihn an der Innenseite der Scheide, ungefähr fünf Zentimeter hoch an der Rückseite der Klitoris. Im Moment wird im Sexorgan-Erforschungsland heiß darüber diskutiert, ob der G-Punkt nun ein eigenes Organ ist oder ein Teil der Klitoris. Aber ob er jetzt das eine oder das andere ist, eines ist sicher: Wenn du ihn findest, kannst du einen sehr starken und intensiven vaginalen Orgasmus haben. Der G-Punkt fühlt sich schwammartig an und wird umso feuchter, je erregter du bist. Indem ihr die Stellungen wechselt und ausprobiert, wann der Penis oder der Dildo diesen feinen Punkt berührt, weißt du genau, wo bei dir der G-Punkt liegt. Aber auch wenn du ihn gefunden hast, ist ein vaginaler Orgasmus oft schwieriger zu erreichen als ein klitoraler.

3. **Gemischter Orgasmus**
   Wenn du gleichzeitig vaginal und klitoral kommst, hast du einen gemischten Orgasmus. Frauen, die solch eine Erfahrung gemacht haben, wissen, dass es eigentlich mehr ist als zwei verschiedene Arten Orgasmen zur selben Zeit. Es ist tatsächlich ein 1 + 1 = 3 Orgasmus. Viel intensiver kann eigentlich kein Gefühl sein. Diese Art von Orgasmus kannst du haben, wenn du deinen Partner reitest. Verändere deine Position so lange, bis du merkst, dass dein G-Punkt stimuliert wird. Wenn dein Partner (oder du selbst) dann den empfindlichen Klitoriskopf mit der Hand stimuliert, stehen die Chancen auf einen gemischten Orgasmus sehr gut.

4. **Multipler Orgasmus**
   Manchmal kannst du während einer langen Nummer auch mehrmals zum Höhepunkt gelangen, dann spricht man von einem multiplen Orgasmus. Je öfter ihr Sex habt, desto größer ist die Chance auf multiple Orgasmen.

Was genau ist ein Orgasmus?

Während des ultimativen Genussmoments ziehen sich alle Beckenbodenmuskeln und der hinterste Teil der Vagina rhythmisch zusammen. Sie spannen sich an, entspannen, spannen sich wieder an, entspannen wieder und so weiter. Je besser du sie an- und wieder entspannen kannst, desto intensiver sind deine Orgasmen. Deine Orgasmen sind also eigentlich nur Muskelbewegungen. Je besser der Muskel trainiert ist, desto besser arbeitet er. Die Beckenbodenübungen haben also nicht nur medizinische Vorteile, sondern auch noch ganz andere …

> **Dein Interesse an Sex ist ein wichtiger Maßstab für deine Gesundheit.**
>
> Dr. Jolene Brighten, **Expertin für weibliche Hormone**

10 Vorteile von Sex:

1. Sex ist gut für das Immunsystem! Wenn du öfter als einmal pro Woche Sex hast, schüttest du mehr Immunglobulin A aus, das allerhand Krankheitserreger bekämpft.

2. Sex treibt den Serotoninspiegel nach oben: Serotonin ist der Neurotransmitter, der dir Glücksgefühle beschert.

3. Sex senkt den Blutdruck und unterstützt das kardiovaskuläre System (Herz- und Gefäßsystem).

4. Sex reduziert Stress. Der Kortisolspiegel (Stresshormon) sinkt, und genau an der Stelle des Gehirns, wo Gefühle der Zufriedenheit und Belohnung entstehen, wird Dopamin ausgeschüttet.

5. Sex hilft dir beim Entspannen und Einschlafen. Während des Höhepunktes wird sehr viel Prolaktin ausgeschüttet, das dich entspannt und dich gut einschlafen lässt.

6. Sex ist eigentlich auch eine Beckenbodenübung. Jedes Mal ist also ein extra Work-out für diese besondere Muskelgruppe.

7. Sex verbessert deine Gehirnfunktionen. Jedenfalls auf lange Sicht. Wenn du als Frau während deines ganzen Lebens regelmäßig Sex hast, kommt das dem kognitiven Part deines Gehirns zugute.

8. Sex ist ein Kalorienverbrenner. Und damit auch das schönste Fettverbrennungs-Work-out.

9. Sex ist gut für dein Selbstvertrauen, denn das wächst, wenn du dich geliebt fühlst. Und das strahlst du auch aus. Selbstverstrauen wirkt anziehend, und die Leute werden dich beachten, wodurch dein Selbstvertrauen noch weiter wächst. Ein sich selbst verstärkender Prozess also.

10. Sex ist gut für deine Beziehung.

DU UND DEINE HORMONE

Du und deine Hormone

Als du schwanger warst, hast du sicher gemerkt, dass Hormone Einfluss auf deinen Körper und deine Stimmung nehmen. Bekannt ist natürlich auch, dass Hormone während der Periode Stimmungsschwankungen hervorrufen können. Viel weniger bekannt ist die Rolle der Hormone bei deiner Regeneration nach der Geburt. Es werden sogar fast alle postpartalen Heilungsprozesse, auch vieles, was »nur« körperlich zu sein scheint, von Hormonen beeinflusst. Die Spanne reicht vom Babyblues bist zur vaginalen Trockenheit: Schuld sind die Hormone. Da dachtest du gerade, dass du nach der Schwangerschaft die Hormone erst einmal los bist, und nun musst du dich schon wieder an einen neuen Hormonhaushalt gewöhnen.

Warum solltest du alles über Hormone wissen?

Nach einer Geburt bist du vollständig regeneriert, wenn dein Körper wieder beschwerdefrei ist, zu seiner alten Kraft zurückgefunden hat und wenn du dich an deinen neuen Hormonhaushalt gewöhnt hast. Du kannst diesen Gewöhnungsprozess durch deinen Lebensstil unterstützen und beschleunigen. Hilfst du deinem Körper oder arbeitest du gegen ihn? Um die Auswirkungen deiner Entscheidungen wirklich zu verstehen, erklären wir dir zuerst, was Hormone sind, wie sie arbeiten und wie sie deine postpartale Regeneration beeinflussen.

WAS SIND HORMONE?

Hormone sind eigentlich Überbringer von Informationen, die bestimmten Zellen mitteilen, was sie tun müssen. Sie werden von Drüsen gebildet und über die Blutbahnen verteilt. Hormone spielen bei fast jedem Prozess in unserem Körper eine wichtige Rolle. Vom Schlaf-wach-Rhythmus über den Blutzuckerhaushalt, die Menge an zu produzierendem Urin und die Wundheilung bis zum Kampf gegen Infektionen. Die Liste ist noch nicht vollständig. Die Kurzversion lautet: Wenn unsere Hormone nicht arbeiten, hat das einen starken Einfluss auf unseren Körper und unsere Psyche. Die Forschung findet immer mehr über

Hormone heraus, gerade auch in der Zeit nach der Geburt. So fanden aktuelle Untersuchungen einen Zusammenhang von Hormonen mit postnatalen Depressionen und sogar Inkontinenz.

WICHTIGE HORMONE NACH DER GEBURT

Gut, die Hormone beherrschen bekanntermaßen alles ein wenig. Aber um welche Hormone geht es eigentlich, und was machen sie genau?

Östrogen

Der Begriff Östrogen suggeriert ein einzelnes Hormon, aber eigentlich müssten wir Östrogene sagen, denn es handelt sich dabei um einen Club von drei Hormonen, die alle eine eigene Funktion haben: Östradiol (Funktion: Fruchtbarkeit und Knochendichte), Östriol (wird vor allem in der Schwangerschaft ausgeschüttet) und Östron (wird vor allem nach der Menopause im Fettgewebe ausgeschüttet).

Daneben hilft Östron bei der Bildung von Endorphin, einer Art Wohlfühlsubstanz. Endorphin wirkt nicht nur auf deine Stimmung, sondern hat auch eine schmerzstillende Funktion. Es wird nicht umsonst manchmal »körpereigenes Morphin« genannt.

Progesteron

Progesteron spielt in der zweiten Hälfte des Menstruationszyklus, nach dem Eisprung, eine wichtige Rolle. Denn es sorgt dafür, dass sich eine befruchtete Eizelle gut in die Gebärmutterschleimhaut einnisten kann. Sobald das aber nicht passiert und die Schleimhaut abgestoßen wird (kurz, wenn du deine Regel bekommst), nimmt die Progesteronkonzentration wieder ab. Und das merkst du an deiner Stimmung. Diese Niedergeschlagenheit an den Tagen vor den Tagen? Die kommt vom Absinken des Östrogen- und Progesteronspiegels. Die Müdigkeit und die schlechte Laune? Mangel an Progesteron. Aber das Absinken beeinflusst nicht nur deine Stimmungen, sondern auch dein sexuelles Verhalten, dein soziales Verhalten, die Art, wie du dich selbst präsentierst, die Stabilität deines Blutzuckerspiegels, die Art, wie du mit Stress umgehst, und noch vieles mehr. Progesteron hat wirklich einen großen Einfluss darauf, wie du dich fühlst und wie du wirkst.

Gegen Ende der Schwangerschaft war dein Progesteronspiegel so hoch, wie er noch nie zuvor gewesen ist. Sofort nachdem sich die Plazenta von der Gebärmutterwand gelöst hat, sinkt der Progesteronspiegel wieder. Innerhalb weniger Stunden ist er von haushoch auf normal gesunken, auf das Niveau, das er vor der Schwangerschaft hatte. Aber ... wenn du stillst, wird das Hormon Prolaktin ausgeschüttet, was die Produktion von Östrogen und Progesteron wieder unterdrückt. Alles sehr kompliziert, aber um es kurz zu umreißen: Dein Körper macht eine hormonelle Achterbahnfahrt mit, bei der die Veränderungen sehr plötzlich kommen. Und auch hierbei gilt: Dein Körper braucht Zeit, um sich an die plötzlichen Veränderungen zu gewöhnen.

Oxytocin

Oxytocin wird auch als »Kuschelhormon« bezeichnet. Jeder Mensch schüttet bei positivem zwischenmenschlichem Kontakt Oxytocin aus. Zum Beispiel beim Kuscheln und Miteinanderschlafen, aber auch bei angenehmem Augenkontakt. Durch die Bildung von Oxytocin fühlst du dich sicherer und geborgener. Nicht umsonst spielt dieses Hormon auch eine wichtige Rolle bei der Bindung zwischen dir und deinem Baby.

Kurz nach der Geburt sorgt Oxytocin dafür, dass sich die Gebärmutter wieder zusammenzieht, es kommt zu Nachwehen. Hierdurch erlangt deine Gebärmutter ihre alte kompakte Form zurück. Während des Zusammenziehens werden auch die abgerissenen Blutgefäße zusammengedrückt und verschließen sich so. Unter anderem durch das Oxytocin versiegt die Blutung der Gebärmutter, der Wochenfluss.

Oxytocin hat seinen zweiten großen Auftritt beim Stillen. Nicht dass es für die Milchbildung verantwortlich ist, aber Oxytocin sorgt in Form des Milchspendereflexes dafür, dass Nachschub kommt.

Adrenalin und Kortisol

Adrenalin und Kortisol sind zwei verschiedene Stresshormone. Aber keine Sorge, Stress ist nicht immer negativ. Manchmal braucht dein Körper einfach das Signal: Jetzt alles geben, aufmerksam sein und an deine Grenzen gehen.

Zum Beispiel, wenn du plötzlich flüchten oder eine schwierige Aufgabe lösen musst. Ohne Adrenalin würdest du aufgeben. Zum Beispiel während der Geburt. In bestimmten Momenten brauchst du also eine Portion Adrenalin oder Kortisol, manchmal aber auch nicht. Zum Glück hemmt Oxytocin zum richtigen Zeitpunkt die Ausschüttung von Adrenalin.

Wenn dein Leben gerade schwierig ist oder es sich so anfühlt, kann dein Körper auch ein Zuviel an Adrenalin und Kortisol bilden. Er leidet dann unter Stress, und dieser Stress hat einen negativen Einfluss auf deinen Hormonhaushalt und deinen Gemütszustand, der von der Kortisolmenge in deinem Blut beeinflusst wird. Das Kortisol verschärft nämlich deine Sinneseindrücke, wodurch du die Welt intensiver und heftiger erfährst.

Noch schlimmer wird es, wenn die Stressperiode zu lange andauert und die Nebennieren, die das entzündungshemmende Kortisol produzieren, überlastet sind und nicht mehr genug Kortisol ausschütten. Menschen in dieser Situation steuern auf ein Burn-out zu. Sie sind oft nicht mehr in der Lage, Reize zu verarbeiten, und alles wird ihnen zu viel. Diese Menschen werden dann auch tatsächlich öfter und schneller krank.

Genau darum ist Ruhe ein essenzieller Teil eines gesunden Hormonhaushalts. Außerdem sorgt ein hohes Adrenalinniveau im Körper auch dafür, dass der Testosteronspiegel abnimmt.

Kurz: Stress hat seinen Nutzen, aber lang andauernder Stress wirkt dem Körper und der Regeneration entgegen.

Dr. Jolene Brighten, **Ärztin für Naturheilverfahren, Chemikerin und Expertin für weibliche Hormone,** Seattle, USA

Idealerweise hast du morgens einen Kortisol-Peak. Während des Tages nimmt die ausgeschüttete Menge wieder ab, und abends ist sie auf einem niedrigen Niveau, während der Melatoninspiegel steigt. Dann bist du ruhig und kannst gut einschlafen. Bei Müttern mit Babys kann man oft beobachten, dass der Kortisolgehalt sehr hoch bleibt und am Abend nicht sinkt. Dies hat einen negativen Effekt auf das Gehirn. Wenn nachts viel Melatonin und wenig Kortisol im Blut ist, kann sich das Gehirn im Schlaf erholen. Das gelingt aber nicht optimal, wenn der Kortisolspiegel zu hoch ist, dann fühlst du dich morgens nicht erholt. Das wiederum kann zu Kopfschmerzen und weiteren negativen Folgen führen.

Meine Tipps:

- **Iss und trink regelmäßig und ausreichend. Vielleicht klingt der Hinweis überflüssig, aber es ist einfach so wichtig. Austrocknung verursacht Stress und einen unregelmäßigen Blutzuckerspiegel.**
- **Geh morgens direkt eine Runde raus oder sorg wenigstens dafür, dass du viel Tageslicht abbekommst. Dadurch stimulierst du die Ausschüttung des natürlichen Kortisol-Peaks am Morgen und den Abbau des Melatonins, das noch von der Nacht in deinem Blut ist.**
- **Eventuell könntest du Rosenwurz (Rhodiola rosea) einnehmen, um dein Durchhaltevermögen zu stärken. Oder Süßholzwurzel am Morgen. Aber Achtung, von Süßholzwurzel ist bei hohem Blutdruck abzuraten. Sie sorgt dafür, dass das bisschen Kortisol den Tag über im Blut bleibt. Wenn du keinen wirklichen Peak hast, hältst du das niedrigere Niveau dafür einfach länger. Du bist dann weniger müde und hältst länger durch.**

Testosteron

Testosteron ist zwar ein typisch männliches Hormon, aber Frauen bilden es auch. Und das ist auch gut so, denn gemeinsam mit Östrogen und Progesteron bildet Testosteron unter anderem die Basis für eine gesunde Muskelmasse, es stimuliert die Libido, gibt dir Energie und macht dich selbstsicher.

Du schüttest immer Testosteron aus, während und außerhalb der Schwangerschaft. Mit der richtigen Kombination von HIIT (Hochintensives Intervalltraining) und Krafttraining bildest du es sogar auf eine sehr effektive Art und Weise.

HGH (Wachstumshormon)

Wie der Name es schon vermuten lässt, stimuliert dieses Hormon unter anderem die Bildung von neuen Muskelzellen und Knochengewebe. Außerdem sorgt es dafür, dass der Körper die richtige Menge an Fett, Wasser und Muskeln im Körper enthält. Während der Regeneration brauchst du dieses Hormon, damit die Muskeln wachsen und sich erholen und indirekt auch, um abzunehmen.

Prolaktin

Nach der Geburt fördert Prolaktin die Milchbildung. Jedes Mal, wenn du stillst, wird ein Maximum an Prolaktin ausgeschüttet, damit für die nächste Mahlzeit genügend Muttermilch gebildet wird. Darum ist es richtig und wichtig, auch nachts zu stillen, damit der Prolaktinspiegel in deinem Blut nachts und morgens am höchsten ist. Wenn das Stillen einmal rundläuft, nimmt die Wichtigkeit dieses Hormons ab, und die Milchbildung wird lokal in der Brust reguliert.

Relaxin

Der Name lässt wahrscheinlich schon vermuten, dass dieses Hormon etwas mit Entspannung zu tun hat. Das stimmt auch, obwohl es dabei vor allem um eine rein physische Form der Entspannung geht. Denn Relaxin hat in der Schwangerschaft gemeinsam mit Progesteron dafür gesorgt, dass deine Gelenke, Beckenbänder und dein Muttermund lockerer wurden (sich mehr entspannten). Dadurch konnte dein Baby leichter geboren werden. Das hat Mutter Natur clever eingerichtet, aber es gibt auch Nachteile. Das Hormon Relaxin hat nicht nur im Beckenbereich gewirkt, sondern im ganzen Körper. Daher sind alle Gelenke lockerer geworden, was zu Gleichgewichts- und Stabilitätsproblemen führen kann. Nach der Geburt wird das Relaxin in deinem Blut schnell abgebaut, aber die genannten Probleme verschwinden deswegen nicht unbedingt. Gerade jetzt, wo die Schwangerschaft vorbei ist, müssen die schwächer gewordenen Körperteile ihre frühere Kraft wiedererlangen, damit du zu alter Stabilität zurückfindest.

Extremer Anstieg in der Schwangerschaft und drastischer Abfall nach der Geburt

Dein Körper ist dafür gemacht, im richtigen Moment die richtigen Hormone auszuschütten. Bei bestimmten Reizen wird sogar sofort eine große Menge eines bestimmten Hormons gebildet. Das geschieht beinahe auf Knopfdruck. Erschrickst du, gelangt sofort eine große Menge Adrenalin in dein Blut. In dem Moment, in dem das Spermium in die Eizelle eindringt und so eine Schwangerschaft entsteht, wird dein Körper sofort seinen ganzen Hormonhaushalt anpassen, damit die befruchtete Eizelle die Chance bekommt, sich einzunisten und sich zu entwickeln. Dadurch, dass die Umstellung so schnell geht, bekommt dein Körper nicht die Gelegenheit, sich in Ruhe umzugewöhnen, sondern wird sofort mit völlig veränderten Verhältnissen konfrontiert. Der plötzliche Anstieg des Östrogenniveaus ist der Grund dafür, dass du in den ersten Schwangerschaftswochen zahlreiche typische Schwangerschaftsbeschwerden hattest. Etwas später in der Schwangerschaft gibt es eine enorme Zunahme an Progesteron, das wiederum für allerlei Erschlaffungsbeschwerden sorgt.

Ganz ähnlich ist es unmittelbar vor der Geburt. Kurz vor den Wehen steigt der Östrogengehalt wieder deutlich an.

Dein Hormonhaushalt verändert sich auf noch drastischere Weise, wenn sich die Plazenta ablöst. Innerhalb weniger Stunden sinkt das extrem hohe Progesteronniveau aus der Schwangerschaft wieder auf das alte Niveau. Dein Körper möchte wortwörtlich möglichst schnell deinen natürlichen Menstruationszyklus zurück. Das bedeutet übrigens nicht, dass du bald wieder deine Regelblutung bekommst, denn das Hormon Prolaktin, das du beim Stillen ausschüttest, unterdrückt es wiederum.

Nicht viel anders ist es beim Östrogen. Innerhalb weniger Tage bis Wochen sinkt der Östrogenspiegel von haushoch auf das alte Niveau von vor der Schwangerschaft. Nach wenigen Tagen hat dein Körper also wieder einen völlig anderen Hormonhaushalt als während der Schwangerschaft. Gerade als du dich an die Schwangerschaftshormone gewöhnt hast, fängt das Ganze von neuem an. Wieder wird dein Körper mit viel höheren Hormonkonzentrationen konfrontiert. Wie lange es dauert, bis er sich daran gewöhnt hat, lässt sich nicht vorhersagen, denn das ist von Frau zu Frau und von Situation zu Situation verschieden. Wie schnell du dich von einer vorherigen Schwangerschaft erholt hast, sagt nichts darüber aus, wie es dieses Mal laufen wird. Die gute Nachricht ist: Du kannst in großem Maße auf deine Regeneration einwirken. Du hast nun die Möglichkeit, deinen Hormonen etwas Gutes zu tun, bevor sie aus dem Gleichgewicht geraten.

Tipps von Laurens:

Folgendes kannst du tun, um dein Hormongleichgewicht wiederherzustellen:

1. Verringere Stress. Ja, leichter gesagt als getan, wenn du nur ein paar Stunden die Nacht schläfst, dein ganzes Leben aus den Angeln gehoben ist und du von neuen Gefühlen übermannt wirst. Diese Faktoren kannst und willst du jetzt gerade nicht beeinflussen.

Aber es gibt natürlich auch Dinge, die zum Stress beitragen und die du durchaus verändern kannst. Wie hoch du die Latte legst und welche Prioritäten du setzt, zum Beispiel.

Stress hat übrigens einen viel direkteren Einfluss auf deinen Hormonhaushalt, als du vielleicht denkst. In deinem Körper gibt es Rezeptoren, an die sich Hormone binden können. Nur ein gebundenes Hormon kann seine Arbeit machen. Sowohl das Hormon Progesteron (das dabei hilft, nach der Entbindung das Gleichgewicht mit Östrogen wiederherzustellen) als auch das Hormon Kortisol (Stress) passen zum gleichen Rezeptor. Ein wirklich ausgeglichener Kampf um den Platz ist es aber nicht: Kortisol ist viel schneller als Progesteron. Bei großem Stress werden alle Kortisolhormone also an die Rezeptoren gebunden, und es bleibt kein Platz für Progesteron übrig. Aber die Frage ist natürlich, was fängst du mit diesem Wissen an. Sieh es mal so: Wenn du bei jeder Entscheidung ein wenig an dich selbst und deine Entspannung denkst, reduzierst du dein Stresslevel schon. Dein Körper wird immer weniger Kortisol ausschütten. Dann bekommt das Progesteron wieder die Möglichkeit, sich an die Rezeptoren zu binden und seine Arbeit zu machen.

Du musst also gar nicht jeglichen Stress vermeiden, um dein Kortisolniveau zu beeinflussen. Toll wäre es natürlich schon, doch es ist gar nicht möglich. Aber jedes bisschen hilft, und jedes Mal, wenn du fünf gerade sein lässt, baust du Stresshormone ab und gibst dem Progesteron die Möglichkeit, sich an die Rezeptoren zu binden.

2. Reduzier dein Übergewicht! Deine Fettzellen können Testosteron, das Gegenstück von Östrogen, in Östrogen verwandeln. Je mehr Fett du mit dir rumträgst, desto mehr Östrogen kann entstehen. Natürlich musst du verantwortungsbewusst abnehmen, da du dich in einer empfindlichen Phase befindest. Fang daher nicht sofort nach der Geburt damit an, sondern erst, wenn du in der *You*-Phase bist. Und auch dann musst du immer noch aufpassen, wenn du zum Beispiel stillst (siehe Seite 179).

Postpartale Thyreoiditis: Schilddrüsenentzündung

Auch die Schilddrüse bildet Hormone. Häufig kommt es vor, dass dieses Organ im ersten Jahr nach der Geburt zu schnell arbeitet, und das kann zahlreiche diffuse Beschwerden verursachen:

- geschwollene Schilddrüse
- Nervosität, Angst, Sich-gehetzt-Fühlen, Ungeduld, Gereiztheit
- Herzrasen
- warme Haut bis zu übermäßigem Schwitzen
- Verdauungsbeschwerden
- Erschöpfung

Jede dieser Beschwerden kann bei einer frisch entbundenen Frau vorkommen. Wer ist schließlich nicht müde? Wer leidet nicht unter Stimmungsschwankungen? Gehört Vergesslichkeit nicht dazu, wenn sich so viel verändert? Die Beschwerden sind meist so wenig greifbar, dass eine Thyreoiditis gar nicht als Ursache infrage kommt. Erkennst du die Beschwerden? Dann bitte deine Ärztin, deine Schilddrüse zu überprüfen. Ansonsten kann es sein, dass angenommen wird, du hättest eine Depression, wo doch nur deine Schilddrüse entzündet ist.

Um es noch ein wenig komplizierter zu machen: Nach einem Zeitraum der Überfunktion kann die Schilddrüse in eine Unterfunktion rutschen. Zu einer zu schwach arbeitenden Schilddrüse (Hypothyreoiditis) gehören folgende Beschwerden:

- geschwollene Schilddrüse
- Kälteempfindlichkeit
- Gewichtszunahme bei verringertem Appetit
- Ermüdung, Konzentrationsprobleme, Vergesslichkeit
- Verstopfung
- proximale Muskelschwäche (Muskelschwäche und Steifheit hauptsächlich in den Oberschenkeln und Armen)
- depressive Verstimmungen
- trockene und bleiche Haut
- Atemnot bei Anstrengung
- abnehmende Muttermilchmenge

Auch in diesem Fall sind die Beschwerden wieder nur schwer richtig zu deuten. Deshalb gilt auch hierbei: Solltest du unter einigen der genannten Symptome leiden, bitte deinen Arzt oder deine Ärztin um eine Schilddrüsenuntersuchung!

DU UND DEINE PSYCHE

Du und deine Psyche

Neben all den körperlichen Veränderungen ist da noch eine Veränderung, die vielleicht überall den Ton angibt, nämlich die Veränderung deiner Psyche. Die Dinge, die man auf keinem Anatomieschaubild sieht, die aber am meisten verändern.

BACK TO YOU ODER EIN NEUES *YOU*?

Dass die Mutterschaft dich verändert, steht außer Frage. Dass du dieselbe Person bist und bleibst, ist auch klar. Dass sich das seltsam anhört, auch. Und all das ist ganz normal.

Einerseits bist und bleibst du wirklich du selbst. Du magst bestimmte Dinge, du verfügst über einzigartige Charaktereigenschaften, über ganz bestimmte Talente und über deine persönlichen Baustellen. Andererseits ist es auch ganz normal, dass du Veränderungen an dir selbst bemerkst, jetzt, wo du Mutter bist. Dinge, die du vor der Geburt deines Babys unwichtig gefunden hast, sind jetzt auf einmal sehr wichtig. Dinge, die früher toll waren, sind jetzt langweilig. Filme, die dich früher kaltgelassen haben, bringen dich jetzt zum Weinen.

Als Erstes ist es unheimlich wichtig, diese Veränderungen zu akzeptieren. Nimm für dich an, dass deine Welt anders geworden ist und dass dies Unsicherheiten und eine Suche nach dir, nach deinem *You*, mit sich bringen kann. Es ist wichtig, dass du dich auf die Suche machst, um die richtigen Entscheidungen zu treffen. Die richtigen Entscheidungen für dein Baby, für dein heutiges Ich, für dein späteres Ich und für deine eventuelle Beziehung.

DIE VERÄNDERUNGEN IN DIR

Jede Frau ist einzigartig, und jede Frau verändert sich oder erfährt Veränderungen auf ihre eigene Art und Weise. Trotzdem bemerken viele Frauen die gleichen Veränderungen. Der große Unterschied liegt oft darin, wie bewusst sie damit umgehen …

Veränderung 1: **Empfindlicher sein**

Beinahe jede Frau spürt Dinge jetzt intensiver und reagiert empfindlicher auf Reize aus der Umwelt. Einerseits ist das vollkommen verständlich angesichts des – da haben wir ihn wieder – Hormonhaushalts. Andererseits hat sich auch die Hirnstruktur verändert, die dafür sorgt, dass du empathischer wirst. Aber welcher biologische Grund auch dahintersteckt, die Gefühle können intensiv sein. Manchmal so intensiv, dass selbst die stärkste Frau plötzlich an allem zweifelt oder wegen allem Möglichen weint. Beinahe jede frischgebackene Mutter wird empfindlicher und fühlt mehr und intensiver. Die schönen Gefühle werden schöner, aber auch die Zweifel können belastender sein.

Hilfreich ist, sich der veränderten Gefühlslage bewusst zu werden. Welche Dinge erlebst du jetzt anders? Weißt du, warum? Wie fühlen sich die neuen Emotionen an? Kannst du etwas Positives aus ihnen ziehen oder sie positiv umdeuten? Und so klischeehaft es auch klingt: Sprich darüber. Äußere deine Gefühle und sprich über die Veränderung, die mit dir geschieht. Erst wenn du sie gegenüber deinem Umfeld aussprichst, können dich deine Mitmenschen besser verstehen. Und ein verstandener Mensch fühlt sich einfach besser. Es wird dir helfen, deiner neue Empfindsamkeit einen schönen Platz einzuräumen.

Veränderung 2: **Normen und Werte überdenken**

Eine nicht so bekannte Veränderung, die aber bei vielen frischgebackenen Müttern und Vätern vorkommt: andere Normen und Werte. Auf einmal denkst du anders über Dinge nach. Du willst auf neue Weise dein Quäntchen zum Gelingen des Lebens beitragen. Oder vielleicht denkst du auch zum ersten Mal darüber nach. Du denkst nach über deine Rolle in der Gemeinschaft, zum Beispiel in Hinblick auf Umwelt, Kinderarbeit oder gesellschaftliche Ziele. Auf einmal fährst du verantwortungsvoller Auto und wartest an der Ampel auf Grün, bevor du über eine freie Straße gehst.

Du bist nun verantwortlich für die neue Generation, und daher siehst du die Dinge anders. Betrachte es als eine Chance, zu reflektieren und zu schauen, wofür du stehst. Vielleicht entdeckst du eine noch schönere Seite an dir!

Veränderung 3: **Dich selbst vergessen**

Haare kämmen? Duschen? Zeit, um in Ruhe auf dem Klo zu sitzen? Und eine Hose voller Flecken ist ja wohl immer noch eine Hose, oder? Die Mutterschaft kann tatsächlich ein Anschlag auf deine persönliche Hygiene sein. Du tust alles für dein Kind, das auch tipptopp aussieht, aber dich selbst vergisst du komplett. Verständlich, aber du wirst trotzdem ein wenig mehr für dich selbst sorgen müssen. Du willst sicher nicht in ein paar Jahren in den Spiegel schauen und denken: »Es ist nichts übriggeblieben. Ich reibe mich für alle auf, aber wo bin ich dabei?«

Veränderung 4: **Jobwechsel?**

Du hast deine Arbeit geliebt, hast sie als das Allerwichtigste betrachtet, wolltest immer alles geben, und dann wurdest du Mutter. Deine Arbeit ist plötzlich nicht mehr deine oberste Priorität. Viele Frauen fühlen sich auf einmal weniger getrieben, an den Arbeitsplatz zurückzukehren, und wollen die Babyzeit ganz bewusst genießen. Logisch. Diese Zeit geht so schnell vorbei. Dein Baby braucht dich, und es ist wirklich so: Schneller, als du denkst, sind die Kleinen groß. Darum ist es auch wichtig, dass du jetzt genau über deine Karriere und deine langfristigen Ziele nachdenkst. Es gibt keine falschen Entscheidungen, solange du dabei dein Gefühl, dein Herz und ein wenig auch deine Vernunft sprechen lässt. Denk auch über die Zukunft nach und wie sie von deiner jetzigen Entscheidung beeinflusst wird.
Dazu hier ein paar Denkanstöße:

- Eine Karrierepause ist oft ein Bremsklotz für einen späteren Aufstieg. Das ist zwar ungerecht, aber leider die Realität.
- Willst du finanziell von deinem Partner abhängig(er) sein?
- Wie viel wollt ihr, dein Partner und du, arbeiten?
- Wie werdet ihr Arbeit und andere Aufgaben verteilen?
- Wirst du es später bereuen, wenn du jetzt mit deiner Karriere pausierst?
- Was willst du deinem Baby mitgeben?

Als ob diese Fragen nicht genug Denkfutter wären, kommt bei vielen Frauen noch eine Frage dazu: Will ich meine jetzige Arbeit weitermachen? Möglicherweise erscheint dir dein Job nicht mehr relevant genug, und du suchst andere Herausforderungen, die in dein verändertes Weltbild passen. Gerade die Veränderung deiner Normen und Werte kann dafür sorgen, dass du anders über deine Arbeit denkst. Die Entscheidungen, die du bezüglich deiner Funktion, deiner Arbeit, der Arbeitszeiten und deiner Karriere triffst, haben großen Einfluss auf deinen Lebenslauf. Denk gut darüber nach und besprich dies alles zu Hause, mit deinen Freunden und eventuell auch mit deiner Personalabteilung. Such dir bei allen Rat und triff dann deine eigene Entscheidung, eine, die gut zu dir und deinem neuen *You* passt.

Dr. Sheila de Liz, **Gynäkologin,** Wiesbaden

Mutter zu werden ist unglaublich intensiv und verlangt deinem Körper und deinem Geist viel ab. Sieh es als eine Möglichkeit, deine innere Superkraft wiederzuentdecken. Vergiss dich selbst dabei aber nicht. Triff keine Entscheidungen, für die du dich oder andere verantwortlich machen wirst. Denk gut darüber nach, wer du als Mutter bist, wofür du einstehst, ob du finanziell unabhängig sein/bleiben und welches Vorbild du deinen Kindern sein willst. Während der Arbeit an meinem Buch über die Menopause kam ich dahinter, dass viele Frauen in dieser Lebensphase Entscheidungen bereuen, die sie getroffen haben, als sie Mutter wurden. Sosehr sie die Mutterschaft auch genossen haben, sie machen sich und ihrem Partner Vorwürfe, dass nicht genügend Raum für sie selbst geblieben ist, dass sie zu sehr »im Dienst« an der Familie gestanden haben und ihre Karriere nicht so fortsetzen konnten, wie sie es hinterher gerne getan hätten. Im Nachhinein sind solche Probleme nur schwer zu lösen. Viele Frauen geraten dann in eine Beziehungskrise oder bekommen Probleme mit ihrem Selbstbild. Ich ermutige alle meine Patientinnen immer, über ihre Lebensentscheidungen wirklich gründlich nachzudenken, vor allem darüber, ob sie sich selbst dabei nicht übersehen. Vergiss nicht, dass du dich wohler in deiner Haut fühlst, wenn du Sport treibst, gesund isst und gut aussiehst. Das strahlst du dann auch aus, so wirkst du auf andere, und das macht dich zu einem angenehmen Menschen. Für dich selbst, für dein Baby und deinen Partner, für deine Freunde und Kollegen.

Veränderung 5: **Weniger Bedarf an sozialen Kontakten**

Du kannst versuchen, 40 Stunden in einen Tag zu quetschen, er ist trotzdem nur 24 Stunden lang. Du hetzt dich ab und kommst doch nie ans Ziel. Dann ist es schnell passiert, dass du dein soziales Netzwerk, deine Freunde, vergisst. Morgen schreibe ich ihr. Wieder nicht geschafft. Nächste Woche verabreden wir uns. Und rate mal, was kommt: Einen Monat später habt ihr es immer noch nicht hinbekommen. Fast jede wird das kennen, das ist ganz normal. Aber trotzdem ist es wirklich schön, ab und zu mal mit einer Freundin quatschen und lachen zu können. Du erlebst gerade so viel, und es ist nicht gut, das alles nur mit deinem Partner zu besprechen. Unterhaltungen, kurz einmal relaxen und zu sich zu kommen: Das alles ist wirklich wichtig für uns Menschen. Dass du jetzt nicht mehr so viel unternehmen kannst wie früher, ist dabei klar. Aber leer braucht dein Kalender trotzdem nicht zu sein. Und wenn er sich wieder füllt, solltest du darauf achten, dass du alles rund ums Baby gut organisierst und mehr Zeit einplanst, um alles vorzubereiten, einzupacken und euch anzuziehen. So kannst du die Verabredung genießen und fühlst dich nicht gestresst.

Veränderung 6: **Die Beziehung vernachlässigen**

Ebenso rasch wie sich selbst vernachlässigen Eltern manchmal auch ihre Beziehung. Beide sind damit beschäftigt, ihre neue Rolle als Vater und/oder Mutter zu finden, und eigentlich kreist alle Aufmerksamkeit nur um das Kind und darum, zu einem geregelten Tagesablauf zu finden.

Natürlich habt ihr nicht ab der ersten Woche sofort wieder romantische Dates. Das erwartet niemand, und das wäre auch wirklich ungewöhnlich. In der ersten Zeit geht es rein ums Überleben. Ihr solltet nur darauf achten, dass sich während dieser Survivalzeit keine neuen Gewohnheiten einschleifen. Zum Beispiel nicht die Gewohnheit, den Partner für selbstverständlich zu erachten und sich nicht mehr als Paar zu sehen, sondern nur noch als Sorgeberechtigte. Versuch daher in der *Back*-Phase, das ist genau jene Survivalphase, miteinander über all das, was ihr gerade erlebt, zu sprechen. Tauscht euch nicht nur über die Fakten, sondern auch über eure Gefühle aus. Sprecht über die Veränderungen, die Unterschiede in euren Erwartungshaltungen und wie es tatsächlich ist (Diskrepanzen werden sicher da sein!). Auf diese Weise haltet ihr Kontakt in einer Phase voller Veränderungen und Umbrüche. Wenn die *To*-Phase anbricht, ist es wirklich Zeit, wieder gemeinsame Momente zu planen. Und bei *You* solltest du nicht vergessen, dass dieses Wörtchen auch »ihr« bedeuten kann.

Veränderung 7: Zu hohe Ansprüche an dich selbst

Drei von vier Frauen erkennen eine weitere Veränderung an sich selbst. Sie erwarten, dass sie sich von heute auf morgen von einer Frau in Wonder Woman oder Superwoman verwandeln. Dass sie alles können müssen und eigentlich noch viel mehr. Sie legen die Latte also nicht nur hoch, sondern höher als hoch. Kommt dir das bekannt vor? Natürlich ist es gut, dass du das Beste für dein Baby willst, aber bleib dabei realistisch: Die perfekte Mutter gibt es nicht. Was dich perfekt macht, ist, dass du es versuchst. Bewahr dir eine gute Portion Selbstironie, wenn du eigentlich Unmögliches versuchst, und lach darüber. Denk darüber nach, wie du dich selbst in diese Situation gebracht hast. Was davon musstest du wirklich tun? Und waren diese Dinge wirklich so wichtig? Indem du das analysierst, siehst du auch ein, dass es nicht funktioniert, von sich selbst das Unmögliche zu verlangen. Also legst du beim nächsten Mal die Latte etwas niedriger. Oder besser gesagt, du wirst realitätsnäher denken. Setz deine Prioritäten, schau dir an, was wirklich wichtig ist, und belass es dabei. Mehr als das Notwendige ist jetzt einfach zu viel verlangt und wird dich nur aufreiben.

Veränderung 8: Viel größere Selbstzweifel

Jeder Mensch weiß, dass Zweifel einen nicht weiterbringen. Aber vielleicht ist Zweifeln jetzt gerade auch gut und macht dich zu einer besseren Mutter. Zweifeln bedeutet eigentlich, dass du dich immer wieder fragst, ob du so handelst, wie es für dein Baby am besten ist. Und das bedeutet, dass du es so gut wie möglich machen willst. Zweifel haben also sicher eine Funktion. Aber wenn die Zweifel so stark werden, dass sie deine innere Einstellung beeinflussen, nützen sie dir nichts mehr. Bevor diese Entwicklung zu starken Einfluss auf dein »Ich« bekommt, ist es ratsam, diese Zweifel mit einer nahestehenden Person zu besprechen, zum Beispiel mit einer Frau, die auch Mutter ist. Du wirst merken: Jede Frau hatte die gleichen Zweifel. Wenn du schon einmal ein Kind bekommen hast, wirst du diese Gefühle leichter wiedererkennen. Aber auch das ist keine Garantie. Manchmal befällt dich die Zweifleritis beim zweiten Baby stärker als beim ersten. Und auch das ist ganz normal.

Eins gilt für all diese Veränderungen in gleicher Weise: Sie sind ein Prozess, um *Back To* (einem erneuerten) *You* zu kommen. Und merk dir: *Manchmal musst du dich verändern, um deinem Selbst näher zu kommen.*

VON (NORMALEM) STRESS BIS ZU DEPRESSIONEN

Manchmal gehen die Veränderungen, die du an dir selbst bemerkst, zu weit. Oder deine Mitmenschen sehen, dass sie zu weit gehen. Selbstzweifel sind normal, aber zu viel zweifeln tut dir nicht gut. Angst davor haben, etwas falsch zu machen, ist normal, aber wenn die Ängste dein Leben bestimmen, ist es Zeit einzugreifen. Wenn du dich ab und zu fragst, warum du überhaupt Kinder wolltest, ist das normal, aber wenn es dich davon abhält, eine Beziehung zu deinem Baby aufzubauen, ist es Zeit, sich Hilfe zu suchen. Wenn du an einem stabilen Selbst arbeitest, tust du das nicht nur für dich, sondern auch für dein Baby.

Zuerst einmal: Schäm dich nicht, wenn du bemerkst, dass du es mental im Moment schwer hast. Beinahe die Hälfte aller Frauen verspürt nach der Geburt psychische Beschwerden (zum Beispiel Ruhelosigkeit, Gereiztheit, Panikattacken), und eine von fünf Frauen leidet unter ernsthaften psychischen Störungen. Und wenn eine von fünf betroffen ist, stellst du sicher keine Ausnahme dar. Zum Glück kann dir geholfen werden, und zum Glück verfügen wir über ein gutes Gesundheitssystem. Das Einzige, was du tun musst, ist, ehrlich zu dir selbst zu sein und so schnell wie möglich einzugreifen, wenn du denkst, dass vielleicht doch nicht alles in Ordnung ist. Je schneller du aktiv wirst, desto schneller verschwinden die Beschwerden.

Prof. Dr. Honig, **Psychiater,** Amsterdam, Niederlande

Um zu bestimmen, ob du professionelle Hilfe suchen solltest, eignen sich zwei Methoden besonders:

1. **Sprich mit deinem Partner, einer guten Freundin oder deinen Eltern und erzähle ihnen, was du fühlst und woran du zweifelst. Frag sie, ob sie Veränderungen an dir bemerken. Sie können dir helfen, weil sie dich besser kennen als alle anderen. Sie sind natürlich keine Therapeuten, aber sie sind deine Erste Hilfe und deswegen vielleicht besser in der Lage, Veränderungen an dir zu beurteilen. Wenn du bezweifelst, eine gute Mutter zu sein, frag bei ihnen nach. Vielleicht machst du dir auch zu viele Gedanken, weil du die Latte zu hoch gelegt hast. Deine Lieben können dich dann beruhigen, weil sie wahrscheinlich der Meinung sind, dass du eine sehr gute Mutter bist.**

2. Fragst du dich nach Schritt 1, ob du tatsächliche psychische Probleme hast, dann mach den Depressionsselbsttest, den du auf den Webseiten vieler Krankenhäuser finden kannst. Dabei handelt es sich um eine Fragenliste, die Ärzte dabei unterstützen, Angststörungen und Depressionen zu erkennen. Du kannst die Fragen aber auch selbst beantworten, um eine erste Einschätzung zu erhalten, ob du Hilfe brauchst oder nicht.
Meist wird dir direkt beim Online-Test angezeigt, ob du professionelle Hilfe suchen solltest. Wenn du schon einmal bei einem Psychologen warst, kann es sinnvoll sein, diesen wieder aufzusuchen. Er kennt dich immerhin schon.

Psychische Beschwerden

Grob lassen sich psychische Beschwerden in fünf Formen einteilen:

- postpartaler Stress (den wirklich alle Frauen spüren!)
- postpartale Angststörung
- posttraumatische Belastungsstörung
- postpartale Psychose (Wochenbettpsychose)
- postnatale Depression

Postpartaler Stress

Stress hat nicht nur eine Funktion für uns, sondern ein Leben ohne jegliche Art von Stress wäre unmöglich. Als frischgebackene Eltern habt ihr es mit einem hohen Stresslevel zu tun. Diesen Stress nennen wir postpartalen Stress. In eurem Leben verändert sich viel, und das geht mit Sorgen und Ängsten einher, also mit Stress. Daran ist überhaupt nichts Schlimmes, solange der Stress ein normales Maß nicht überschreitet.

Aber du solltest dir bewusst sein, dass du gerade nur eine stressige Zeit durchmachst, damit der Stress nicht doch einen negativen Einfluss auf dein Leben hat.

Zwei Wissenschaftler, Holmes und Rahe, haben eine Liste von Lebensereignissen erstellt, die für den Menschen Stress bedeuten. Es wird dich kaum verwundern, aber ein Baby zu bekommen und alle Veränderungen, die dazugehören (Kinderzimmer einrichten, Veränderungen bei der Arbeit, neue finanzielle Situation etc.), rangieren auf der Liste ziemlich weit oben. Mach den Selbsttest auf Seite 285. Dort siehst du, welche Lebensereignisse in welchem Maße zu einem hohen Stresspegel beitragen.

Nun ist dieser Selbsttest nicht dazu gedacht, dir Angst einzujagen. Im Gegenteil. Wir wollen, dass du erkennst, dass:

- das, was du mitmachst, tust und hinbekommst, etwas Großes ist.
- es mehr als normal ist, wenn du dadurch ab und zu gestresst bist.
- jeder, der ein Baby hat, gelegentlich damit überfordert ist. Jede rosarote Brille hat ein paar Kratzer.
- du es verdienst, dich hin und wieder zu verwöhnen und dir einen Moment nur für dich zu gönnen.

Gehirn-Wissen: Sorgen- & Stress-Überlappung

Wusstest du, dass die Gebiete in deinem Gehirn, die für die mütterliche Sorge um das Baby zuständig sind, sich mit den Gebieten, die bei Stress eine Rolle spielen, überlappen? In dem Moment, wo der Bereich der mütterlichen Sorge aktiviert wird, wird auch der »Stress«-Bereich aktiviert.

Postpartale Angststörung

Normale Ängste und Stress können besorgniserregende Ausmaße annehmen und sich auf den Alltag auswirken. Deine Stresstoleranz wird bereits gehörig auf den Prüfstand gestellt, daher wird es dich nicht überraschen, dass schätzungsweise eine von fünf Frauen unter Ängsten leidet. Leider wird aber nur sehr wenig über postpartale Ängste gesprochen. Sie sind oft nur schwer von den normalen Sorgen und dem normalen Stress aller jungen Eltern zu unterscheiden. Jeder befürchtet, sein Kind fallen zu lassen. Wie unterscheidet sich also eine »normale« Angst von der übersteigerten Angst einer postpartalen Angststörung? Noch dazu gibt es keine klare Grenze zwischen »normalem Stress« und einem zu hohen Stresslevel. Merkmale einer postpartalen Angststörung sind:

- Sorgenvolle Gedanken kommen immer wieder in dir hoch. Sie beherrschen auf eine gewisse Weise deine Gedanken.

- Eventuelle Panikattacken. Auf einmal durchströmt dich eine große Angst und Panik, die deine Gedanken und deinen Körper beherrscht.
- Du fühlst dich die ganze Zeit ruhelos, verärgert und gehetzt.
- Manchmal spürst du es auch körperlich, mit Druck auf der Brust oder stark angespannten Muskeln.

Warnung

Wenn du dich in der Beschreibung dieser beherrschenden Ängste wiedererkennst und dich deine Gedanken sehr mitnehmen, musst du dir wirklich Hilfe suchen. Für dich, für dein Baby, für deinen Partner. Je schneller du das tust, desto leichter ist es, die Gedanken aus dem Kopf zu verbannen. Je länger du nichts tust, desto schneller gerätst du in eine Abwärtsspirale. Sprich darüber mit Freunden und Familie. Geh zu deinem Hausarzt und frag ihn um Rat. Manchmal hilft es auch schon sehr, anonym in Online-Gruppen darüber zu sprechen. Such dir die Hilfe, die du brauchst, schäm dich nicht dafür. Achte dabei besonders auf alle Faktoren, die dir helfen, deine Hormone wieder ins Gleichgewicht zu bringen (siehe Seite 62). Kurz: Achte auf Ernährung, Entspannung und körperliches Training. Die mentalen Tipps aus dem *BTY*-Programm werden dir helfen, mit dem Stress besser umzugehen und dir mehr Zeit für dich selbst zu nehmen (was auch gut für deine Familie ist, wirklich).

Posttraumatische Belastungsstörung (PTBS)

Bis vor kurzem dachte man bei einer posttraumatischen Belastungsstörung (PTBS) an Traumata nach Verkehrsunfällen, Naturkatastrophen oder Krieg. Inzwischen wissen wir, dass auch eine Geburt eine PTBS auslösen kann. Vor allem dann, wenn sie plötzlich anders verlief als gedacht oder wenn Lebensgefahr für dich und/oder dein Baby bestand. Aber sie kann auch von dem Gefühl ausgelöst werden, alleingelassen zu werden, wenn dein Partner nicht genügend Unterstützung bietet, durch das Gefühl des Kontrollverlustes oder durch eine sehr schmerzhafte, sehr kurze oder sehr lange Geburt. Im Idealfall würde der Arzt nach der Geburt gemeinsam mit der Frau überlegen, ob eventuell ein Trauma entstanden sein könnte. Eine PTBS ist nämlich mithilfe einer Gesprächstherapie gut heilbar. Und wenn du denkst: Jede Frau hat es seit Menschengedenken hinbekommen, warum bloß bin ich so schwach, dass ich es nicht schaffe? Stopp. Genau hier liegst du falsch. Zwar sprechen sehr wenige Frauen darüber, aber es kommt häufiger vor, als du denkst. Schätzungsweise eine von zehn Frauen behält nach der Geburt ein Trauma zurück. Schäm dich also nicht und werde aktiv, bevor deine PTBS weitere Folgen wie Depressionen nach sich zieht.

Postpartale Psychose (Wochenbettpsychose)

Eine Wochenbettpsychose äußert sich in irrealen Gedanken, im Sehen und Hören von Dingen, die nicht da sind, in Halluzinationen und Wahnbildern und, noch viel schlimmer, in dem Gefühl, dass jemand dem eigenen Leben oder dem des Babys ein Ende machen will. Wenn du auch nur den geringsten Gedanken daran hast, ob dies bei dir der Fall ist, oder wenn deine Mitmenschen an dem zweifeln, was du sagst: Besprich deinen Verdacht sofort mit deinem Hausarzt oder deiner Hebamme. Eine Wochenbettpsychose ist zum Glück sehr gut zu behandeln.

Postnatale Depression

Eine postnatale Depression (PND) ist gut zu vergleichen mit einer Depression, die dich in allen Phasen deines Lebens überfallen kann. Ängste, Sorgen und negative Gedanken kommen dabei nicht ab und zu auf, sondern scheinen gar nicht mehr zu verschwinden. Merkmale sind unter anderem:

- Anfälle von Niedergeschlagenheit
- Heulattacken
- leeres oder totes Gefühl
- kein Interesse am Baby oder sogar Abscheu ihm gegenüber
- Reizbarkeit, Irritation, Aggressionen
- Grübeln
- wenig Selbstvertrauen, Gefühl der Machtlosigkeit

Manchmal ist der Unterschied zwischen einer posttraumatischen Belastungsstörung durch die Geburt und einer postnatalen Depression nur schwer zu erkennen. In beiden Fällen kommt es zu Schwierigkeiten bei der Mutter-Kind-Bindung. Bei einer PTBS werden deine Gedanken von der traumatischen

Geburt beherrscht. Da du die ganze Zeit mit diesen Gedanken beschäftigt bist, kannst du dein Baby nicht genießen und keine Bindung zu ihm aufbauen.

Bei einer PND fühlst du dich nicht wohl in deiner Haut und kannst deswegen dein Baby nicht genießen. Manchmal gibt es eine direkte Ursache für eine PND, manchmal nicht.

Einige Faktoren können zum Entstehen einer PND beitragen, zum Beispiel:

- *Biologische Faktoren*: Da ist er wieder, der veränderte Hormonspiegel, außerdem noch eine aus dem Gleichgewicht gebrachte Schilddrüse, ein zu niedriger Glukosespiegel oder ein Mangel an bestimmten Vitaminen oder Mineralstoffen wie B_6, B_{12}, Eisen oder Zink.
- *Psychosoziale Faktoren*: Veränderungen zwischen dir und deinem sozialen Netzwerk. Der Druck, der auf eurer Beziehung lastet, wenn ihr gerade Eltern geworden seid, ein eventueller Jobwechsel, ein Umbau, den ihr zwischendurch noch gestemmt habt, und das Ganze in Verbindung mit kürzeren Nächten, einem schreienden Baby und einem schon veränderten Ich.
- *Psychische Faktoren*: Hiermit meinen wir zum Beispiel alle Veränderungen, wie du sie im Kapitel »Du und deine Psyche« gelesen hast. Du hast die Latte zu hoch gelegt, setzt deine Prioritäten falsch, achtest wenig auf dich selbst etc.
- *Vererbung*.

Neueste Untersuchungen zeigen (einmal mehr), dass es einen sehr starken Zusammenhang zwischen Ernährung, Entspannung, Training und postnatalen Depressionen gibt. Nicht jede postnatale Depression kann verhindert werden, aber mit unserem heutigen Wissen können wir dafür sorgen, dass wir sie so weit wie möglich eindämmen oder sogar abwenden. Das *Back-To-You*-Programm ist dabei sehr hilfreich. Du lernst den Einfluss deiner Ernährung auf deine Hormone kennen, wir versorgen dich mit Informationen über die Wichtigkeit von Entspannung, und wir geben dir die Chance, einen persönlichen Trainingsplan aufzustellen, durch den du mehr positiv wirkende Substanzen in deinem Körper freisetzt. Außerdem liest du von sehr praktischen, einfach umzusetzenden Tipps, die dir beim Umgang mit Stress helfen.

In den ersten Tagen einfach nur heulen?

Wochenbetttränen, oder auch Babyblues, sind ein auf der ganzen Welt bekanntes Phänomen. So manche Frau weiß, wie sie sich anfühlen, aber bewiesen wurden sie noch nie. Der Zustand ist von kurzer Dauer, von ein paar Stunden bis ein paar Tage, in denen man sich niedergeschlagen fühlt oder ohne erkennbaren Grund weint. Der Babyblues ist also nicht zu vergleichen mit einer echten postnatalen Depression (siehe Seite 76).

DIE XL-
FUNDAMENTALS

Die XL-Fundamentals

Genug der Theorie, jetzt weißt du alles über die Funktion, die Wichtigkeit und den Einfluss von Schwangerschaft und Elternschaft auf Gehirn, Powerhouse, Hormone und Vagina. Jetzt kommt der interessante Teil: Wie bekommst du das alles in die bestmögliche Form? Was musst du tun, um dich wieder absolut wohl in deiner Haut (und in deinem Kopf) zu fühlen, um deine physischen Verletzungen zu heilen und dich wieder ganz du selbst zu fühlen?

Die sogenannten XL-Fundamentals sind die Schlüsselzutaten, um wirklich eine bessere Version von dir selbst zu werden. *Game changers*, für jetzt, für später, für dich und für dein Baby.

DIE XL-FUNDAMENTALS: FÜR SPÜRBAREN EINFLUSS AUF DEIN ICH

Diese XL-Fundamentals sind die Basis für eine gute Regeneration und einen gesunden Lebensstil:

- Ernährung
- Ruhe und Entspannung
- Haltung und Atmung
- Bewegung und Training

Und jetzt kommt das Besondere: Du kannst sie einzeln umsetzen und siehst ein Resultat. Wenn du dich gesünder ernährst, wird sich deine Gesundheit verbessern. Und das gilt für alle Fundamentals. Aber wenn du all diese Grundsätze zu einem wichtigen Teil deines Lebens machst, entsteht daraus mehr. Dann ist 1+1+1+1 nicht mehr 4, sondern 8. Kombinierst du die Elemente, verdoppelst du ihren Effekt. Dann bekommen sie einen XL-Einfluss, *extra large*. Deswegen nennen wir sie ja auch *XL-Fundamentals*.

WENIGER ANPASSUNGEN NÖTIG ALS GEDACHT

Keine Angst, es ist einfacher, als du denkst, und es wird dir sogar Zeit sparen! Du bekommst mehr Energie und schaffst mehr. In den kommenden Kapiteln liest du alles über den XL-Einfluss jedes einzelnen Fundamentals und wie sie alle auf die anderen Elemente einwirken. Außerdem verraten wir dir einfache Life-Hacks, um mit kleinen Veränderungen große Effekte zu erzielen.

Dein wöchentliches *BTY*-Programm berücksichtigt alle XL-Fundamentals, damit du einen bleibenden Effekt spürst und siehst, dass es eigentlich ganz einfach ist, sich gut und gesund an Leib und Seele zu fühlen.

XL-FUNDAMENTAL: ERNÄHRUNG

XL-Fundamental: Ernährung

Bücher über Bücher wurden schon zu Ernährung und deren Einfluss auf den Körper und die Hormone geschrieben. Trotzdem wird dieser Bereich wahrscheinlich einer der letzten sein, auf den du dich gerade konzentrieren willst. Neun Monate lang durftest du nur bestimmte Dinge essen und andere nicht, dann ist das endlich vorbei, und jetzt sollst du dir wieder Gedanken machen? Wir halten es hier einfach und geben dir nur ein paar Tipps, die deine Regeneration wirklich positiv beeinflussen und auch für den Rest deines Lebens wertvoll sind.

10 GOLDENE ERNÄHRUNGSTIPPS

Hier sind sie, die zehn Möglichkeiten, deine Ernährung anzupassen. Es sind keine zehn Gebote, und Sündigen gehört auch dazu. Versuch einfach, sie, so oft es geht, umzusetzen, ohne dass der Eindruck entsteht, du müsstest viel dafür tun oder auf viel verzichten. Du wirst merken, dass es ganz einfach geht und immer einfacher wird.

1. Iss ehrlich.
2. Wähle Biologisches und Unverpacktes.
3. Vermeide Zucker und raffinierte Kohlenhydrate (Weißmehlprodukte und weißer Reis).
4. Vermeide Lebensmittel, auf die dein Körper negativ reagiert.
5. Iss Gemüse. Wirklich. Richtig. Viel.
6. Nüsse und Kerne – gerne.
7. Iss ballaststoffreich.

8 Schränk den Konsum von Alkohol, Kaffee, Zigaretten und sogar von Medikamenten ein

9 Befass dich mit Nahrungsergänzungsmitteln.

10 Vorsicht bei unbewusst aufgenommenen Stoffen

1 Das ehrliche Produkt

Eine Ananas ist eine Ananas, eine Tomate ist eine Tomate. Das ist ehrliche Ernährung. Sobald die Ananas in einer Büchse steckt oder in der Fabrik zu Saft verarbeitet wird, ist sie keine Ananas mehr. Dasselbe gilt für eine Tomate, die passiert wurde oder geschält in der Büchse liegt. Bei der Bearbeitung der Produkte gehen gesunde Inhaltsstoffe verloren, und gerade diese Stoffe wären für deinen Körper sehr gut. Ganze, ehrliche Produkte zu kaufen und selbst zu verarbeiten gibt dir Energie.

Und mit dieser Energie bildest du die beste Muttermilch und somit die gesündesten und ehrlichsten ersten Mahlzeiten für dein Baby. Noch ein Vorteil dabei: Das Darmbiom (die Darmbakterienpopulation) deines Babys wird gestärkt, was wiederum ein starkes Immunsystem bedingt und dafür sorgt, dass es seltener krank sein wird. Ehrliche Ernährung ist ehrlich zu deinem Körper.

2 Wähle biologische und (soweit möglich) unverpackte Produkte

Alle Lebensmittel, die nicht biologisch sind, wurden mit Agrargiften behandelt, um ihr Wachstum zu fördern oder sie weniger anfällig für Krankheiten zu machen. So wird dafür gesorgt, dass die Gewinnmarge so groß wie möglich ist. Du bezahlst für die Produkte weniger als für die biologischen Varianten, aber dein Körper bezahlt einen hohen Preis. Sie beeinträchtigen oft das Hormongleichgewicht und beinhalten meist weniger qualitative Nährstoffe. Und damit noch nicht genug. Auch die Plastikverpackungen machen es, vorsichtig ausgedrückt, nicht besser. Sie geben Schadstoffe ab, deren Einfluss wir noch gar nicht richtig kennen. Aktuelle Studien belegen allerdings, dass wir die Folgen bisher eklatant unterschätzen. Die beste Wahl für deinen Körper und dein Baby ist daher bio und so oft wie möglich unverpackt (siehe auch Xeno-Östrogene, Seite 91).

3 Meide Zucker(-ersatzstoffe) und raffinierte Kohlenhydrate

Zucker ist eine der beliebtesten Drogen überhaupt, könnte man behaupten. Er gibt dir sofort einen Kick, und stark verarbeitete, zuckerhaltige Produkte machen abhängig. Beispiele dafür sind raffinierte Zucker, die Erfrischungsgetränken zugesetzt werden (sechs Zuckerwürfel pro Glas!) oder in Süßigkeiten und Gebäck stecken. Weniger bekannt ist, dass Zucker auch in Mayonnaise (!), verarbeiteten Fleischwaren wie Schnitzel, in Fruchtjoghurts sowie in Trinkfrühstück enthalten ist.

Jedes Mal, wenn du zu viel Zucker zu dir nimmst, erlebst du diesen Kick. Aber dein Körper wird im Anschluss große Mengen Insulin ausschütten, um den Blutzuckerspiegel wieder zu stabilisieren. Wenn der Kick vorbei ist, hat es dein Körper also mit einer großen Portion blutzuckersenkendem Insulin zu tun. Daraus folgt, dass du dich schlapp fühlst und nach neuer Energie suchst, die du wieder in Form von Zucker findest. Der gibt dir dann erneut einen Kick, gefolgt von einem *sugar dip*, einem Zuckerkoma, auf den wieder Gelüste folgen und so weiter und so fort. Jedes Mal wird es nur noch schlimmer.

Natürlicher Zucker kommt in fast jedem unserer pflanzlichen Lebensmittel vor, von Obst (Fruchtzucker) bis Getreide. Aber die Natur hat sich hier etwas Schönes ausgedacht: In jedem einzelnen Nahrungsmittel, sei es nun ein Apfel oder ein Reiskorn, steckt auch die genau richtige Menge Ballaststoffe. Durch dieses Gleichgewicht nimmst du keinen Zuckerüberschuss zu dir, denn die Ballaststoffe hemmen die Zuckeraufnahme ins Blut.

Die Lage ändert sich, wenn wir das perfekte Gleichgewicht von Mutter Natur stören, indem wir einen bestimmten Teil des Nahrungsmittels entfernen. So geschieht es bei Apfelsaft, geschältem Reis, Brot aus Weißmehl, weißen Nudeln etc. All diese raffinierten Produkte sorgen für eine relativ hohe Zuckeraufnahme und damit für einen hohen Blutzuckerspiegel, der den Körper mehr Insulin ausschütten lässt.

Wie sieht es aber aus mit natürlichen Süßungsmitteln wie Glukose-Fruktose-Sirup? Dabei handelt es sich oft um nichts weiter als einen großen Marketingtrick. Ja, dieser Sirup besteht aus natürlichem Fruchtzucker, aber in bearbeiteter, sehr konzentrierter Form. Glukose-Fruktose-Sirup ist mit dafür verantwortlich, dass Menschen dicker werden oder dass sie es nicht schaffen abzunehmen. Überprüf darum immer das Etikett, wenn du etwas kaufen willst, das angeblich nur natürliche Inhaltsstoffe enthält.

Ein hoher Insulinwert stört den natürlichen Zyklus einer Frau. Es ist aber wichtig, diesen Zyklus nach der Schwangerschaft wiederzufinden. Dies ist nämlich die große Baustelle des Körpers, er beginnt schon im Anschluss an die Nachgeburt mit der Arbeit. Dein Körper will den alten Zyklus zurück, und sowohl zugefügte Zucker als auch raffinierte Kohlenhydrate erschweren ihm die Arbeit.

4 Meide Lebensmittel, auf die dein Körper negativ reagiert

Dein Körper lässt dich oft wissen, worauf er gut oder auch nicht gut reagiert. Dabei geht es gar nicht um eine Nahrungsmittelintoleranz oder -allergie, sondern um Nahrung, durch die du dich einfach nicht gut fühlst. Von manchen Nahrungsmitteln bekommt man ein aufgedunsenes Gefühl oder sogar einen sichtbar aufgeblähten Bauch. Das bedeutet nicht, dass du allergisch bist oder eine Intoleranz hast, aber gut ist es auch nicht gerade. Wenn du solche Produkte zu oft zu dir nimmst, empfindet dein Körper Stress, da das Immunsystem zu oft Überstunden leisten muss. Stress führt zu einem zu hohen Pegel an Stresshormonen, und diese stören wiederum den natürlichen Zyklus. Worauf du reagierst, kann dir nur dein Körper sagen, aber Gluten, Laktose (Milchzucker) und Kasein (Milcheiweiß) sind bekannt für ihre negativen Effekte auf den Körper. Immer deutlicher zeigt sich, dass sich viele Menschen damit nicht gut fühlen und dass es ihnen besser geht, wenn sie diese Produkte weglassen. Meide die Sachen, bei denen du merkst, dass sie deinem Körper schaden.

Dr. Jolene Brighten, **Ärztin für Naturheilverfahren, Chemikerin und Expertin für weibliche Hormone,** Seattle, USA

Oft kommt es vor, dass du nach der Geburt eines Kindes bestimmte Lebensmittel nicht mehr gut oder wieder verträgst. Die Schwangerschaft verändert nämlich auch die Nahrungsmittelunverträglichkeiten und -intoleranzen. Probier es einfach aus. Merkst du, dass du auf einmal nicht mehr gut auf ein bestimmtes Lebensmittel reagierst? Meide es dann für sechs Monate. Nach den sechs Monaten kannst du es wieder versuchen, vielleicht hat sich die Empfindlichkeit gelegt. Überprüf auch, ob eventuell alte Unverträglichkeiten verschwunden sind. Verschwinden die Beschwerden nicht, solltest du ärztlichen Rat suchen.

5 Iss Gemüse. Wirklich. Richtig. Viel.

Standardmäßig sollten wir 300 Gramm Gemüse am Tag zu uns nehmen. Und das ist eventuell ausreichend, um die tägliche Menge an Vitaminen und Mineralstoffen aufzunehmen, aber nicht genug, damit deine Ernährung dir bei der Regeneration hilft. Dein Körper kann dieses Wunder erst vollführen, wenn du ihm täglich 500 Gramm Gemüse gibst. Das scheint unmöglich zu sein, und wenn du versuchst, das halbe Kilo beim Abendessen zu dir zu nehmen, ist es das auch. Iss daher bei jeder Mahlzeit Gemüse. Auch als Frühstück, auch als Zwischenmahlzeit. Es müssen keine Schnippelbohnen zum Frühstück sein, eher ein wenig Rohkost oder ein gesunder Smoothie. Oder brate etwas Gemüse an und gib es zu deinem Omelett. Schmier dein Knäckebrot nicht mit Nutella, sondern leg eine Scheibe Avocado drauf. Oder mach Baba Ganoush, das ist ein herrlicher Dip aus gegrillten Auberginen. Kichererbsenhummus ist auch leicht zuzubereiten und schmeckt unglaublich gut. Iss zu Mittag häufiger Salat oder Gemüsesuppe. Außerdem kannst du auch einfach etwas Suppe als Zwischenmahlzeit essen. So kommst du Schritt für Schritt ans Ziel … Denk dran: Jeder Bissen Gemüse vor dem Abendessen ist ein Pluspunkt.

Tipp: Setze Kohl auf den Speiseplan

Ein Gemüse verdient eine Extraportion Aufmerksamkeit: Kohl. In Kohl, oder besser gesagt auf Kohl, lebt ein Stoff, der DIM (Diindolylmethan) heißt. Dieser Stoff hilft dir, die Östrogendominanz in deinem Körper zu verringern. DIM sitzt immer auf Kohl, aber er wächst auch an Stellen, an denen der Kohl holzig ist. Wenn du Kohl schneidest oder quetschst und dann kurz beiseitestellst, entsteht noch mehr DIM auf der Oberfläche. Auch in fast allen Kimchi-Arten steckt viel DIM, und durch den Fermentationsprozess entstehen noch dazu viele probiotische Bakterien (sehr gut für dein Immunsystem), gleichzeitig werden dem Kohl Stoffe entzogen, die nicht ganz so angenehm für den Körper wären. Noch ein Vorteil von Kimchi, Sauerkraut oder anderem fermentierten Gemüse: Sie sind sehr lange haltbar, und wenn du sie als Extra auf deinen Teller legst, hast du direkt eine 3-in-1-Gesundheitsbombe verspeist: Gemüse, Probiotika und DIM mit einem Bissen. Manche Babys bekommen Krämpfe, wenn die Mama in der Stillzeit Kohl isst. Beobachte dein Baby also genau, aber aus reiner Vorsicht Kohl zu meiden ist nicht nötig.

Dr. Jolene Brighten, Ärztin für Naturheilverfahren, Chemikerin und Expertin für weibliche Hormone, Seattle, USA

Manche Frau reagiert nicht gut auf Kohl und bekommt den Eindruck, dass es dem Baby über die Muttermilch genauso geht. Dann sind Keimsprossen eine gute Alternative. Eine Vierteltasse Brokkolisprossen am Tag wirkt schon Wunder, und man kann sie einfach in die Mahlzeiten integrieren. Überbrühe die Sprossen immer mit kochendem Wasser, um eventuelle Bakterien abzutöten.

6 Nüsse und Kerne – gerne

In Nüssen stecken nur gute Dinge, und jede Nussart liefert einen speziellen Nährstoff. So enthalten Haselnüsse viel Vitamin E, Macadamianüsse viel Zink, und Walnüsse sowie geschroteter Leinsamen sind die einzige pflanzliche Quelle von Omega-3-Fettsäuren und gut fürs Gehirn. Sonnenblumenkerne können sich rühmen, besonders viel Eisen, Zink und Magnesium zu enthalten. Und wusstest du, dass Kastanien sehr viel Folsäure enthalten?

Aber vorsichtig: Es geht um rohe Nüsse. Nicht um geröstete oder gesalzene Nüsse, denn bei der Verarbeitung können Nährstoffe verloren gehen.

Erdnüsse enthalten relativ wenige Nährstoffe, dafür aber viel Fett. Gut zu wissen: Mandeln gehören offiziell zu Obst, und Erdnüsse sind Hülsenfrüchte. Da vor allem Mandeln, was den Nährstoffgehalt angeht, sehr an Nüsse erinnern, werden sie oft mit ihnen gemeinsam genannt. Kerne sind randvoll mit allerlei gesunden Elementen wie Mineralien, Vitaminen und Antioxidantien. Außerdem haben Kerne noch einen großen Vorteil: Du kannst sie ganz einfach fast allen Mahlzeiten beifügen. Streu sie über den Salat, in die Suppe oder auf dein Butterbrot.

7 Iss ballaststoffreich

Ballaststoffe sind enthalten in Gemüse (ja, schon wieder), Vollkornprodukten und Nüssen. Es gibt zwei Arten von Ballaststoffen: fermentierbare und nicht fermentierbare. Die fermentierbaren Ballaststoffe werden im Darm durch die dort lebenden Bakterien aufgespalten. Ein Teil der fermentierbaren Ballaststoffe ist für die Ernährung dieser Bakterien vorgesehen. Sie heißen Präbiotika: Goodies für dein Darmbiom (siehe Seite 93).

Die nicht fermentierbaren Ballaststoffe können vom Körper nicht verdaut werden. Trotzdem haben sie eine wichtige Aufgabe. Sie helfen Verstopfung vorzubeugen, indem sie viel Flüssigkeit binden und dadurch den Stuhl weich halten. Verstopfung ist nicht gut für deinen Beckenboden. Du müsstest dabei stark pressen, und das solltest du deinem Beckenboden nicht (täglich) antun. Denn dadurch verkrampfen deine Muskeln, und es lastet hoher Druck auf einer Stelle, die du ja gerade entspannen willst.

Eselsbrücke: Gemüse, das oberhalb der Erde wächst, enthält mehr Ballaststoffe, und jenes, das unter der Erde wächst, mehr Stärke.

8 Schränk den Konsum von Alkohol, Kaffee, Zigaretten und sogar von Medikamenten ein

All diese Mittel stören dein natürliches Hormongleichgewicht, und das sollte unangetastet bleiben, um den zahlreichen Beschwerden (nach der Entbindung, aber auch im späteren Leben) vorzubeugen. Manche Medikamente darfst du natürlich nicht einfach absetzen, aber überprüf einmal kritisch die Einnahme. Nimm nicht bei jedem kleinen Zipperlein oder Schmerz sofort Paracetamol oder Ibuprofen. Schmerz hat auch eine Funktion: Er warnt dich, wenn du zu viel von deinem Körper verlangst. Und auf deinen Körper solltest du immer vertrauen!

9 Nahrungsergänzungsmittel

Manche Nährstoffe sind nicht mehr in ausreichendem Maße in unseren Lebensmitteln enthalten. Dadurch ist es zum Beispiel immer schwieriger geworden, ausreichend B-Vitamine aufzunehmen. B_{12} steckt hauptsächlich in tierischen Produkten. Tiere können es selbst nicht bilden, dafür aber ihre Darmbakterien. Viele Forscher sind der Meinung, dass Tiere heutzutage selbst einen Mangel an B_{12} aufweisen, da sich die Zusammensetzung ihres Darmbioms in letzter Zeit verändert hat. Wir behandeln unsere Tiere anders und geben ihnen anderes Futter, das hat Einfluss auf ihre Darmbakterien. Dies wäre eine Erklärung dafür, warum nicht mehr genug Vitamin B_{12} in Fleisch, Milch und Eiern steckt.

Vor allem in den sonnenarmen Monaten ist es wichtig, Vitamin D3 einzunehmen, denn es ist nicht in der Nahrung enthalten, sondern wird mithilfe von Sonnenlicht gebildet.

Für deine Blase kannst du eventuell D-Mannose einnehmen (nicht in der Stillzeit!) und für deinen Beckenboden und andere Muskeln Magnesium (siehe Seite 29). Täglich Vitamin C-1000 kann Wunder in Sachen Abwehr bewirken.

Körper und Psyche: Unter Einfluss der Darmbakterien

Früher dachten wir, der Darm wäre nur der Schlauch, aus dem der Kot kommt. Mehr Unterschätzung geht nicht. In der Darmwand befindet sich unser sogenanntes zweites Gehirn. Dieses zweite Gehirn kann mit dem zentralen Nervensystem kommunizieren, aber auch selbstständig arbeiten. Im Darm leben nämlich Milliarden Bakterien, aufgeteilt in ungefähr 150 verschiedene Typen. Die Zusammenstellung dieser Bakterien hat großen Einfluss darauf, ob du gesund bist oder nicht. Hast du ein gesundes Darmbiom, kann es über das Immunsystem Krankheiten für dich bekämpfen, und du fühlst dich fit, stark und gesund. Ist dein Darmbiom gestört, wirst du schneller krank, erholst dich langsamer (auch nach der Geburt!), fühlst dich schwächer und nicht so wohl in deiner Haut. Aktuelle Untersuchungen haben sogar nicht nur eine direkte Verbindung zwischen Darmbiom und Immunsystem bewiesen, sondern auch zwischen Darmbiom und Depressionen. Es werden sogar noch andere psychische Erkrankungen und auch Inkontinenz mit einem nicht gut arbeitenden Darmbiom in Verbindung gebracht. Und wie bildet sich das Darmbiom? Durch Nahrung und andere Produkte, die wir einnehmen.

Der Darm und die Darmbakterien spielen auch beim Abbau von Östrogen eine wichtige Rolle. Ein gestörtes Darmbiom kann dafür verantwortlich sein, dass bestimmte Östrogene nicht abgeführt, sondern aufgespalten und vom Körper wieder aufgenommen werden.

Eine gesunde Ernährung ist wirklich essenziell wichtig und spielt eine Hauptrolle bei der Vorbeugung und Behandlung zahlreicher möglicher Beschwerden, die du nach der Geburt entwickeln kannst.

Dr. Jolene Brighten, **Ärztin für Naturheilverfahren, Chemikerin und Expertin für weibliche Hormone,** Seattle, USA

In Untersuchungen zeigt sich, dass zum Beispiel ein Schädel-Hirn-Trauma direkten Einfluss auf das Darmbiom hat. Innerhalb von 72 Stunden nach so einer Kopfverletzung hat sich die Darmpopulation neu aufgesetzt. Bisher wurde noch nicht erforscht, ob auch das physische Trauma einer Geburt einen Effekt auf den Darm hat, aber nachdenklich macht das Ergebnis schon. Sollte das physische Trauma einer Geburt auch auf unseren Verdauungsapparat wirken, müssen wir wirklich besser für unseren Darm sorgen, wenn wir ein Baby bekommen haben.

10 Vorsicht bei unbewusst aufgenommenen Stoffen

Es gibt auch Dinge, die wir zu uns nehmen, die keine Nahrungsmittel sind. Zum Beispiel Reste von Zahnpasta, Lippenstift, winzig kleine Teile der Lebensmittelverpackungen, Teflonpartikel aus der beschädigten Pfanne. Das sind alles nicht essbare Dinge, die wir zu uns nehmen, ohne dass es uns bewusst ist.

Dein Mund ist aber nicht das einzige Organ, das isst. Auch deine Haut »isst« in gewisser Weise. Schließlich ist sie das größte Organ und bildet eine Barriere zwischen deinem Körper und der Außenwelt, aber die Barriere ist nicht zu 100 Prozent dicht. Die meisten Produkte, die auf unsere Haut kommen, dringen nicht tiefer ein als bis zur Hornschicht, und dort schaden sie nicht. Schließlich besteht diese Lage aus aufgehäuften toten Hautzellen, sie bildet eine Art Mauer um den Rest des Körpers herum. Aber manche Stoffe können trotzdem durch diese Schicht dringen. Aktuelle Untersuchungen haben gezeigt, dass bestimmte Sonnencremes in die Blutbahn eindringen können, ebenso wie bestimmte Medikamente (medizinische Salben oder Cremes), zum Beispiel freiverkäufliche Schmerzsalben oder -gels. Vergiss auch nicht jene Chemikalien, die in manchen Tampons stecken. Eine kurze Rechenaufgabe: Wenn du jeden Monat deine Regel hast und jedes Mal an fünf Tagen blutest, verwendest du an 12 x 5 = 60 Tagen (zwei ganze Monate!) im Jahr Tampons. Das ist ein Sechstel des Jahres. Du siehst also: Dein Blut wird nicht nur mit der Nahrung gefüttert, die du isst, sondern auch mit Dingen, die du unbewusst zu dir nimmst.

Unbeabsichtigt aufgenommene Substanzen haben auch einen Einfluss auf den Hormonhaushalt. Zum Beispiel Östrogen. Neben unserem körpereigenen Östrogen gibt es zwei andere Arten östrogenhaltiger Stoffe, die wir zu uns nehmen:

- Phyto-Östrogene (pflanzliches Östrogen) stecken in fast allen pflanzlichen Produkten, aber in extrem hohem Maße in Soja(-produkten) und Hopfen.
- Xeno-Östrogene (aus Plastik, Kosmetik, Konservierungsstoffen und Agrargiften) wirken um ein Vielfaches stärker als körpereigene oder pflanzliche Östrogene. Sie sind zu stark für unseren Körper, und wenn du die Möglichkeit hast, sie zu meiden, dann solltest du das auch tun. Xeno-Östrogene haben einen gigantischen Einfluss auf deine Hormone. Wenn dein Körper sowieso schon Probleme mit seinen Hormonen hat, sei es jetzt in der Nachgeburtsphase oder später in den Wechseljahren, ist es noch wichtiger, die starken Östrogene zu meiden.

Xeno-Östrogene stecken eigentlich nicht in der Nahrung, sondern in Produkten, die wir über den Mund zu uns nehmen. Zum Beispiel in Weichmachern, Agrargiften und Konservierungsstoffen. Aber trotzdem können Weichmacher in unsere Nahrung gelangen, wenn diese aus einer Plastikverpackung, einem Tetrapack oder einer Dose kommt.

Kurz: Wenn du einfach ein wirklich pures, biologisches und unverpacktes Produkt wählst, verhinderst du, dass sich Xeno-Östrogene in deinen Körper einschleichen.

Tipps von Laurens:

1. **Unterschätz die Rolle der Ernährung nicht. Nahrung, zusammen mit Ruhe und Training, bestimmt, wie wir uns körperlich und mental fühlen.**
2. **Ersetz eventuell Milchprodukte durch pflanzliche Varianten, wenn dein Körper nicht gut auf Milchprodukte reagiert. Hafermilch oder Kokosquark sind gute Alternativen.**
3. **Soja kommt in vielen Fleischersatzprodukten vor, aber längst nicht in allen. Lies kurz das Etikett. Übrigens wird Soja häufig genetisch manipuliert, und das willst du sicher nicht haben. Wähl eine biologische Alternative, die nicht genmodifiziert ist.**
4. **Hör auf deinen Körper: Er weiß wie kein anderer, worauf du gut reagierst.**
5. **Vermeide E621. Wenn es eine E-Nummer gibt, die du wirklich immer meiden solltest, dann ist es E621. Oft taucht es auch unter einem seiner Decknamen auf: MSG, Mononatriumglutamat, Glutamat, Glutamatsäure, pflanzliche getrocknete Eiweiße, Gelatine, Ve-Tsin, Kalium- oder Natriumkaseinat, zugefügte Hefe, Hefeextrakt oder Monokaliumglutamat.**
   Glutamat wird als Geschmacksverstärker eingesetzt, damit du das Essen so lecker findest, dass du dich überisst. Es senkt wirklich die Hemmschwelle, und du isst einfach weiter. Dein Bauch ist voll, du machst schon den Hosenknopf auf, und trotzdem holst du dir noch einen Nachschlag. Glutamat sorgt dafür, dass du nicht mehr gut auf deinen Körper hörst. Aber damit nicht genug: Die Nebenwirkungen reichen von einem aufgedunsenen Gefühl über Muskelschmerzen und Abgeschlagenheit bis zu Atembeschwerden und Durchfall. Und die Liste ist noch nicht zu Ende. Gerade weil die Beschwerden so zahlreich und breit gefächert sind, kannst du die typischen postpartalen Beschwerden leicht mit einer Reaktion auf Glutamat verwechseln.

Prä- und Probiotika: Wundermittel für dein Darmbiom

Prä- und Probiotika helfen dem Darmbiom. Aber wo genau ist der Unterschied und worin findet man sie?

Probiotika:
Probiotika sind Bakterien, die dein Darmbiom unterstützen, da es sich während der Schwangerschaft verändert hat. Mutter Natur hat dafür gesorgt, dass das Biom einfacher geworden ist, aus weniger unterschiedlichen Bakterien besteht. Warum das so ist, wissen wir noch nicht, wir wissen nur, dass es wieder in seine alte komplexere Form mit verschiedenen Bakterien zurücksollte. Es ist also Zeit, die guten Bakterien aufzunehmen. Du kannst sie als Nahrungsergänzungsmittel einnehmen, aber auch durch natürliche Produkten zu dir nehmen. Oft sind diese Produkte auf natürliche Weise verarbeitet worden, zum Beispiel durch Fermentation. Versuch, folgende Nahrungsmittel regelmäßig zu essen:

1. Joghurt: Beim Fermentationsprozess wird Laktose durch Milchsäurebakterien in Milchsäure umgewandelt. Hierdurch ist Joghurt leicht verdaulich, und die probiotischen Bakterien wirken Wunder in deinem Darm.

2. Miso: Wenn du sie noch nicht kennst, wird es jetzt Zeit, sie zu probieren. Miso ist ein Art Bouillonpaste, die du in Saucen einrühren oder zu einer bouillonartigen Suppe verdünnen kannst. Sie besteht aus fermentierten Sojabohnen und kann, wenn du eine gute Misosuppe hast, über 150 verschiedene gutartige Bakterien enthalten. Miso ist außerdem sehr kalorienarm und noch dazu reich an B-Vitaminen und Antioxidantien.

3. Sauerkraut: Beim Fermentieren des Kohls entstehen gute Substanzen für deinen Darm. Ein Esslöffel Sauerkraut am Tag ist daher sehr gut für dich. Versuch es einmal als Snack zwischendurch oder als Brotbelag wie sonst andere Rohkost. Sauerkraut ist außerdem noch sehr reich an Vitamin C.

4. Eingelegte Gurken: Auch eingelegte Gurken können deinem Darmbiom guttun. Wähl allerdings gesalzene Gurken, die ohne Essig eingelegt sind. Vielleicht sind sie etwas gewöhnungsbedürftig, aber sie sind sehr lecker auf dem Brot oder als Snack zwischendurch.

5. Kefir: Auf unserer westlichen Speisekarte ist er relativ neu, aber eigentlich ist er schon jahrhundertealt. Kefir entsteht, wenn Kefirknollen zu Milch hinzugefügt werden. Auf diese Weise fermentiert die Milch, und man erhält ein kohlensäurehaltiges Getränk voller Probiotika. Kefir kann man auch fertig kaufen, aber studier in dem Fall das Etikett gründlich. Oft sind in lange haltbarem Kefir nur noch wenige Probiotika und viele ungesunde Zusatzstoffe.

Präbiotika

Präbiotika sind Nahrung für die guten Bakterien im Darm, sie fördern das Wachstum dieser Bakterien. Präbiotika kommen in vielen Gemüsearten, Obst, Vollkornbrot, Getreideprodukten und Hülsenfrüchten vor. Du kannst sie aber auch als Nahrungsergänzungsmittel zu dir nehmen.
Dies sind die vier bekanntesten Arten von Präbiotika, und in diesen Produkten findest du sie:
1. Inuline: Stecken in den Wurzeln von Pflanzen, die in gemäßigt kalten Regionen wachsen. Zum Beispiel in Schwarzwurzeln, Topinambur, Zichorie, Lauch und Artischocken.
2. Frukto-Oligosaccharide (FOS): Bananen, Spargel, Zwiebel, Knoblauch.
3. Galacto-Oligosaccharide (GOS): Hülsenfrüchte, Bohnen, Cashewkerne, Pistazien, Rote Bete, Brokkoli, Gerste und (Hafer-)Kleie.
4. Pektine: in Obst, vor allem in Johannisbeeren, Äpfeln, Brombeeren, Zitronen, Pflaumen und Orangen.

Wissenswertes

In Muttermilch können bis zu 130 verschiedene Sorten Oligosaccharide vorkommen! In Kuhmilch sind sie sehr selten anzutreffen.

XL-FUNDAMENTAL: RUHE UND ENTSPANNUNG

XL-Fundamental: Ruhe und Entspannung

Genau wie dein Beckenboden muss auch dein Geist wieder lernen, seine volle Bandbreite auszunutzen. Du kannst nur dann mit voller Kraft durchs Leben gehen, wenn du auch einmal vollkommen zur Ruhe kommen kannst. Eigentlich gibt es zwei Arten von Ruhe: Schlaf und geistige Entspannung. Alle beide tragen zur Regeneration und zu einem besseren Leben bei.

Ich will ja schlafen und entspannen, aber wie und wann?

Du bist nicht die einzige Mutter, die wirklich schlafen und entspannen will, aber einfach keine Gelegenheit dazu findet. Trotzdem gibt es Möglichkeiten, wie du besser in den Schlaf kommst und Ruhemomente nutzt, ohne dass du dadurch deiner Priorität Nummer eins, deinem Baby, weniger Aufmerksamkeit oder Liebe schenken musst. Die Übungen und Tipps in deinem *BTY*-Programm helfen dir dabei. Wenn du das XL vor dem Fundamental bei Ruhe und Entspannung verstehst, wirst du es vielleicht auch etwas höher in deiner Prioritätenliste ansiedeln. Jetzt gibt es aber erst ein wenig Theorie, bevor es an die Praxis geht.

SCHLAF

Stress hat einen negativen Einfluss auf deinen Hormonhaushalt, da er andere Hormone daran hindert, ihre Arbeit zu verrichten. Schlaf und Erholung haben dagegen einen positiven Einfluss auf, zum Beispiel, Testosteron und HGH (Wachstumshormon) und wirken stressmindernd. Aber mit einem Baby ist das alles natürlich nicht ganz so einfach. Jene ungestörten acht Stunden Nachtschlaf gehören wahrscheinlich der Vergangenheit an. Anstatt dich darüber aufzuregen und den magischen, nicht existierenden »Schlafknopf« an deinem Baby zu suchen, passt du besser alles andere an die neue Situation an, damit dein Körper trotzdem die Ruhe bekommt, die er verdient.

Warum ein natürlicher Tag-Nacht-Rhythmus so wichtig ist

Unser Körper ist von Natur aus so programmiert, dass er einen Nachtrhythmus eingeht, wenn es dunkel, und einen Tagrhythmus, wenn es hell ist. Dieser Tag-Nacht-Rhythmus beeinflusst unseren Schlaf-wach-Rhythmus, aber auch alle Rhythmen, die damit zu tun haben.

Zum Beispiel die Menge an Urin, die wir produzieren (in der Nacht weniger, am Tag mehr). All diese Rhythmen bedingen einander und stehen unter dem Einfluss der Hormone. Die Hormone erhalten Signale vom Gehirn, das Licht oder kein Licht wahrnimmt. Ein wunderbarer Vorgang, nur leider leben wir nicht mehr so, wie die Natur sich das denkt. Wenn es dunkel wird, zünden wir Lampen an und veräppeln damit unseren natürlichen Rhythmus. Selbstverständlich ist es unmöglich, ohne künstliches Licht zu leben, niemand will im Winter um fünf Uhr ins Bett. Trotzdem können wir auf andere Weise etwas für uns tun. Dimm abends die Lampen, schlüpf im Winter etwas eher unter die Decke. Du könntest abends auch Himalayasalz-Lampen anmachen. Deren Licht ist etwas roter, wodurch dein Körper leichter Melatonin ausschütten kann. Behalte das im Hinterkopf und such einen Weg, der in deinen Alltag passt.

Wie Bildschirme deinen Schlaf beeinflussen

Bildschirme strahlen sehr viel intensives blaues Licht und Strahlung ab. Dadurch wird Melatonin abgebaut. Daher: Handy auf *dark mode* oder *night shift,* oder du versuchst, in den Stunden vor dem Zubettgehen weniger auf den Bildschirm zu schauen. Oder, noch besser, gar keine Bildschirmzeit in den zwei Stunden, bevor du ins Bett gehst.

Licht und dein Menstruationszyklus

Um noch einmal zu verdeutlichen, wie groß der Einfluss von Licht auf deinen Körper ist: Es gibt Hinweise darauf, dass Licht den Ovulations- und Menstruationszyklus einer Frau beeinflussen kann.

Dr. Jolene Brighten, **Ärztin für Naturheilverfahren, Chemikerin und Expertin für weibliche Hormone,** Seattle, USA

Mach kein Licht an, wenn dein Baby nachts wach wird. Licht, so kurz es auch brennen mag, beeinflusst den zirkadianen Rhythmus (Tag-Nacht-Rhythmus). Und zwar nicht nur deinen, sondern auch den deines Babys. Wenn du es nachts dunkel lässt, hilft das deinem Baby, sich an einen Tag-Nacht-Rhythmus zu gewöhnen, wodurch es schneller lernen wird, nachts zu schlafen. Das ist kein Schlaftraining, sondern eine ganz natürliche Möglichkeit, die physiologischen Prozesse in Babys Körper zu einem angenehmen Schlafrhythmus hin zu begleiten. Eine Alternative wäre eine rote Stirnlampe. Mit dieser kannst du sehen, was du tust, aber sie stört eure zirkadianen Rhythmen nicht.

Der Effekt von Powernaps

Wenn du nachts nicht auf deine erforderlichen Stunden Schlaf kommst, musst du ihn eben tagsüber nachholen. Erwiesenermaßen sind Powernaps gut dazu geeignet, einen Schlafmangel auszugleichen. Übrigens kann man einen Schlafmangel nicht dadurch ausgleichen, dass man in der kommenden Nacht mehr schläft, das ist ein Missverständnis. Außerdem ist die Wahrscheinlichkeit verschwindend gering, dass die nächste Nacht mit Baby ruhiger wird. Die NASA hat gezeigt, dass ein Schlafmangel am besten ausgeglichen wird, wenn du für jede durchwachte Stunde am nächsten Tag ein 90-Minuten-Schläfchen einlegst. Anderthalb Stunden. Manchmal ist das möglich, manchmal ist es einfach nicht drin. Mach in dem Fall lieber einen kurzen Powernap: 20 Minuten. Diese Zahl ist nicht willkürlich gewählt: Schläfst du länger, kommst du in den Tiefschlaf, und aus dem willst du nicht plötzlich geweckt werden. Indem du nur 20 Minuten die Augen zumachst und danach aufstehst, haben sich Körper und Geist zwar voll regeneriert, aber du bist noch nicht in den Tiefschlaf gefallen.

Kurze Auszeiten

Nichts ist schwieriger, als an die eigene Ruhe zu denken, wenn du gerade Mutter geworden bist. Logisch, es gibt hundert Dinge, die jetzt wichtiger sind. Oder wichtiger erscheinen. Für dich selbst sorgen und dir ab und zu Zeit für dich nehmen ist auch ein Teil der Sorge für dein Baby. Fühlst du dich wohl in deiner Haut, kannst du auch eine bessere Mutter sein. Diese Ruhemomente kosten dich übrigens keine zusätzliche Zeit, wenn du es schlau angehst. Es sind kleine Momente von ein paar Minuten, die du dir für dich selbst nimmst, und zwar sehr bewusst. Oft geht es einzig um das Bewusstmachen: Kurz innehalten und wahrnehmen, was für ein wunderbares Leben du hast. Kleine Momente der Reflexion, des Glücks.

Tipps von Laurens:

1. **Manche Übungen (zum Beispiel Entspannungsübungen) sind nur für deine Seele. Du fühlst dich nach ihnen besser, und sie fördern deine Regeneration, da sie sich positiv auf dein Hormongleichgewicht und deine Trainingsresultate auswirken.**
2. **Stell dir selbst die Frage: Was ist dringender, wenn mein Baby tagsüber schläft: Den Haushalt machen oder an meine Erholung denken, damit ich danach meine Aufgaben besser schaffe? Es wirkt wie eine rhetorische Frage, aber in Wirklichkeit treffe ich sehr viele Mütter, die vergessen, an sich selbst zu denken. *Back To You!* gilt auch hier. Hin und wieder musst du tatsächlich zurück zu dir selbst gehen, das Bild von der perfekten Hausfrau und Mutter vergessen und dich ausruhen. Du verdienst es!**
3. **Tagsüber an die frische Luft zu gehen wird dir unheimlich guttun. Es verringert den Melatoningehalt, und du fühlst dich wacher, fröhlicher und voller Tatendrang. Viel unter freiem Himmel zu sein ist auch gut für die Nachtruhe, denn das Licht lässt dich tagsüber mehr Serotonin ausschütten, das nachts dafür sorgt, dass mehr Melatonin produziert wird und du leichter einschläfst. Ein dritter Vorteil von Sonnenlicht ist das Extra an Vitamin D_3, das die Haut unter Einwirkung von Sonnenlicht produziert. In den Nichtsommermonaten entsteht schnell ein Mangel.**
4. **Lies eine Stunde vor dem Einschlafen in einem Buch oder mach eine Meditationsübung. In dieser Stunde kann sich dein Körper langsam an die Ruhe gewöhnen, und du wechselst leichter vom Tag- in den Nachtrhythmus.**

ENTSPANNUNG

Mindfulness, Chillen, mal kurz nichts tun, ein Hobby ausüben oder einfach den Moment genießen: Nenn es, wie du willst. Eines ist sicher, Loslassen ist wichtig. Deinen Geist entspannen. Um ihn danach wieder gut einspannen zu können.

Reine Gehirn- und Hormonlogik

Hirnuntersuchungen weisen darauf hin, dass der Bereich des Gehirns, der zu deinem Gedächtnis beiträgt, der Hippocampus, darunter leidet, wenn du dich nicht ausreichend entspannst. Du wirst vergesslicher, und das kann sehr frustrierend sein. Dass du plötzlich Kleinigkeiten vergisst, obwohl dir das sonst nie passiert, ist ein typisches Signal für zu viel Anspannung. Auch andere vordere Bereiche des Gehirns sind betroffen. Dort sitzen deine Planungs- und Entschlussfähigkeiten. Auch hierfür gilt also: Wenn du den Eindruck hast, dass du keinen Überblick mehr hast, deine Pläne nicht mehr aufgehen und du wenig entschlussfreudig bist, dann ist es Zeit für mehr Entspannung.

Im hormonellen Bereich bekämpft Entspannung sofort alle Stresshormone. Im Augenblick der Entspannung siegen Glückshormone über Stresshormone. Bei jedem kleinen Moment der Entspannung gewinnt dein Körper solch eine hormonelle Schlacht. Die eine Tasse Tee, die du im Sitzen trinkst, anstatt sie hektisch herunterzustürzen, wirkt schon Wunder. Da deine Hormone ziemlich schnell reagieren, musst du auch nicht immer stundenlang spazieren gehen oder meditieren. Es sind die kleinen Momente, die du dir zwischendurch gönnen kannst, die schon eine große Wirkung entfalten. Natürlich reichen sie nicht völlig aus, aber sie helfen schon sehr.

Werde dir der Dinge bewusst, die dich glücklich machen

So merkwürdig es auch ist, wir tendieren dazu, eher über die Dinge, die uns unglücklich machen, nachzudenken, statt über das, was uns glücklich macht. Andere geben uns mehr Empathie und Liebe, wenn wir unsere Probleme teilen, als wenn wir von unseren Glücksmomenten berichten. Das ist sehr, sehr seltsam, denn so werden Probleme fast schon belohnt. Untersuchungen weisen darauf hin, dass es viel für uns bewirken kann, wenn wir uns die positiven Dinge ins Bewusstsein rufen. Leg dir also eine neue Gewohnheit zu: Werde dir dessen bewusst, was du tust, welche Bedeutung du für dein Baby hast und welche Kraft dein Körper und Geist aufgebracht haben, um dieses kleine Weltwunder zu erschaffen. Genieß die kleinen Dinge: zwitschernde Vögel, die den Morgen ankündigen, das Leuchten in den Augen deines Partners, der leckere Salat mit deinen Lieblingsnüssen. Jeder Tag besteht aus sehr vielen kleinen Glücksmomenten. Fokussiere dich auf sie. Genieße. Teile deinen Genuss. Schreib es auf. Träume davon. Was immer du auch tust: Achte auf die kleinen Dinge, die unbewusst einen großen Einfluss haben und dir helfen, deinen Geist zu entspannen.

Typische Mama-kann-nicht-entspannen-Fallen

1. *Keine Zeit tagsüber*. Denk daran: Entspannung muss wirklich keine Zeit kosten. Entspannung findest du schon, wenn du bewusst im Jetzt lebst, kleine Momente genießt und dich ab und zu sammelst, dich für ein paar Minuten bewusst auf deine Atmung konzentrierst. Nenn es Achtsamkeit oder Meditation oder einfach einmal an sich selbst denken. Und die paar Minuten findest du sicher irgendwo.

2. *Du musst gar nicht zwischen »eine gute Mutter sein« und »an dich selbst denken« wählen*. Du kannst beides haben. Wenn du einmal richtig überlegst, klappt es mit dem Prioritätensetzen meist dann nicht, wenn es um so unwichtige Dinge geht wie den perfekten Haushalt. Frag dich bei allem, was dich Zeit kostet: Trägt dies wirklich zu einem schöneren Leben bei? Ist dies jetzt wirklich wichtig?

3. *Perfektionismus*. Sobald du ein Baby hast, willst du eigentlich nur noch eines: alles perfekt machen. Nein, perfekter als perfekt. Du wirst die beste aller Mütter, und dein Kind wird immer nur deine positiven Seiten sehen. Lass uns deine Illusionen kurz und schmerzlos zerstören: Perfekt wird es nie. Zu gegebener Zeit wird dich dieses Streben nach Perfektion sogar kaputtmachen und genau das Gegenteil bewirken. Indem du die Latte für dich zu hoch legst, schüttet dein Körper nur noch mehr Stresshormone aus. Versuch, deinen Perfektionismus aufzugeben und deinem Kind zu zeigen, dass du dein Bestes gibst. Das wäre eine sehr wertvolle Lektion

fürs Leben. Am angenehmsten sind jene Menschen, die offen dafür sind, etwas Neues zu lernen.

4 *Es ist schwieriger, spontan schöne Dinge zu tun.* Vielleicht gönnst du dir gerade weniger Entspannung, als du es früher getan hast. Logisch. Einfach so mit deinem Partner ausgehen ist schlicht nicht mehr drin. Akzeptiere, dass du in dieser Lebensphase etwas seltener rauskannst und dass mit Baby alles besser geplant werden muss und schwieriger ist. Du musst immer pünktlich zur Schlafenszeit zu Hause sein oder einen Babysitter engagieren. Aber es gibt einen Unterschied zwischen nie mehr und seltener etwas Schönes tun. Seltener ist gut, nie mehr ist es nicht. Dann eben nicht spontan, sondern geplant, aber sorg in jedem Fall dafür, dass du ab und zu mit oder ohne Baby rauskommst.

5 *Keine Zeit für soziale Kontakte.* Diese Falle deckt sich in Teilen mit »keine Zeit haben« und »Prioritäten setzen«, aber es ist trotzdem sehr wichtig, gesondert darüber nachzudenken. Wenn dein ganzes Leben kopfsteht und dir hinten und vorne die Zeit fehlt, ist es ziemlich einfach, dein soziales Leben zu vergessen. Du siehst deine Freunde seltener, schreibst ihnen seltener, und irgendwann denkst du vielleicht auch seltener an sie. Nicht weil sie dir weniger wichtig wären, sondern weil du dich wirklich erst ans Elternsein gewöhnen musst. Trotzdem ist es wichtig, deine sozialen Kontakte nicht zu vergessen. Indem du dich mit anderen triffst, wirst du ein fröhlicherer Mensch und kannst wieder kurz du selbst sein. Du entspannst dich und füllst deine Akkus. Natürlich musst du nicht zwangsläufig so aktiv sein wie früher, aber gar nichts mehr unternehmen darf auch nicht sein.

Tipp von Laurens: Ein Ausgleichstag

Vielleicht hast du schon von Ausgleichstagen gehört. Wenn du an einem Tag sehr fettig oder zu viel gegessen hast, isst du am Tag darauf weniger und sehr gesund. Du gleichst den Überschuss des einen Tages mit Einschränkungen am folgenden Tag aus. Das kannst du auch auf psychischer Ebene machen. Hattest du einen stressigen Tag? Nimm dir dann am Tag danach weniger vor und ruh dich aus.

XL-FUNDAMENTAL: HALTUNG UND ATMUNG

XL-Fundamental: Haltung und Atmung

Zwei XL-Fundamentals beeinflussen direkt die Druckverteilung in deiner Bauchhöhle: Haltung und Atmung. Knicken deine Füße beim Gehen nach innen? Eine falsche Fußstellung verursacht einen fehlgeleiteten Druck auf dein Powerhouse, wodurch du Beckenbodenbeschwerden oder Rückenprobleme bekommen kannst. Auch wie du hebst, hat Einfluss auf den Beckenbodendruck. Deine Haltung und dein Powerhouse beeinflussen darüber hinaus deine Atmung und die wiederum den Druck auf dein Powerhouse. Eigentlich ist es ganz einfach, wenn du das Prinzip dahinter verstehst. Es wird häufig unterschätzt, wie wichtig eine gute Haltung und Atmung sind. Du kannst dreimal die Woche trainieren, aber wenn du durch eine falsche Haltung und Atmung immerzu falschen Druck auf dein Powerhouse ausübst, dann können die drei Trainingseinheiten das auch nicht kompensieren.

Du kannst es dir ganz einfach vorstellen: Dein Powerhouse ist ein Ballon, der zwischen Zwerchfell, Beckenboden und Bauchmuskeln sitzt. Sobald an einer der Stellen Druck entsteht, der Ballon also an einer Seite eingedrückt wird, bedeutet das an den anderen Seiten mehr Druck. Und wo geht es dann schief? An der schwächsten Stelle. Du wirst es nicht glauben! Das ist oft der Beckenboden, eine Hernie oder eine größere Diastase. Die richtige Haltung und Atmung sorgen dafür, dass der Ballon keinen zusätzlichen Druck auf die schwächste Stelle ausübt.

HALTUNG

Alles, aber auch wirklich alles im Körper beginnt mit einer guten Körperhaltung. Und nein, bei bestimmten Handlungen nehmen wir sie nicht ganz von alleine ein. Eine gute Haltung muss man sich antrainieren. Damit verschaffst du dir selbst einen Vorsprung. Eine falsche Haltung fügt nämlich Schaden zu, und das beeinflusst wieder andere Stellen des Körpers, da du eine Schonhaltung einnimmst. Eine Schonhaltung ist immer falsch und bringt dich in einen Teufelskreis.

Eine gute Körperhaltung sorgt für:

1 **Optimale Sauerstoffversorgung**
In einer nicht geraden Haltung, also vornüber- oder nach hinten gebeugt, ist eine optimale Atmung nicht möglich. Bewusst merkst du das nicht, aber wenn du dir einmal eine gerade Körperhaltung angewöhnt hast, wirst du den Unterschied spüren! Von den paar Prozent mehr Sauerstoff profitieren Muskeln, Blut, Gesundheit und Geist. Bei vornübergebeugtem Stehen und Sitzen muss der Körper kontinuierlich sein Bestes geben, um so viel Sauerstoff wie möglich aus der Luft gewinnen zu können. Die krumme Haltung führt auch zu gekrümmten Muskeln, und durch diese Blockade wird die Atmung noch zusätzlich erschwert.

2 **Richtige Verwendung des Powerhouse**
Dein Powerhouse verleiht dir mit Abstand die meiste Stabilität und Mobilität, wenn es nicht eingedrückt, schief oder krumm gehalten wird.
Eine falsche Haltung kann sich auch negativ auf die Beckenbodenmuskulatur auswirken. Die Regeneration erschlaffter oder verkrampfter Beckenbodenmuskeln funktioniert nicht gut oder verzögert sich, wenn die Haltung falsch ist. Auch das Risiko, dass ein Prolaps auftritt oder schlimmer wird, erhöht sich, und eine mögliche Rektusdiastase bildet sich schwerer zurück.

3 **Keine falsche Belastung der Muskeln**
Bei einer falschen Haltung werden die Muskeln falsch belastet, wodurch sie sich nicht entspannen können. Die Muskeln verkrampfen dann mitunter und erschlaffen. Durch die kontinuierliche Anspannung werden sie nie entlastet.

4 **Kein falscher Druck auf die Knochen**
Eine falsche Haltung zwingt die Knochen in eine unnatürliche Stellung. Bei jeder falschen Stellung wirkt Druck, also Kompression, auf die Knochen. Kompression ist sicher nicht immer falsch, beim Training ist sie sogar sehr gut. Falsch ist sie erst, wenn die Kompression zu oft, zu lang und nicht zielgerichtet wirkt. Vergleiche einmal deine Rückenwirbel mit einem Akkordeon, das man auseinanderziehen kann. Wird das Akkordeon schief gehalten, rücken bestimmte Punkte dichter aneinander oder berühren sich

sogar. Passiert das zu häufig, zu stark oder zu schnell nacheinander, verschleißen die Stellen, also die Knochen, die zusammenstoßen.

5 **Richtiges Training**

Ohne eine gute Haltung ist gutes Training nicht möglich. Es würden Muskeln belastet, die eigentlich gerade gar nicht belastet werden sollen, oder die richtige Muskelgruppe wird so nicht erreicht, da die Körperhaltung die Verbindung behindert. Darum ist es bei jeder Übung wichtig, bewusst auf die richtige Körperhaltung zu achten. Bei jeder Übung im *BTY*-Programm steht vermerkt, was wie zu tun ist und was genau zu lassen.

6 **Power und Ausstrahlung**

Wer aufrecht geht und gerade sitzt, strahlt Selbstsicherheit und Energie aus. Das merkst du an der Art und Weise, wie andere dich anschauen, und das sorgt wiederum dafür, dass du dich noch besser fühlst. So gerätst du in einen positiven Kreislauf.

Mit einer geraden, stolzen Haltung fühlst du dich auch stärker als mit einer schlaffen, eingesunkenen. Probier es einfach aus. Lauf ein Stück krumm und ein Stück stolz und aufrecht. Spürst du den Unterschied?

7 **Angenehme Toilettengänge**

Oder auf gut Deutsch: Dass du besser Urin und Stuhl ausscheiden kannst. So wird ungewollter Schaden am Anus (kleine Wunden, Fissuren oder sogar Hämorrhoiden) verhindert. Und die Haltung sorgt dafür, dass die Beckenbodenmuskeln, die ja schon einiges mitmachen mussten, nicht auf falsche Art und Weise belastet werden und noch mehr Schaden nehmen. Außerdem hilft eine gute Pinkelhaltung dabei, wirklich allen Urin aus der Blase loszuwerden. Wird die Blase nicht richtig geleert, können Beschwerden wie eine Blasenentzündung entstehen (siehe Seite 31).

Es scheint so selbstverständlich zu sein

Ja, jeder Mensch läuft, steht, sitzt jeden Tag und setzt sich hin, und das Ganze schon seit Jahrzehnten. Das jetzt noch einmal lernen zu müssen wirkt etwas überflüssig. Aber das ist es nicht. Fast niemand hat eine perfekte Haltung. Fast jeder führt seine Aufgaben schnell, schnell aus. Zum Beispiel ist es viel leichter, kurz den Rücken zu beugen, als tatsächlich in die Hocke zu gehen, um etwas aufzuheben. Oder wer sitzt schon den ganzen Tag schön gerade? Und wer geht schon den ganzen Tag mit den Schultern nach hinten, Nacken und Kopf gerade nach vorn? Die Bestnote für seine Haltung bekommt wirklich kaum jemand.

Im Folgenden steht genau beschrieben, wie die optimalen Körperhaltungen aussehen. Blättere jetzt nicht weiter, weil du denkst, dass es überflüssig ist. Die folgenden Seiten sind wirklich wichtig und werden dir viel bringen. Ja, du bist gerade erst Mutter geworden, und trotzdem wirst du noch einmal lernen, wie man sitzt, läuft, steht und hebt. Im Laufe der Wochen mit dem *BTY*-Programm wirst du merken, dass du all diese Dinge immer häufiger von allein machst.

Ein dauerhaft entspannter Nacken

Was du auch tust, ob du sitzt, hebst, dich umdrehst oder aufstehst: Achte darauf, dass dein Nacken entspannt ist, und vermeide Verspannungen. Hol die Kraft aus anderen Körperteilen, aus jenen Teilen, die für die geplante Bewegung angespannt werden müssen, aber nicht aus dem Nacken. Deine Nackenmuskeln müssen locker und entspannt sein.

Sitzen

Wenn die Entbindung noch nicht lange her ist (in der *Back*-Phase, also die ersten sechs Wochen danach), kann sich das Sitzen noch schmerzhaft anfühlen. Trotzdem ist es wichtig, gerade und auf einer nicht zu weichen Unterlage zu sitzen. Also kein Kissen unter den Po schieben, sondern einfach auf einem nicht zu weichen Stuhl. Klingt schmerzhaft, aber es ist wirklich hilfreich und fördert die Regeneration der Beckenbodenmuskeln. Hör aber trotzdem auf deinen Körper und tu nie etwas, das wirklich stark schmerzt. Wenn der Schmerz zunimmt, ist das ein Zeichen, sich wieder hinzulegen. Kompensiere den Schmerz nicht mit einem Kissen oder einer Schonhaltung. Entweder richtig sitzen oder liegen. So einfach ist das.

Sobald die eventuellen Wunden gut verheilt sind, kannst du mit der Arbeit an einer guten Sitzhaltung beginnen.

So sitzt du wortwörtlich gut:

1. Sitz immer (ja, immer und nicht hängen lassen) in einer neutralen, sehr aufrechten Position (siehe Seite 161). Um zu testen, ob die Haltung stimmt, kannst du jemanden bitten, ein Foto von dir von der Seite zu machen. Ist der Rücken gerade? Achte auf die Linie zwischen Ohr, Schultergelenk und Hüftgelenk: Sie muss senkrecht sein.
2. Stell beide Füße auf den Boden, schlage die Beine nicht übereinander und kreuze die Füße nicht.
3. Lehn dich nicht ganz an, so kann man nicht gerade sitzen.

Tipps von Laurens

1. **Sitzen ist bei Weitem nicht so entspannt, wie es aussieht. Bei guter, aufrechter Haltung sind die Muskeln durchaus angespannt. Schwierig wird es auch erst, wenn plötzlich eine Entspannung eintritt und du dich sacken lässt.**
2. **Sitzen ist das neue Rauchen, und zu lange sitzen ist wirklich sehr schlecht für die Gesundheit. Achte darauf, dass du niemals zu lange sitzt. Stell dir einen Wecker, meiner Meinung nach jede Stunde, und beweg dich ein wenig. Auch wenn du nur kurz aufstehst und den Kopf ruhig von rechts nach links bewegst und eine Kniebeuge machst. Versuch auch, wenigstens 250 Schritte zu gehen: Schenk dir ein Glas Wasser ein, lauf mit dem Baby eine Extrarunde durch die Wohnung, schau, ob Post gekommen ist, geh kurz zu einer Kollegin oder denk dir etwas anderes aus, um deine sitzende Position zu verlassen. Das ist nicht nur gut, um ein wenig Bewegung zu bekommen, sondern du aktivierst auch deinen Stoffwechsel, der sich verlangsamt, wenn man zu lange in Ruheposition bleibt. Das heißt, es hilft auch beim Abnehmen.**

3. **Auf einem Gymnastikball anstatt auf einem Stuhl zu sitzen tut dir jetzt unheimlich gut. Wähl einen ziemlich großen Ball, bei dem du die Knie nicht anziehen musst. Der Gymnastikball bietet keine Unterstützung und rollt weg, wenn du nicht die ganze Zeit schön gerade sitzt und die richtigen Muskeln anspannst. Auf einem Gymnastikball musst du also wirklich gerade und kontrolliert sitzen und kannst nicht mogeln. Man kann mit ihm auch das Becken ein wenig nach links und rechts und nach vorne und hinten bewegen und es damit geschmeidig halten. Je weniger du wirklich still sitzt, desto besser.**
4. **Wusstest du, dass Ödeme, also Wassereinlagerungen, zum Beispiel in Füßen und Beinen, auch dadurch entstehen oder schlimmer werden können, dass man zu lange sitzt? Steh also auf und beweg dich.**

Taschenmesserbewegung: Nicht bei großer Diastase

Stell dir deinen Körper wie ein Taschenmesser vor: die Oberseite (dein Rumpf und Kopf) und die Unterseite (deine Beine) und die Scherenbewegung, die du mit ihnen machen kannst. Als ob der Körper zusammengefaltet würde. Bei bewusster Ausführung ist das eine gute Übung, aber die Bewegung ist wirklich nicht dazu geeignet, um aus dem Stand heraus und unkoordiniert ausgeführt zu werden, und vor allem dann nicht, wenn eine große Diastase besteht. Wenn du aus dem Liegen aufstehen willst, solltest du dich immer zuerst auf die Seite rollen und dich dann hochstemmen. So wirkt nicht plötzlich zusätzlicher Druck auf die Bauchmuskeln.

Stehen

Zu langes Stillstehen ist, wie zu langes Sitzen, nicht gut für dich. Wenn du still stehst, zwingt die Schwerkraft alles nach unten. Außerdem geschieht nichts, was die Durchblutung unterstützt. Du gelangst in eine Ruheposition, die nicht förderlich ist, wenn sie zu lange dauert. Wenn du dich wieder bewegst, verwendest du die Muskeln rund um deine Blutgefäße wieder. Durch die Muskelspannung befördern die Blutgefäße das Blut wieder besser. Wenn du länger als eine Stunde still stehst, pumpen die Beinmuskeln das Blut nicht mehr so gut zum Herzen. Das kann Ödeme und Krampfadern verursachen. Außerdem ist es ratsam, ab und zu auf die Zehenspitzen zu gehen, was die Muskelpumpe in den Waden und die Flüssigkeitsabfuhr stimuliert.

Bei geradem Stand ist das Zwerchfell kuppelförmig. Auf diese Weise kannst du die größtmögliche Menge Luft einatmen. Das Zwerchfell arbeitet eng mit dem Beckenboden zusammen. Wird das Zwerchfell gequetscht, da du zum Beispiel vornübergebeugt stehst, kann dein Beckenboden nicht richtig funktionieren.

So stehst du richtig und siehst dabei gut aus:

1. Vermeide einen runden Rücken. Wenn du müde bist, hast du die Neigung, mit einem Hohlrücken, also mit zu rundem oberen Rücken und vorgeschobenem Bauch, mehr zu hängen als zu stehen.
2. Spann deinen Bauch ein wenig an und nutze dafür die Bauchmuskeln. Es ist nicht Sinn der Sache, den Bauch einzuziehen, indem du die Luft anhältst.
3. Achte auf lockere Knie.
4. Spann deinen Po ein wenig an, damit deine Hüfte etwas nach vorne kippt.
5. Eine stolze Haltung hilft: Schultern etwas nach hinten und unten.
6. Stell die Beine im Stand etwas auseinander (schulterbreit) und drück die Knie nicht durch.
7. Lass dich im Stand nicht hängen. Bleib konzentriert und fokussiert.

Die Fußstellung beeinflusst den Beckenboden

Probier es einmal aus: Steh mit nach innen gedrehten Füßen. Spürst du, wie die Hüfte kippt und du weniger Platz im Becken hast? Dasselbe gilt für nach außen gedrehte Füße. Achte daher immer gut auf den Stand deiner Füße, denn alles ist miteinander verbunden.

Wenn du richtig stehst, belastest du den ganzen Fuß. Du stehst also nicht nur auf der Hacke oder den Zehen, sondern verteilst das Gewicht gleichmäßig.

Tipps von Laurens

Stell dir vor, du trägst eine Hose mit einem Reißverschluss von Schambein bis Bauchnabel, den du straff zuziehen kannst, von unten nach oben. Mithilfe dieser Vorstellung spannst du die richtigen Bauch-, Po- und Rückenmuskeln an. Kleiner positiver Nebeneffekt: Dein Po (der ein sehr anziehender Körperteil ist) kommt so schöner zur Geltung, und deinen Bauch hältst du auf gesunde Weise flach.

Dies sind falsche Haltungen, die ich oft bei Frauen sehe, die sich von einer Schwangerschaft erholen:

1. ***Die Schultern zeigen nach vorn.* Natürlich sind die Brüste, wenn du stillst, größer und schwerer geworden. An der Körpervorderseite hängt also mehr Gewicht, und dann ist es nur natürlich, aber falsch, die Schultern nach vorn hängen zu lassen.**
2. ***Ein zu runder oberer Rücken.* Auch eine Folge der schwereren Brüste. Das Gewicht wird durch einen zu runden Rücken kompensiert, aber dadurch geraten die Wirbel unter Druck, was wirklich nicht gut ist. Die Rückenübungen, die wir während des *BTY*-Trainings machen, lassen deinen Rücken stark genug werden, um das Gewicht der Brüste gut und aufrecht tragen zu können. Achte auf einen guten, richtig sitzenden und stützenden BH.**
3. ***Hohlkreuz.* Wenn sehr viel Gewicht an der Vorderseite getragen werden muss, ist es nur zu verlockend, sich hängen zu lassen und ins Hohlkreuz zu gehen. Passiert dies zu oft, verkürzen sich die Rückenmuskeln, und die Chance ist groß, dass das Hohlkreuz zur neuen Standardhaltung wird.**
4. ***Die Muskeln entlang der Wirbelsäule werden zu lange und dauerhaft angespannt.* Wenn dein Rücken für das Gewicht der Brüste und des Babys nicht stark genug ist, werden die paraspinalen Muskeln (entlang der Wirbelsäule) stark beansprucht, um den Rücken gerade zu halten. Ein Muskel darf aber nicht den ganzen Tag angespannt sein. Darum ist es wichtig, dass die paraspinalen Muskeln lernen, das Gewicht zu tragen, ohne sich dafür zu sehr anstrengen zu müssen. Auch dabei kann ein Sitzball helfen. Allein schon indem du bewusst atmest und zum Beispiel den Kopf bewegst, bewegen sich auch die paraspinalen Muskeln leicht, werden weicher und bleiben nicht die ganze Zeit angespannt.**

Heben

Schnell etwas heben und dafür nicht in die Hocke gehen, sondern den Rücken belasten, indem man sich mit gestreckten Beinen vornüberbeugt: Wir machen das alle hin und wieder, aber besser wird es dadurch nicht. Vor allem dann nicht, wenn du dich noch von Schwangerschaft und Geburt erholst. Wer falsch hebt, belastet die Rückenmuskulatur falsch, beschädigt die Wirbel und tut seinem Becken nichts Gutes.

So hebst du Dinge richtig vom Boden oder aus einer niedrigeren Position auf:

1. Direkt vor das zu hebende Objekt stellen.
2. Beine weit auseinander, in die Hocke gehen.
3. Anheben, am besten auf Brusthöhe, und langsam aufrichten.
4. Beim Heben auf das Powerhouse achten: Bauch, Rücken und Beckenboden anspannen und weiteratmen. So bekommt deine Körpermitte Stabilität, durch das Atmen wird der Druck im Powerhouse (und vor allem auf den Beckenboden) nicht zu groß. Angenehmer Nebeneffekt: Die tägliche Anzahl Kniebeugen absolvierst du so ganz nebenbei, und das sorgt für einen schönen Po und starke Beine.

Tipps von Laurens:

1. **Lass dein Kind helfen, wenn möglich. Natürlich kannst du dein Kind den ganzen Tag hochheben, aber wenn es zum Beispiel schon selbst stehen und dich umarmen kann, sodass du es besser heben kannst, solltest du es auch lassen. Das ist gut für deinen Körper sowie für Babys Selbstständigkeit und seinen Körper.**
2. **Wähl eine Babytrage, mit der du dein Kind in mehreren Positionen tragen kannst: vor dem Bauch, auf dem Rücken und später auch auf der Hüfte. Tragepositionen regelmäßig wechseln.**
3. **Für Frauen mit einem Prolaps (Senkung) gilt: Das Baby nicht zu lange und zu oft vor dem Bauch tragen. Mit einem Baby vor dem Bauch kann nämlich keine volle XL-Atmung gemacht werden, und das wird mit einer anderen Atmung kompensiert, die zu viel Druck auf das Powerhouse ausübt. Dieser Druck entlädt sich dann an der schwächsten Stelle, in diesem Fall in der Leiste, wo der Prolaps ist.**

Dein Baby halten

Innerhalb eines Jahres wächst dein Baby von ungefähr drei Kilo auf bis zu zehn Kilo heran, und all diese Kilos müssen den ganzen Tag gehoben, hingelegt und transportiert werden. Kurz gesagt: Babypflege ist ein Mega-Work-out für deinen Körper, und wenig erstaunlich ist, dass viele Beschwerden nach der Geburt auch vom kontinuierlichen Heben kommen. Darum ist es so wichtig, dass du es richtig und bewusst tust. Diese goldenen Heberegeln sind gut für Nacken, Rücken und Powerhouse und für die Daumen.

Tipps von Laurens

1. ***Nimm eine aktive, neutrale Position ein (siehe Seite 160),*** **wenn du dein Baby ablegen oder hochheben willst. Lehn dich niemals irgendwo an, zum Beispiel nicht an den Bettrand. Das ist vielleicht zuerst angenehmer, aber du gehst dann ins Hohlkreuz und belastest dein Powerhouse enorm. Heben ohne Anlehnen. Immer.**
2. ***Halte dein Baby so dicht wie möglich vor der Brust.*** **Je näher das Gewicht am Körper ist, desto leichter fühlt es sich an. Dicht an deiner Brust und an deinem Bauch ist es auch für dein Baby bei Weitem am schönsten.**
   Wenn du dein Baby ablegen willst, halte es mit beiden Armen gut gegen deine Brust gedrückt. Achte darauf, dass dein Kopf, Rücken und Becken eine Linie ergeben. Beug dich vornüber, der Kopf leitet, Rücken und Becken folgen. Halte dein Baby so lange wie möglich gegen dich gedrückt und ***löse es erst, wenn es nicht mehr anders geht.***
3. ***Heben und Ablegen nur beim Ausatmen, beim Einatmen nichts tun.*** **Kraftvolle Bewegungen werden nur beim Ausatmen ausgeführt.**
4. ***Wechsle die Seite.*** **Leg dein Baby immer aus einem anderen Winkel ab. Einmal mit einer Linksdrehung, dann wieder mit einer Rechtsdrehung. Dieses Prinzip kann nicht nur beim Ablegen angewendet werden, sondern auch beim Heben, beim Hinein- oder Herausheben und allen anderen Bewegungen, die du mit deinem Baby machst. Belaste nicht immer dieselben Muskeln derselben Seite.**
5. ***Achte auf deine Daumen.*** **Es klingt verrückt, aber eine von zehn Frauen bekommt furchtbare Probleme mit den Daumen, sobald sie ein Baby hat. Es ist nur zu verständlich, die Hände sehr angespannt zu halten, wenn du das Baby hebst, weil man das Kind niemals fallen lassen will. Überstreck deine Daumen nicht, wenn du dein Baby hebst.**

Toilettenhaltung

In der Mitte der Beckenbodenmuskeln liegen drei Öffnungen, von denen zwei beim Toilettengang gebraucht werden: Harnröhre und Anus. Sobald etwas den Beckenboden passiert und herausmuss, werden die Muskeln also ge- oder entspannt. Und weil der Beckenboden gerade jetzt etwas mehr zärtliche Aufmerksamkeit und Pflege verdient, ist es eine gute Idee, auch auf die Toilettenhaltung zu achten, damit der Beckenboden keinen Schaden nimmt, deine Rückbildung sich nicht verzögert und das Risiko für Blasenentzündungen, Fissuren und Hämorrhoiden verringert wird.

Für einen idealen Toilettengang:

1. Beide Füße gerade, etwas gespreizt und entspannt auf den Boden stellen. Noch besser geeignet ist ein Hocker (oder noch besser: ein Squatty-Potty), um die Knie über Beckenniveau zu bekommen. Durch diese »gehockte« Position kann der Beckenboden besser entspannen, eine vollständige Entleerung wird erleichtert.
2. Fertig? Beckenboden dann kurz kräftig anspannen und wieder entspannen.
3. Schlussendlich: Von vorn nach hinten abwischen, niemals andersherum. Jetzt runter vom Thron.

Patrick Johnson, **Haltungs- und Koordinationsexperte und Alexander-Technik-Spezialist,** Amsterdam, Niederlande

Man könnte sagen: Der Mensch nimmt keine Haltung an, sondern seine Haltung formt sich durch die Art und Weise, wie die Muskeln angespannt werden. Wenn Muskeln systematisch bei bestimmten Bewegungen oder in bestimmten Situationen zu stark an- oder entspannt werden, kann dies zu Beschwerden führen.

Tipps

1. **Zuerst musst du erkennen, welcher Muskel in bestimmten Momenten angespannt und entspannt wird. Wenn bei konzentrierter Computerarbeit das Gesicht unbewusst Richtung Bildschirm wandert, ist das für den Rest des Körpers schlecht.**
2. **Wie ist deine Körperhaltung, wenn du zu deinem Baby eilst? Lässt du den Drang, so schnell wie möglich zu deinem Kind zu kommen, deine Körperhaltung beeinflussen? Rennst du mit schon ausgestreckten Armen, obwohl es noch einige Meter sind? Frag dich einmal: Wirst du dadurch schneller? Wie wärst du gelaufen, wenn**

du alle Zeit der Welt gehabt hättest? Indem du über die Verbindung zwischen Emotion und Handeln nachdenkst, merkst du oft selbst, welche leichten Anpassungen schon Wunder für deine Haltung wirken können.

3. **Wenn du es schwierig findest, auf die Reaktionen deines ganzen Körpers zu achten, beginn einfach mit Kopf und Nacken. Oft bedingt das übermäßige Anspannen der Nackenmuskulatur falsche Körperhaltungen.**

ATMUNG

Seit der Geburt atmen wir, was soll dabei also schiefgehen? Viel. Das ist schade, denn die richtige Atmung birgt wirklich viele Vorteile für Körper und Geist. Zum Glück ist es ziemlich einfach, eine neue, verbesserte Atemtechnik zu erlernen. Schon innerhalb weniger Wochen spürst du Verbesserungen!

Diese Vorteile verbuchen Körper und Geist mit einer guten Atmung:

1. *Weniger Stress und indirekt sogar weniger Stresshormone*
   Wer gestresst ist, atmet häufig »hoch«, ohne dabei den Bauch zu benutzen. Das kostet den Körper sehr viel Energie, auch wenn das nicht spürbar ist. Der Körper bekommt keine Gelegenheit zu entspannen, was wiederum Spannung generiert, die Stress im Körper und dann auch im Kopf bedeutet.
2. *Entlastung des Körpers statt Belastung*
   Durch falsche Atmung wirkt falscher Druck auf bestimmte Körperteile. Wer zum Beispiel immer gepresst atmet, ohne es zu merken, belastet bei jedem Atemzug den Beckenboden. Bei tiefer Bauchatmung wirkt kein zusätzlicher Druck auf den Beckenboden, er wird sogar entlastet.
3. *Mehr Energie*
   Um Energie zu erzeugen, braucht der Körper Sauerstoff. Durch eine gute Atmung wird die Zufuhr von Sauerstoff zu den Mitochondrien verbessert. Das sind sehr kleine Zellorganellen, die in fast jeder Zelle des Körpers stecken und ihr Kraftwerk bilden. Je mehr Sauerstoff der Körper erhält, desto effizienter wird er, und desto mehr Energie können die Mitochondrien erzeugen.
4. *Verbesserte Verdauung*
   Wer gestresst ist, versetzt den Körper in eine Art Überlebensmodus. Alle

verfügbare Energie wird dem Ziel »Überleben« zugeschoben. Andere Prozesse, zum Beispiel die Verdauung, erhalten dann weniger Energie. Wenn du also mit der richtigen Atemtechnik ruhiger wirst, aktivierst du auch gleichzeitig die Verdauung, was wiederum gut ist, wenn du abnehmen willst. Richtig atmen, um abzunehmen. Das klingt doch attraktiv.

5. *Entgiftung*
   Über das Lymphsystem führt der Körper allerlei unerwünschte Stoffe nach außen ab. Das Lymphsystem hat keine Pumpe, die die Zu- und Abfuhr regeln könnte, sondern wird durch Bewegung und Atmung aktiviert. Wenn du dich bewegst und atmest, bewegst du Muskeln, die wiederum beim Zusammenziehen helfen, die Lymphflüssigkeit zu verteilen und abzuführen.
6. *Hilfe beim Entsäuern*
   Ein wenig vereinfacht ausgedrückt: Du atmest Sauerstoff ein und CO_2 wieder aus. Je mehr CO_2 in deinem Körper verbleibt, desto negativer wirkt es auf den Säuregrad deines Körpers. Dies kann deinen Hormonspiegel beeinflussen, wodurch deine Anfälligkeit für Entzündungen steigen könnte.
7. *Vorbeugung mancher Nacken- und Kopfschmerzbeschwerden*
   Oberflächliches Atmen scheint einfacher zu sein, aber für deinen Körper bedeutet es Anstrengung. Die Muskeln müssen sich dabei so stark anspannen, dass die umgebenden Muskeln oft verkrampfen, was zu Nacken- oder Kopfschmerzen führt.

Sogar dein Herz rückt in der Schwangerschaft zur Seite

Während der Schwangerschaft musste dein ganzer Atmungsapparat einiges an Anpassungen mitmachen. Die Atmung war schwieriger, das Zwerchfell stand unter Spannung, das Herz rückte zur Seite und noch einiges mehr. Dass du dich erst wieder an die Atmung mit einem »leeren Bauch« gewöhnen musst, ist also gar nicht so abwegig. Alles muss seinen Platz erst wieder finden und sich daran anpassen. Die Atemübungen aus dem Programm helfen sehr gut dabei.

Mach den Test: Atmest du wirklich optimal? Siehe Seite 291.

Was ist eigentlich »richtige Atmung«?

Grob gesagt gibt es drei Arten von Atmung:

1. *Brustatmung*. Bei dieser Atmung ziehen sich die Muskeln zwischen den Rippen zusammen, wodurch sich der Brustkorb hebt und mehr Platz zwischen den Rippen entsteht. Die Luft wird in die Lunge gezogen. Klingt kompliziert, ist aber leicht zu erkennen. Bei Brustatmung wächst der Brustkorb. Viele, wirklich sehr viele Menschen atmen mit Brustatmung. Diese Art von Atmung ist für den Körper sehr anstrengend, auch wenn es so leicht aussieht. Sie kostet mehr Energie als die Bauchatmung.
2. *Die Bauchatmung*. Bei der Bauchatmung gebrauchst du – natürlich – den Bauch. Statt den Brustkorb mit den Rippenmuskeln auszudehnen, wird bei der Bauchatmung der Brustraum vergrößert, indem das Zwerchfell nach unten gebracht wird. Zu sehen ist dabei, dass der Bauch sich etwas wölbt. Das ist vielleicht nicht das, was wir Frauen gerne sehen wollen, aber es ist wirklich viel besser für den Körper, da es nur beim Einatmen Muskelkraft braucht und nicht auch noch beim Ausatmen.
3. *Die XL-Atmung* ist eine ideale Kombination aus Brust- und Bauchatmung. Da sie vom Bauch ausgeht, wird eine belastbare Basis für die Ausdehnung der Lunge gelegt. Die Lunge kann so mehr Luft aufnehmen. Die Bewegung geht vor allem vom Bauch aus, aber auch die Rippen machen mit, und das kann man an der Seite spüren. Auf diese Weise wird der ganze Raum, den der Körper bietet, auch genutzt. Je mehr Platz für die Luft zur Verfügung steht, desto besser kann sich die Luft verteilen, und desto niedriger ist der Druck auf das Powerhouse. Und genau darum geht es ja fast immer: den Druck verteilen, damit das Powerhouse so wenig wie möglich belastet wird. Außerdem bekommt das Zwerchfell bei der XL-Atmung die Möglichkeit, sich ohne extremen Druck von oben oder von unten frei zu bewegen.

Die Luft kommt in die Lunge durch:

1. *Nasenatmung*. Die Nase filtert die Luft, feuchtet sie an (angenehm für die Lunge) und erwärmt sie.
2. *Mundatmung*. Filtert nicht, erwärmt nicht, feuchtet nicht an. Aber es ist eine gute Schnellmaßnahme, um eine große Menge Sauerstoff aufzunehmen. Wenn du häufig durch den Mund atmest, könnten die Folgen eine chronische Erkältung und nächtliches Schnarchen sein. Unabhängig davon sorgt

es für einen trockenen Mund, der wiederum zahlreiche andere Beschwerden wie Halsschmerzen und Mundgeruch verursachen kann.

Kurz: Atmen ist lebenswichtig, und richtiges Atmen hilft deinem Körper bei der Regeneration. Nicht umsonst beginnt jedes *BTY*-Training mit einigen konzentrierten Atemübungen, bei denen du deinen Beckenboden visualisierst und spürst, wie er sich beim Ausatmen hebt und beim Einatmen senkt.

XL-FUNDAMENTAL: BEWEGUNG UND TRAINING

XL-Fundamental: Bewegung und Training

Jeder Mensch weiß es: Sitzen ist das neue Rauchen, Bewegung tut gut, Sport gehört zu einem gesunden Lebensstil. Sowohl Bewegung als auch Training haben großen Einfluss auf deinen Körper und deinen Geist. Sie wirken zusammen und verstärken sich. Nicht umsonst ist Bewegung und Sport das vierte XL-Fundamental.

BEWEGUNG

Wir bewegen uns alle den ganzen Tag lang, aber aktiv bewegen, also mäßig intensive Anspannung, das machen wir alle absolut nicht genug. Mit mäßig intensiver Bewegung ist alles gemeint, bei dem sich Herzschlag und Atemfrequenz beschleunigen, aber du noch ein Gespräch führen kannst. Zum Beispiel einige Treppen laufen, in strammem Tempo wandern, zügig Rad fahren oder auch die täglichen Aufgaben wie Aufräumen, Putzen und Gartenarbeit.

Betrachte die aktive Bewegung als eine tägliche Inspektion deines Körpers. Es ist gut für deine Kondition, es verhindert, dass dein Körper in den Pausenmodus rutscht, und es regt die Durchblutung deiner Muskeln an, wodurch du eine schöne, gesunde Farbe auf den Wangen bekommst.

Back To You: Die Bewegungsnorm

Bewegung ist Regeneration!

- **Beweg dich jeden Tag mindestens 30 Minuten am Stück, mäßig intensiv.**
- **Unabhängig von den täglichen 30 Minuten Training (zwei- bis dreimal die Woche) und deiner Haltung, auf die du immer achten solltest, solltest du dich alle 20 Minuten bewegen. Vor allem, wenn du viel sitzt oder stehst, achte darauf, dich spätestens nach einer Stunde wieder zu bewegen – so hast du Stillstand und Bewegung im Wechsel. Offiziell sollte dies schon nach 20 Minuten der Fall sein, aber mal ehrlich: Das ist bei einem Bürojob nicht zu schaffen. Darum haben wir eine Stunde veranschlagt. Diese Stunde ist dann aber wirklich das absolute Maximum.**

- **Schaffst du all das, ist die Rückbildung optimal, und du verwandelst dich in eine bessere Version von dir selbst. Die Effekte aus verbesserter Haltung, täglicher Bewegungseinheit und Training verstärken sich gegenseitig. So bekommst du einen Synergieeffekt von 1+1 = 3.**

Bei diesem Programm haben wir unsere eigene Norm aufgestellt, was das Minimum an Bewegung angeht. Manchmal liest man noch, dass 150 Minuten Bewegung die Woche ausreichend seien. Das sind sie aber nicht.

Tipps:

- **Nimm die Treppe.**
- **Geh in deiner Mittagspause spazieren (und nicht schlendern).**
- **Verwende einen Schrittzähler, der dich benachrichtigt, wenn du dich wieder einmal bewegen müsstest, und der misst, wie viele Schritte du an einem Tag gemacht hast.**
- **Telefonier im Gehen oder Stehen.**
- **Lass dein Auto öfter stehen. Nimm es nur, wenn du wirklich nicht mit dem Fahrrad fahren oder zu Fuß gehen kannst.**
- **Mach es dir zur Gewohnheit, jeden Tag einen strammen Spaziergang zu machen, und halte dein Tempo.**

Spazieren

Die bekannteste Form der Bewegung, die sich mit Kind auch noch geradezu anbietet, ist Spazierengehen. Dabei geht es aber nicht um den Fußmarsch zu etwas hin, sondern um eine echte Wanderung in zügigem Tempo von mindestens 30 Minuten Dauer.

Die Vorteile einer täglichen 30-minütigen Wanderung:

1. *Gut für Muskeln und Knochen*. Indem du durch aktives Gehen deine Muskeln aktivierst und die Knochen belastest, werden die Knochen positiv komprimiert, was dafür sorgt, dass sie stärker werden. Dein Körper bildet sogar neue Knochenmasse.

2. *Gut für Herz und Lunge.*
3. *Gut gegen Ängste und Depressionen.* Immer mehr Studien weisen darauf hin, dass Spazierengehen oder Wandern einen direkten und enormen Effekt auf Ängste und Depressionen hat. Angststörungen können sogar um die Hälfte abnehmen, wenn du täglich eine halbe Stunde aktiv spazieren gehst. Zu Fuß gehen ist also für alle gut, aber vor allem für die Frauen, die nach einer Geburt mit Stress, Ängsten oder einer Depression kämpfen.
4. Durch das zusätzliche Tageslicht, das du über deine Augen aufnimmst, *schüttest du zusätzliches Serotonin aus, und deine Haut bildet eine Extraportion Vitamin D.*
5. *Für dein Baby ist es natürlich auch wunderbar und lehrreich*, die Welt draußen zu sehen!

Tipp von Laurens: So weißt du, ob du dich bewegst oder trainierst

Kannst du dich noch ohne Probleme unterhalten? Dann bewegst du dich, du trainierst nicht. Ich habe im Fitnessstudio viel zu häufig Leute gesehen, die dachten, dass sie trainieren, aber eigentlich bewegten sie sich nur. Sie machen einige Male eine Übung, aber nicht ausreichend lange. Jene zusätzlichen Wiederholungen, die oft nicht gemacht werden: Das ist Training. Jene letzten Wiederholungen, die du noch gerade so schaffst. Gerade dann, kurz vorm Aufgeben, gehst du über deine Grenzen hinaus, dann erst trainierst du, dann baust du stärkere Muskeln auf. Wenn dir alles leicht von der Hand geht, bewegst du dich. Das ist auch gut für dich, aber es zählt eben nicht zu den zwei bis drei intensiven Trainingseinheiten pro Woche.

TRAINING

Training ist harte Arbeit. Training ist das, was nicht von alleine geht und wo man seine Grenzen erreicht. Wenn man einmal auf den Geschmack gekommen ist, werden die ermüdenden Einheiten ein Genuss. Training stärkt die Muskeln, strafft die Haut, verleiht dem Körper einen guten, wohlverdienten Hormonschub und einen richtigen Auftrieb für das Ego und die Ausstrahlung. Es hat wirklich nur körperliche und mentale Vorteile!

Dies sind die Vorteile von Training:

1. Stärkere Muskeln und mehr Muskelmasse.
2. Stärkere Knochen.
3. Der Stoffwechsel arbeitet schneller, und es wird mehr Energie verbrannt, du nimmst also ab.
4. Kann Muskeln dabei helfen zu ent(!)spannen.
5. Verbesserte Kondition.
6. Blutdruck wird gesenkt.
7. Verbesserte Haltung.
8. Hebt die Stimmung, sogar bei Depressionen.
9. Ausschüttung zahlreicher Hormone, die die Regeneration fördern.
10. Und was fürs Auge: Figur, Haut und Ausstrahlung verbessern sich enorm!

Stärkere Muskeln und mehr Muskelmasse

Physiologisch betrachtet reißen die Muskeln während des Trainings. Das klingt unangenehm, aber gerade das ist gut. Dein Körper beginnt nämlich sofort mit dem Regenerationsprozess und dichtet die Risse mit neuen Muskelzellen ab. Eigentlich sorgst du mit dem Training für eine veränderte Eiweißproduktion im Muskelgewebe und für eine Vergrößerung des Muskelgewebes. Anders gesagt: Die Muskeln wachsen und werden stärker. Wenn du mit dem Training beginnst, nachdem du eine Weile nicht trainiert hast, weil du schwanger warst und dich erholen musstest, baust du ziemlich schnell neue Muskelmasse auf. Das nehmen wir doch gerne mit!

Stärkere Knochen

Zahllose Studien weisen darauf hin: Durch mechanische Überbelastung der Knochen werden diese stärker. Training beeinflusst deine Knochenmasse und Knochenstruktur. Das Resultat ist dann eine verbesserte Widerstandskraft des Knochens. Das sogenannte *bone-remodeling*-Prinzip sorgt für eine Neuformung oder für Ersatz des Knochens. Aus alt mach neu. Hierbei wird durch intensives Training dafür gesorgt, dass sich der Knochen an die mechanische Belastung des intensiven Trainings anpasst. Anders ausgedrückt: Durch das *remodeling* werden die Knochen stärker, und eine Osteoporose (Knochenschwund) könnte vermieden werden. Das wird dir helfen, wenn du selbst einmal Oma bist und noch vital durchs Leben gehen möchtest!

Schnellerer Stoffwechsel + höherer Energieverbrauch = Gewichtsverlust

Der Stoffwechsel, der Metabolismus des Körpers, verwandelt Nahrung und Fettreserven in Energie. Wer viel trainiert, kurbelt den Stoffwechsel an. Dabei wird mehr Fett verbrannt, sogar im Ruhezustand. Das Training selbst verbrennt Kalorien, aber weil die Muskeln wachsen, verbrennen sie auch im Ruhezustand mehr Fett. Zwei Fettverbrenner zum Preis von einem!

Aber da hört es noch nicht auf. Es wird nicht nur das sichtbare Speckröllchen verbrannt, sondern auch das viel gefährlichere weiße (gelbe) viszerale Fett. Das befindet sich direkt an den Organen und behindert sie bei der Arbeit. Der Mensch verfügt übrigens auch über »gutes« Fett: das braune Fettgewebe, das dabei hilft, das schlechte weiße zu verbrennen. Durch das Training bekommst du mehr braunes Fettgewebe, aber auch dann, wenn du dich nicht immer selbst mit Wärme verwöhnst. Stell deine Zentralheizung also nicht immer so hoch, zieh den dicken Pulli auch mal für eine Stunde aus und dusch mal wieder kalt.

Hilft Muskeln beim Ent(!)spannen

Es klingt verrückt, aber manchmal kann ein Muskel entspannt werden, indem man ihn kurz anspannt. Beim Trainieren muss er sich zusammenziehen und danach wieder entspannen. Manchmal scheint es so, als ob ein Muskel gerade diese Anspannung bräuchte, um sich danach wieder vollständig entspannen zu können. Durch das Training wird der Muskel kurzzeitig verkürzt, wodurch er danach manchmal von alleine wieder in die längere, entspannte Position kommt.

Verbesserte Kondition

Trainierst du, vergrößert sich deine Lungenkapazität. Die Lungenkapazität bezeichnet die Menge an Luft, die du pro Atemzug ein- und ausatmest. Mit einer vergrößerten Lungenkapazität kannst du mehr Sauerstoff einatmen und mehr verbrauchte Luft ausatmen. Sauerstoff ist gut für Durchblutung, Herz, Haut und eigentlich für alle Körperteile. Aber du merkst es auch an deiner Konstitution: Du wirst nicht mehr so schnell außer Atem kommen und mehr schaffen, und somit gerätst du in einen positiven Aufwärtstrend. Du kannst mehr, daher machst du mehr, wodurch du wieder noch mehr schaffst, und so weiter.

Niedrigerer Puls

Bei regelmäßigem Training pumpt das Herz kräftiger. Dann sind für einen Blutumlauf weniger Schläge nötig, das ergibt einen niedrigeren Puls. Eigentlich ist das ganz logisch, denn alle Muskeln werden beim Training gestärkt. Und das Herz ist auch nur ein Muskel.

Verbesserte Haltung

Wir haben schon umfassend über die Vorteile einer guten Haltung berichtet, aber um eine gute Haltung anzunehmen, ist Muskelkraft nötig. Diese Kraft wird mit Training aufgebaut, wodurch du dann auch problemlos Dinge heben und dein Baby tragen kannst, ohne dass es auf Kosten deines Körpers geht. Ebenso schützt du deinen Rücken davor, dass du ihn – bedingt durch die Schwerkraft – einfach hängen lässt und vieles mehr.

Positiver Effekt auf die Stimmung, selbst bei Depressionen

Während wir früher nur auf Gespräche und Medikamente gesetzt haben, weisen heute immer mehr Studien darauf hin, dass regelmäßiges Training und eine angepasste Ernährung schon einen großen Effekt haben können. Vor allem bei postpartalem Stress, Ängsten oder Depressionen ist Bewegung wirklich ein Muss. Wenn du solche Gefühle hast, wird es am Anfang schwierig sein, dich zu überwinden. Das verstehen wir. Aber wenn du die Kraft findest, einen Monat lang deine Ernährung anzupassen, dich auszuruhen und zu trainieren, erweist du dir selbst einen unheimlich großen Gefallen: Du beeinflusst deinen Gemütszustand auf sehr positive Art und Weise. Bitte jemanden, das *BTY*-Programm gemeinsam mit dir zu absolvieren, damit du motiviert wirst. Das hilft wirklich. Aber die Frage bleibt: Wie trainiert man? Krafttraining beeinflusst hauptsächlich die Hormone positiv. Und manche Hormone sind gerade jetzt verantwortlich für Stress, Ängste und Depressionen. Außerdem macht Sport den Kopf frei.

Schüttet zahlreiche Hormone aus, die den Regenerationsprozess unterstützen

Training hat einen großen Einfluss auf deinen Hormonhaushalt, weil du deinem Körper den Auftrag gibst, ein wenig über seine Grenzen zu gehen. Damit verlangst du deinem Körper etwas ab, und das Hormon Testosteron kommt ins Spiel. Testosteron hat einen positiven Einfluss auf den Muskelaufbau und hemmt die Ausschüttung des Stresshormons Kortisol. Regelmäßiges Training sorgt also indirekt dafür, dass der Stress abnimmt. Das wiederum wirkt sich positiv auf deine Stimmung aus, ein gutes Beispiel dafür, wie geschickt die Hormonwelt die körperlichen Entwicklungen mit deinem Gefühlshaushalt kombiniert. Aber bei zu langem Training, länger als eine Stunde, verkehrt sich dieser Effekt ins Gegenteil. Dann schüttet der Körper Kortisol aus und hemmt die Bildung von Testosteron.

Die Testosteronausschüttung während des Trainings ist also entscheidend für den Erfolg, da so auch das Verhältnis von Testosteron und Kortisol beeinflusst wird. Studien haben gezeigt, dass dieser Effekt nur auftritt, wenn du regelmäßig Sport machst. Eine einzelne oder auch nur ein paar Einheiten haben diese stressreduzierende Wirkung nicht. Wenn du regelmäßig auf dieselbe Weise trainierst, gewöhnt sich dein Körper daran, und es tritt ebenfalls kein Testosteron erhöhender und Kortisol senkender Effekt ein. Du musst deine Einheiten also immer etwas anspruchsvoller machen oder variieren. Unser *BTY*-Programm geht natürlich darauf ein und sorgt regelmäßig für Leistungssteigerung und Abwechslung.

Während des Trainings wird Dopamin ausgeschüttet, ein Neurotransmitter, der eine Art Glücksstoff ist. Gerade dann, wenn du dich nach der Geburt noch nicht wieder wohl in deiner Haut fühlst, kannst du eine Extraportion Glücksgefühle gut gebrauchen, und darum ist das Training dann besonders sinnvoll. Außerdem verleiht dir Dopamin ein Belohnungsgefühl, und es fällt dir leichter, zum Beispiel nicht mehr nach gezuckerten Produkten zu greifen, um dich gut zu fühlen. Und als ob Dopamin nicht schon genug Gutes täte: Es steigert auch noch deine Gedächtnisleistung und deine Libido.

Positiver Effekt auf Figur, Haut und Ausstrahlung

Genug der Vorteile für deine Gesundheit, hier kommen die Trainingseffekte, die dafür sorgen, dass du dich wieder schön und attraktiv findest. Training ist ein Anti-Aging-Mittel und verbessert deine Durchblutung, was einen herrlichen Glow zur Folge hat. Du schwitzt alle Abfallstoffe wieder aus. Du verbrennst Fett und nimmst ab. Deine Haltung verbessert sich, und dein Energielevel ist höher, und das strahlst du auch aus. Dein Po wird knackiger und deine Beine straffer. Dein Gesicht bekommt deutlichere Konturen, ohne dass du sie noch mit Pinsel und Rouge betonen müsstest. Auch wenn viele Cremes dir denselben Effekt versprechen, ist Sport wirklich das einzige Wundermittel, das es gibt. Er ist die Lösung für alle Probleme … und lässt dich wieder sexy sein!

Tipps von Laurens

Als Personal Trainer bin ich natürlich ein Verfechter von regelmäßigem Sport. Aber manchmal ist es einfach unvernünftig, hart weiterzutrainieren:

- **Bei Verletzungen, die sich beim Training verschlimmern.**
- **Bei Einnahme von Antibiotika. Sie stören das körpereigene Abwehrsystem und sorgen dafür, dass sich der Körper nach einer intensiven Trainingseinheit langsamer erholt. Am besten ist es, erst vier Tage nach Ende der Einnahme wieder mit dem Sport zu beginnen.**
- **Bei Infektionen, in Kombination mit Fieber.**
- **Bei Burn-out. Dein Körper ist in dem Fall schon so stark belastet, dass der Stress beim Training einfach zu viel wäre.**

Aber auch wenn du nicht trainieren kannst, Bewegung ist natürlich möglich (oder zu empfehlen).

10 GOLDENE REGELN FÜR DAS TRAINING

1 *Trainier mit Überzeugung und Herzblut*. Sport steht ganz schnell nicht mehr an erster Stelle, sobald du Mutter bist. Dann hast du Stress, Stress, Stress. Und das stimmt auch. Aber Sport ist wirklich essenziell, wenn du gesund werden und bleiben willst. Und deine Gesundheit ist eine wichtige Stütze für deine Familie. Das Argument »keine Zeit« zählt nicht. Schaff dir Zeit. Prioritäten kommen nicht von außen, du musst sie für dich selbst setzen.

2 *Atme richtig und presse nicht, niemals*. Das bedeutet, dass du bei wirklich jeder Übung auf deine Atmung achten musst. Atme kontinuierlich, halte nicht die Luft an. Jedes Mal, wenn du die Luft anhältst und mit Kraft presst, übst du starken Druck auf deinen Beckenboden aus, und das willst du nicht.

3 *Achte auf die richtige Intensität*. Du musst jede Übung so gestalten, dass du sie gerade noch gut ausführen kannst. Nicht zu leicht, sonst trainierst du gar nicht, und nicht zu schwer, sonst musst du mit anderen Körperteilen oder einer falschen Haltung kompensieren.

4 *Trainier deinen vollen Bewegungsumfang … Trainier XL-Motion*. Du trainierst deine Muskeln erst dann optimal, wenn du die ganze Bewegung durchführst und nicht nur einen kleinen Teil, den die Muskeln leicht schaffen. Ein gut trainierter Muskel kann sich komplett entspannen (strecken) und sich komplett anspannen (zusammenziehen). Wenn dir beides gut gelingt, trainierst du mit XL-Effekt deine XL-Motion und wirst ein XL-Resultat sehen.
Manchmal hat der Körper eine Blockade, oder eine bestimmte Bewegung ist ab einem Punkt nicht durchführbar, sodass du die Übung nicht vollständig ausführen kannst. In diesem Fall machst du die Bewegung so weit wie möglich und trainierst so, dass du sie in Zukunft wieder ganz ausführen kannst.

5 *Hör auf deinen Körper*. Sport kostet Energie und Durchsetzungsvermögen und kann sich daher ab und zu etwas schmerzhaft anfühlen, aber es besteht ein Unterschied zwischen »etwas« spüren und Schmerz. Sport darf

niemals wehtun. Bei echtem Schmerz will dein Körper dir sagen, dass du zu weit gehst. Vielleicht ist die Übung zu schwierig, oder du führst sie falsch aus. Finde heraus, was den Schmerz verursacht, und schaffe Abhilfe.

6 *Beginn und ende im gleichen Tempo*. Behalte dasselbe Bewegungstempo während der ganzen Übung bei. Du hast dieses Tempo schließlich nicht einfach so gewählt. Beschleunigen ist oft eine Form von Aufgeben, denn dabei greift man auf die Hilfe der Schwerkraft zurück. Also lass es lieber.

7 *Achte auf deine (korrekte) Haltung*. Nicht nur während des Trainings. ;-) Auch deswegen ist es immer gut, vor einem Spiegel zu trainieren. So kannst du regelmäßig überprüfen, ob deine Haltung noch korrekt ist. Es kommt nämlich immer wieder vor, dass man seine Haltung vergisst, wenn es zu anstrengend wird. Schlecht, denn dann arbeitest du am Trainingsziel vorbei.

8 *Qualität geht über Quantität*. Eine Trainingseinheit ergibt nur dann Sinn, wenn du die Bewegungen korrekt ausführst, im richtigen Tempo, im ganzen Bewegungsspektrum und mit der richtigen Intensität. Wenn du einen dieser drei Bereiche schleifen lässt, geht das zu Lasten der Qualität. Und die Qualität ist wichtiger als die Quantität. Manchmal sind zehn Wiederholungen einfach nicht drin. Dann machst du eben nur neun. Sollte das häufiger der Fall sein, solltest du natürlich das Niveau deiner Übungen etwas nach unten schrauben, sodass du das Soll sowohl bei der Qualität als auch bei der Quantität erfüllen kannst.

9 *Trainiere nie mit vollem Bauch*. Dein Körper ist nach dem Essen mit der Verdauung beschäftigt, und dadurch klappt es mit dem Training meist nicht so gut, oder der volle Magen stört dich.

10 *Trink vor dem Training*. Achte darauf, dass du eine Stunde vor dem Sport ausreichend trinkst. Während des Trainings zu trinken ist sinnlos, da der Körper Zeit braucht, die Flüssigkeit aufzunehmen, bevor er etwas damit anfangen kann. Ein Schluck Wasser hilft allerdings bei trockenem Mund. Aber … ein trockener Mund bedeutet auch, dass du wahrscheinlich nicht durch die Nase geatmet hast.

LET'S GET STARTED: DEIN *BTY*-PROGRAMM

Let's get started: Dein *BTY*-Programm

Jetzt, da du alles über deinen Körper, deine Hormone, dein Gehirn und den Einfluss der XL-Fundamentals weißt, können wir wirklich mit dem *BTY*-Programm beginnen. In 40 Wochen bist du wieder vollkommen regeneriert. In 40 Wochen verwandelst du dich sogar in eine stärkere, gesündere und fittere Version von dir selbst. Ohne irgendwelche Spätfolgen von Schwangerschaft und Geburt!

Das *Back-To-You*-Programm besteht aus 3 Phasen:

1. **Back** (0–6 Wochen) → Du trittst etwas kürzer. Nun geht es darum, dich auszuruhen, eine Bindung zu deinem Baby aufzubauen und dich mit deiner neuen Rolle als Mutter vertraut zu machen. Bei den Übungen konzentrieren wir uns auf die Verbindung zwischen Kopf und Powerhouse.

2. **To** (7–24 Wochen) → Langsam nimmst du dein »normales« Leben wieder auf. Du gehst wieder mehr vor die Tür, triffst häufiger Menschen, begegnest dir selbst. Bei den physischen Übungen arbeiten wir an deiner Stabilität und Mobilität. Auf der mentalen Seite konzentrieren wir uns auf dein inneres Selbst, das wir bei der Rückkehr in die »normale« Welt unterstützen.

3. **Yo** (25–40 Wochen) → Du bist immer mehr dein »neues Ich« und bekommst immer mehr Kraft. Bei den Übungen arbeiten wir intensiv an deinem neuen Ich, sodass du gesünder, kraftvoller (sowohl mental als auch physisch) und besser in Form bist. Du wirst dein neues Ich! Oder vielleicht sogar eine bessere Version von dir selbst.

Jede Phase enthält:

- Praktisches: Nützliche Informationen zur aktuellen Phase
- Tipps & Tricks der weltbesten Experten zu deinem Körper und deinen Emotionen
- Dein persönliches Trainingsprogramm: die *BTY*-Blöcke:
  - Komplette Work-outs (inklusive individueller Anpassungen für deinen Körper)
  - Übungen, Challenges und Tipps zu den XL-Fundamentals
  - Tagebuch (Tracke deine Fortschritte! Wow!)

- Jede Phase dauert drei Wochen. Das erste Training eines Blocks ist ein Selbsttest, bei dem du lernst, wie du das Programm am besten auf deinen Körper abstimmst. Denn bei der Rückbildung gilt: Es gibt kein One-size-fits-all.

Jedes *BTY*-Work-out …

- erklärt, was wir wann und warum machen.
- gibt einen Überblick über die Übungen der jeweiligen Woche in Wort und Bild, verdeutlicht durch unser Strichmännchen. Du schaust dir lieber die Real-live-Action an? Logge dich dazu in die *BTY*-App ein und schau dir die Videos an, die dir beim Training helfen werden.
- ist mamitauglich. Es ist schnell und effektiv und voller besonderer *BTY*-Features:
  - XL-Bewegungstraining und Berücksichtigung der richtigen Druckverteilung auf deine Beckenbodenmuskulatur und den Rest des Powerhouse.
  - XL-Atmung: Die richtige Vorbereitung für dein Training.
  - Aktivierung und Lockerung: Weg mit den einschränkenden Muskelknoten und angespannten Muskeln.
  - *BTY*-Kegelübungen und Auflösen der Triggerpunkte: Auf Wiedersehen Probleme! Willkommen Spaß!
  - Viele Übungen zum Runterkommen schenken dir auch noch eine gute Portion Achtsamkeit.

Jedes XL-Fundamental besteht aus:

- Herausforderungen und Übungen, die Freude bringen und wirklich viel Gutes für deine Gesundheit, dein Aussehen und deine Regeneration.
- Du musst wirklich nicht alle Tipps und Übungen befolgen. Lies sie durch und wähl einige aus, die dich ansprechen und zu dir passen. Eines ist sicher: Es sind oft nur kleine Veränderungen in deinem Lebensstil, aber sie bringen dir einen riesigen XL-Vorteil.

So holst du das Maximum aus deinem *BTY*-Programm

Ab Seite 136 findest du einige Basisprinzipien und -techniken, die dir helfen werden, dein Ergebnis zu maximieren. Denn damit machst du den großen Unterschied:

- **Eine gute Haltung während des Trainings: So geht das.**
- **Muskeln zu lockern und zu aktivieren wirkt Wunder für deinen Körper und bringt sofort Verbesserungen.**
- ***BTY*-Kegelübungen für deinen Beckenboden: Du kannst sie immer und überall durchführen, sie kräftigen dich untenrum.**

DAS ERSTE TRAINING EINES NEUEN BLOCKS

Während eines dreiwöchigen *BTY*-Blocks machst du drei Wochen lang dieselben Übungen. So können deine Muskeln lernen, die jeweiligen Haltungen korrekt einzunehmen, und die Muskelpartien werden fest, kräftig und stabil. Da du drei Wochen lang dasselbe tust, musst du irgendwann auch nicht mehr darüber nachdenken, dann kannst du die Übungen ganz einfach zwischendurch machen. Die drei Wochen sind allerdings auch kurz genug, dass deinem Körper nicht »langweilig« wird und er sich zu sehr an die Übungen gewöhnt.

Bevor du die Übungen automatisch abspulen kannst, musst du dich beim ersten Training jedes Blocks selbst testen. Das kostet Zeit und Mühe, aber dieser Selbsttest ist das, was wirklich den Unterschied ausmacht. Er wird dir unheimlich helfen, dein tatsächliches Niveau zu bestimmen und vor allem die Blockaden in deinem Körper zu finden und zu lösen.

Achtung:

- Während der *Back*-Phase ist kein Selbsttest nötig. Diese Übungen sind sehr mild und für jede Frau geeignet.

Während des Selbsttests (das erste Training eines neuen Blocks) bestimmst du:

- welches Startniveau du hast,
- ob und welche Muskeln du aktivieren und/oder lockern musst,
- auf welche Bereiche deiner Haltung du achten musst.

Selbsttest: Das erste Training eines Blocks

Schritt 1: Öffne die *BTY*-App und mach das erste Work-out dieses Blocks.

Schritt 2: Filme dich selbst während des Trainings: Wenn du dir selbst zuschaust, kannst du deine Fehler besser erkennen. Filme dich von vorn und von der Seite, indem du dich nach einigen Wiederholungen um 90 Grad drehst.

Schritt 3: Mach die erste Übung auf Stufe 1 oder auf der Stufe, die du erreicht hast, als du diese Übung zuletzt gemacht hast. Schau dir dein eigenes Video an und stell dir folgende Fragen:

Hast du die neutrale Position beibehalten?

Nein > **Markiere in den Work-out-Seiten den Körperteil mit einem Pfeil, den du nicht neutral gehalten hast. Notier daneben eine Stufe niedriger oder Stufe 1.**

Ja v

Konntest du die ganze Bewegung so intensiv oder groß machen, wie es sein sollte (komplettes Bewegungsspektrum)?

Nein > **Schau, welches Lockerungssymbol bei dieser Übung steht und versuch, den Muskel zu lockern (siehe Seite 146). Teste dich noch einmal.**

v

Kannst du die Bewegung nun ganz ausführen?

Nein > **Notier dann eine Stufe niedriger oder Stufe 1.**

Ja <

Ja v

Blieb dein Körper stabil (kein Wackeln oder Einknicken)?

Nein > **Überprüf, welches Aktivierungssymbol bei dieser Übung steht und versuch, diese Muskeln zu aktivieren (siehe Seite 144).**

v

Bist du jetzt stabil und hältst deinen Körper unter Kontrolle?

Nein > **Notier dann eine Stufe niedriger oder Stufe 1 als Startniveau.**

Ja <

Ja v

Konntest du das Bewegungstempo halten (hast du dich nicht auf einmal ein wenig schneller oder langsamer bewegt)?

Nein > **Mach eine Notiz zum Bewegungstempo auf den Work-out-Seiten.**

Ja v

Hältst du die Minute oder die Wiederholungen durch?

Nein > **Notier dann eine Stufe niedriger oder Stufe 1 als Startniveau.**

Ja v

Geh zu Schritt 5.

Schritt 4: Kannst du mit Stolz behaupten, dass du alle fünf Fragen mit »ja« beantworten konntest? Dann mach den Test auf einem höheren Level erneut und stell dir wieder dieselben Fragen.

Schritt 5: Notier für alle Übungen, die du auf Stufe 2 gut ausführen konntest, als nächstes Stufe 3 in deinem Tagebuch.

Schritt 6: Durch den Selbsttest hast du das Training dieses Blocks schon etwas kennengelernt. Überprüfe nun, ob du alles in deinen Trainingsplan aufgenommen hast, damit du in den kommenden Wochen richtig mitmachen kannst.

Schritt 7: Trag deine Testergebnisse in die Work-out-Seiten ein.
Dazu gehören folgende Angaben:

- Das Startniveau jeder einzelnen Übung.
- Ob du zuerst aktivieren und/oder lockern musst.
- Bei welcher Übung du auf welchen Bereich deiner (neutralen) Haltung achten musst. Markiere dazu den entsprechenden Bereich des Strichmännchens einfach mit einem Pfeil.
- Ob du bei einer bestimmten Übung auf dein Bewegungstempo achten musst.
- Ob du, zusätzlich zu den Trainingseinheiten, täglich aktivieren, lockern, dehnen oder Muskelfunktionen erst einmal abrufen musst. (Das geht aus dem Selbsttest hervor, den du bei den Übungen machst, die du noch nicht gut kannst, um zu schauen, ob das Aktivieren oder Lockern einen Vorteil bringt oder nicht).

Trag auch die »Startbedingungen« des jeweiligen Blocks ein und mach ein Foto, sodass du irgendwann mit eigenen Augen die Unterschiede zwischen »vorher« und »nachher« sehen kannst (siehe Seite 332).

IM KALENDER UND AUF DER PRIORITÄTENLISTE

Jeden Tag:

1. *BTY*-Kegelübungen. Einfach zwischendurch, sie dauern keine Minute ;-). Sie beugen allen Beschwerden untenrum vor und sorgen auch für mehr Spaß am Sex. Versuch, sie dreimal am Tag zu machen.
2. Merkst du während des Selbsttests, dass bestimmte Muskeln aktiviert, entspannt oder gelockert werden müssen? Dann mach das, bevor du diese Übung beim nächsten Mal durchführst, und auch an den Tagen, an denen du nicht trainierst. So verhinderst du ein Versteifen, aktivierst deine Muskeln langfristig und/oder entspannst sie. Während des Selbsttests hast du zu bestimmten Muskelgruppen gelesen, was du tun kannst, damit sie sich wieder gut an- und entspannen können. Mach die Übungen ein paar Tage lang und erlebe den himmelweiten Unterschied, und zwar nicht nur während des Trainings!

Dreimal in der Woche:

Deine Work-outs. Schreib sie in deinen Kalender, plane sie ein und gib ihnen absolute Priorität. Du und dein Körper, ihr habt es verdient.

Was wann zu dir passt:

Lies dir die XL-Fundamental-Tipps und die Challenges durch. Es sind zwar nur Kleinigkeiten, aber sie können einen großen Unterschied machen. Teste sie drei Wochen lang. Drei Wochen sind lang genug, um zu entscheiden, ob sie für dich funktionieren, ob sie dir gefallen und ob du schon Resultate spürst.

VOR KURZEM ODER VOR JAHREN ENTBUNDEN

Das *BTY*-Programm ist für jede Frau geeignet. In der *Back*-Phase kannst du alle Übungen problemlos machen, auch wenn du gerade erst entbunden hast. Sogar mit einer großen Diastase, einem Prolaps oder einer Kaiserschnittnarbe. Die Übungen sind sicher, aber hör trotzdem immer auf deinen Körper. Du darfst ruhig etwas spüren, aber es darf absolut nicht schmerzen.

Wenn du vor sechs Wochen oder noch früher entbunden hast, kannst du Block 1 einfach auslassen und Block 2 in nur einer Woche statt in drei durchlaufen. Dann startest du nach einer Woche schon mit der *To*-Phase. Bist du frischgebackene Mama, solltest du mit der zweiten Phase erst dann anfangen, wenn deine Ärztin oder deine Hebamme ihr Okay gibt, mit der Rückbildung zu beginnen. Das ist normalerweise um die sechste Woche der Fall.

DAS TRAINING NACH DEM SELBSTTEST

Nur beim ersten Training eines neuen Blocks brauchst du immer erst den Selbsttest. Danach kannst du einfach loslegen!

- Öffne die *BTY*-App und mach beim ersten Work-out dieses Blocks mit.
  - Hast du durch den Selbsttest herausgefunden, dass du vom Lockern oder Aktivieren profitierst? Dann stell das Video zum angegebenen Moment auf Pause und lockere deine Muskeln oder aktiviere sie. Danach kannst du das Video weiter abspielen und loslegen.
- Führ die Übung auf deinem Startlevel aus, aber wenn du merkst, dass du sie inzwischen auch eine Stufe höher schaffst, solltest du das tun!
- Achte immer, wirklich immer, auf deine Haltung und Atmung.
- Führ die Übungen nicht zu schnell aus. Du willst die Kraft schließlich nicht aus der Schwerkraft oder dem Hochschnellen deines Körpers holen, sondern aus reiner, konzentrierter Muskelarbeit.
- Du darfst die Übungen spüren, aber sie dürfen nicht schmerzen. Tut es weh? Dann musst du die Übung abbrechen. Anders ist es bei Schmerzen, die du immer spürst und die nicht nicht von der Übung kommen. Aber lass deine Beschwerden von einer Ärztin oder einem Physiotherapeuten abklären. Schmerzen solltest du eigentlich nie haben, und sie dürfen durch das Training auch nicht schlimmer werden.

DEIN ERGEBNIS (BEREITS NACH EIN PAAR WOCHEN)

Nach ein paar Wochen wirst du tatsächlich schon Veränderungen bemerken. Deine Bauchmuskeln liegen dichter beieinander, dein Beckenboden wird stärker, du fühlst dich fitter, und du wirst insgesamt kräftiger. Halte deine Fortschritte darum in deinem Tagebuch fest. Dann kannst du immer wieder zurückblättern und über deine Fortschritte staunen. Genieße es und sei stolz auf dich!

WANN BIST DU WIEDER DIE ALTE?

Du solltest nie damit aufhören, dich zu bewegen und einen gesunden Lebensstil zu führen. Training und XL-Fundamentals haben einen enormen Einfluss auf Körper, Aussehen, Psyche und Hormone. Ein gesunder Lebensstil kann sogar dafür sorgen, dass du weniger Medikamente einnehmen musst, dass du psychisch stabiler wirst und vieles mehr.

Trotzdem bist du eines Tages wieder die Alte. Deine Hormone sind wieder im Gleichgewicht, die Muskeln haben sich regeneriert, du bist wieder eine kraftvolle Frau. Wann es so weit ist, hängt von vielen Faktoren ab. Ob du dich gesund ernährst, genug schläfst und dich tagsüber entspannst, ob deine Haltung gut ist, ob du viel oder wenig Stress hast, wie gut es mit deinen Beckenbodenübungen klappt, ob du das Training durchhalten konntest und noch von vielen anderen Faktoren. Bei manchen geht die Regeneration schneller, bei anderen langsamer, Unterschiede gibt es auch von Schwangerschaft zu Schwangerschaft. Die eine fühlt sich nach neun Monaten wieder wie früher, die andere braucht ein Jahr oder sogar zwei. Akzeptier das und mach nur so viel du schaffst. Mehr ist nicht möglich.

Dem *BTY*-Programm kannst du folgen, bis du wieder ganz *Back To You* bist!

MUSKELN AKTIVIEREN, ENTSPANNEN UND LOCKERN

Muskeln aktivieren, entspannen und lockern

Pass gut auf, denn das, was du jetzt liest, kann einen enormen Einfluss auf deinen Körper haben! Hast du »Schmerzen, die irgendwie dazugehören«? Tut dir der untere Rücken so weh, dass du an bestimmten Bewegungen gehindert bist? Hast du öfter einen knackenden, steifen Nacken? Oder hast du das Gefühl, dass du deine Knie nicht ganz beugen kannst? All das und noch viele andere Wehwehchen kannst du oft ganz einfach behandeln, indem du deinen Muskeln die zärtliche Aufmerksamkeit und Pflege zukommen lässt, die sie brauchen. Dazu musst du sie aktivieren, locker machen und danach dehnen oder erst einmal ihre Funktion abrufen.

Ein wenig Fachwissen: Die »Funktion eines Muskels abrufen« bedeutet, ihn so zu steuern, dass er genau das tut, was er tun soll.

Diese Behandlungsmethoden für deine Muskeln sind die beste Art und Weise, um:

- Schmerzen zu lindern oder loszuwerden.
- jede Bewegung ausführen zu können, ohne behindert zu werden.
- bessere Muskelleistungen erzielen zu können.
- besser und schneller zu regenerieren.

WENN DICH DEINE MUSKELN EINSCHRÄNKEN

Bewegungen werden mit den Muskeln ausgeführt. Wenn die Muskeln einschränkend arbeiten (zu kurze Muskeln oder zu kurze oder steife Kapseln und Bänder rund um die Gelenke), kann eine Bewegung nicht vollständig ausgeführt werden. Anders ausgedrückt: Du wirst in deinem vollen Bewegungsumfang behindert. Ist das der Fall, kannst du eine Bewegung nicht ganz richtig machen, oder du passt sie unbewusst an (Kompensation). Kompensieren kann wiederum zusätzliche Probleme verursachen. Und es gibt noch einen Nachteil von eingeschränkten Muskeln: Wenn ein Muskel zu stark angespannt (verkürzt) ist, muss sich der gegenüberliegende Muskel verlängern. Kurz gesagt: Beide Muskeln machen nicht mehr das, was sie sollten. Außerdem beeinflussen sie den Trainingserfolg negativ. Geh zur Physiotherapie, wenn du merkst, dass du immer noch Probleme hast, obwohl du mit dem Training schon begonnen hast.

Muskeln funktionieren optimal, wenn:

- sie nicht in ihrem vollen Bewegungsspektrum eingeschränkt sind: von völlig entspannt bis völlig angespannt.
- sie nicht steif sind, da sie sich den ganzen Tag zu sehr anspannen müssen.
- sie nicht so schlaff sind, dass sie ihre Funktion nicht mehr erfüllen können.
- die Verbindung zwischen Kopf und Muskel uneingeschränkt funktioniert.

AKTIVIEREN UND LOCKERN WIRKT WUNDER

Es gibt ganz einfache Methoden, die den Muskeln genau das geben, was sie brauchen, und die du gut selber anwenden kannst:

Schritt 1: Finde heraus, welcher Muskel eingeschränkt arbeitet.

Schritt 2: Finde heraus, ob:

- der Muskel nicht anspricht. → Dann muss er aktiviert werden.
- der Muskel durch Knoten behindert wird (Versteifung). → Dann müssen die Knoten gelockert werden (gefolgt von regelmäßigem Dehnen und Versuchen, die Muskelfunktion wieder abzurufen).

Schritt 3: Achte darauf, dass die Muskeln weiterhin von der Aktivierung, dem Lockern und Dehnen profitieren.

Schritt 1: Herausfinden, welcher Muskel eingeschränkt wird
Jeder neue dreiwöchige Trainingsblock beginnt mit einem Selbsttest. Wenn du die Übungen des neuen Blocks zum ersten Mal machst, probier verschiedene Dinge aus, um deinen persönlichen Genesungsgrad zu bestimmen. Da wir bei den Übungen wissen, welche Muskeln angesprochen werden, wissen

wir auch, welche Einschränkungen diese Muskeln haben können. Darum bitten wir dich zu überprüfen, ob dir die Übung leichterfällt, wenn du die Muskeln zuerst aktivierst, lockerst oder dehnst. Die Symbole neben den Übungen helfen dir dabei weiter.

Schritt 2: Aktivieren und/oder Lockerrollen?

Wenn deine Muskeln nicht (mehr) tun, was du von ihnen verlangst

Versuch einmal, ob es etwas bringt, den Muskel zu aktivieren, wenn du eine Bewegung nicht gut ausführen kannst. Es scheint, als ob deine Muskeln nicht richtig ansprechen und zu einem bestimmten Zeitpunkt nicht mehr das tun würden, was du von ihnen verlangst. Als ob sie nicht mehr auf dich hören wollten. Du sinkst zusammen, oder deine Knie fallen nach innen, du schwankst, kannst vielleicht nicht tief genug runter, oder du merkst, dass du irgendwie die Kontrolle verlierst. Kurz: Du machst eine Bewegung in zu kleinem Umfang oder immer kleiner. Dann bringt dir die Aktivierung der Muskeln viel. Wenn du nach dem Aktivieren immer noch keine richtige Kontrolle über deine Muskeln hast, sind sie zu schwach und müssen noch trainiert werden.

Auf Seite 144 liest du, wie du deine Muskeln aktivierst.

Wenn du zu einem bestimmten Zeitpunkt Schmerzen hast oder durch eine Versteifung eingeschränkt wirst: Lockerrollen

Wenn du während der Bewegung irgendwo ein Ziehen oder einen schmerzhaften Punkt spürst, solltest du versuchen, deine Muskeln mit einer Faszienrolle zu lockern. Manchmal sind es auch Muskelknoten, die dich behindern.

Unter Umständen sind diese Knoten nicht schmerzhaft, aber du merkst, dass du einfach nicht weiter als bis zu einem bestimmten Punkt kommst, da sich der Muskel nicht weiter dehnen lässt. Anders ausgedrückt: Du bist an diesem Punkt zu steif. Auch das kann eine Folge von Muskelknoten sein, die du durch Rollen lösen kannst.

Ein Muskel kann übrigens auch hyperaktiv sein. Wenn du den Muskel kontinuierlich beanspruchst, verkrampft er und verkürzt sich, und du hast das Gefühl, als ob er steif wäre. Auch den versteiften Muskeln würde das Lockerrollen guttun. Steife Muskeln behindern dich nicht nur in deiner Bewegungsfreiheit, sie können auch Verletzungen verursachen.

Auf Seite 146 liest du, wie du deine Muskeln mit der Faszienrolle lockerst.

Schritt 3: Sorg dafür, dass der Effekt anhält

Nach dem Aktivieren oder dem Lockerrollen spürst du den Effekt sofort! Schmerzen sind gemindert worden oder ganz verschwunden, du kannst die Bewegung ausführen, die du vorher nicht geschafft hast, und du fühlst dich insgesamt lockerer. Diesen Effekt willst du dir natürlich lange bewahren.

Betrachte die Aktivierung oder das Lockerrollen als eine Art Erste-Hilfe-Maßnahme, zur Nachsorge solltest du immer auch dehnen und die Muskelfunktion abrufen. Und so wird es gemacht.

Aktivieren: Immer nach dem Lockerrollen

Nach dem Lockerrollen kann die Stabilität des Muskels etwas verringert sein. Darum sollte er nach dem Rollen sofort aktiviert werden, sodass sich die Stabilität wieder einstellt. Mobilität ohne Stabilität schreit geradezu nach Verletzungen. Sieh es mal so: Durch das Lockern ist der Muskel so entspannt, dass er wieder »geweckt« werden muss, bevor er aktiv werden kann (siehe Seite 144).

Funktion abrufen: Direkt nach der Aktivierung und den ganzen Tag über

Nach der Aktivierung oder dem Rollen ist es vernünftig, die Muskeln den ganzen Tag über daran zu erinnern, was sie tun müssen, damit sie es nicht vergessen. Führ die Bewegung aus, die du zuvor nicht geschafft hast, allerdings nur kurz. Wenn es wieder nicht funktioniert, musst du die ersten Schritte wiederholen. Du wirst merken, dass du das irgendwann nicht mehr oder immer seltener brauchst.

Dein Muskel hat eine Art Gedächtnis. Dadurch kann der Muskel zu einem gegebenen Zeitpunkt die Bewegung wieder gut ausführen und wird nicht eingeschränkt. Ein Beispiel: Stell dir vor, du hast die Kniebeuge nicht tief genug geschafft, weil dein Pomuskel verkürzt war. Du hast diesen Muskel lockergerollt, und danach hat es geklappt. In dem Fall ist es wichtig, dass du regelmäßig über den Tag verteilt kurz in die Hocke gehst. In der tiefen Hocke erinnerst du deinen Pomuskel an die Dehnung, die er an der tiefsten Stelle machen sollte.

Dehnen: Regelmäßig den ganzen Tag

Wenn dein Muskel nach dem Rollen lockerer geworden ist, willst du natürlich, dass das so bleibt. Ein gelockerter Muskel ist eigentlich ein Muskel, der entspannt ist und dadurch länger geworden ist. Damit der Muskel nicht vergisst, wie er lang und entspannt werden kann, musst du ihn durch Dehnen mehrmals am Tag daran erinnern.

MUSKELN AKTIVIEREN: SO GEHT'S!

Indem du mit einer speziellen Aktivierung deinen Muskel wieder aufweckst, gewinnst du mehr Kontrolle über ihn. Es ist, als ob dadurch die Verbindung zwischen Gehirn und Muskel besser würde. Klingt kompliziert, aber eigentlich reicht es schon, den inaktiven Muskel zu erkennen. Wecke ihn anschließend mit deiner Hand auf, indem du für 15 bis 20 Sekunden darauf trommelst, tippst, reibst, ihn mit kreisenden Bewegungen massierst oder leicht draufschlägst.

Muskeln aktivieren

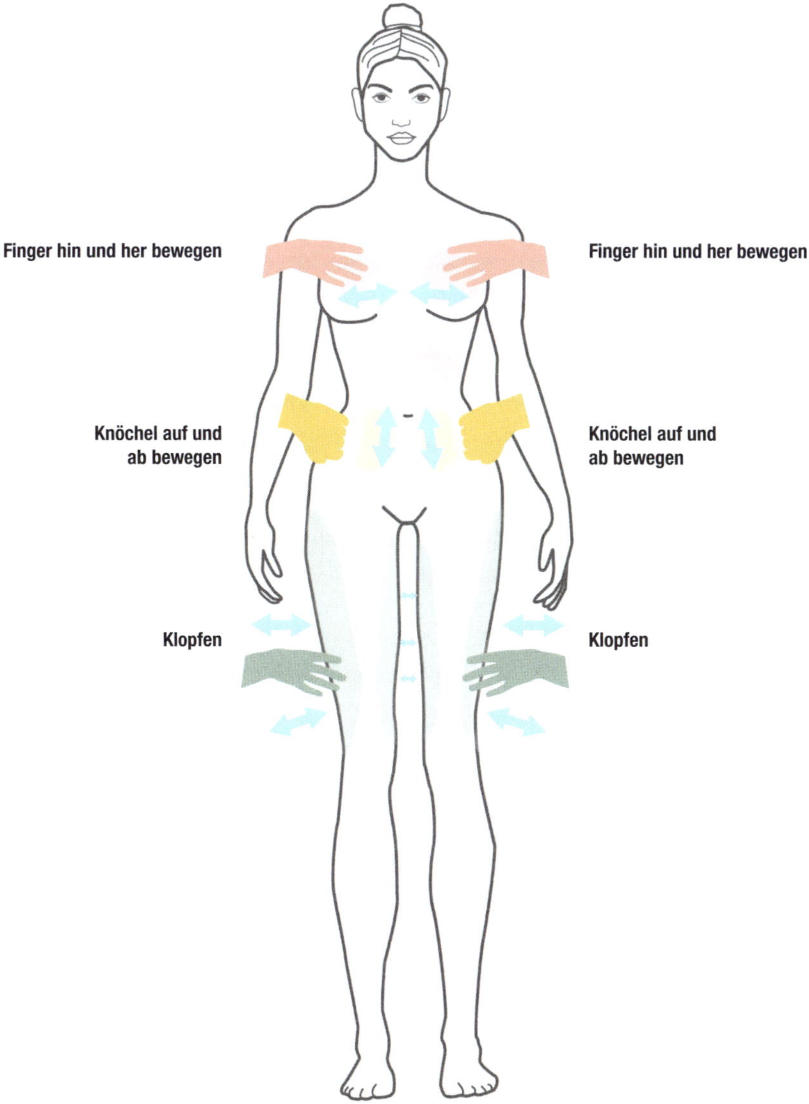

Schließ die Aktivierung ab, indem du versuchst, die Funktion des Muskels abzurufen, indem du ihn also verwendest.

LOCKERROLLEN: SO GEHT'S!

Um deine Muskeln lockerzurollen, brauchst du eine Massagerolle, auch Faszienrolle genannt, oder einen kleinen, harten Ball.

Größere Bereiche werden nun mit der Faszienrolle gelockert. Positioniere die Rolle so, dass du deinen Muskel mit leichtem Druck darauf vor- und zurückrollen lassen kannst – das klappt entweder auf dem Boden oder an der Wand, je nachdem, welchen Muskel du gerade bearbeitest. Roll zum Beispiel zwei Zentimeter vor und dann einen Zentimeter zurück. Findest du den Schmerzpunkt? Bleib kurz an dieser Stelle stehen, während du weiterhin leichten Druck ausübst. Vergiss zwischendurch nicht zu atmen, um keinen unnötigen Druck auf das Powerhouse auszuüben. Nach dem Rollen spürst du sofort, wie sich die Muskeln entspannen.

Der harte Ball wird für kleinere Stellen verwendet, auf die zusätzlicher Druck ausgeübt werden soll, oder wenn tiefere Punkte erreicht werden sollen und die Rolle dafür zu groß ist, zum Beispiel am Nacken. Wenn du die eine spezielle Stelle (den Knoten) loswerden willst, platzierst du den Ball genau so, dass du über den Punkt hinwegrollen kannst. Manchmal ist es auch angenehmer, sich nicht draufzulegen, sondern den Ball zwischen Muskel und Wand zu halten. Übe dann körperlichen Druck aus, indem du dich etwas nach oben und unten bewegst. Wenn du deinen Nacken behandeln willst, ist der Kopf im Weg, wenn du den Ball zwischen Nacken und Mauer klemmen willst. Die Lösung ist ein Faszienblock, der zusätzlich zwischen Ball und Wand geklemmt wird, sodass der Ball exakt den Schmerzpunkt im Nacken erreicht.

Das Lockerrollen aktiviert auch den Lymphkreislauf, und es werden Abfallstoffe freigesetzt. Trink daher ausreichend Wasser, damit dein Körper diese Abfallstoffe abführen kann.

Achtung:

- **Zu oft oder zu fest rollen ist auch nicht gut. Du kannst dadurch wund werden oder den Muskel verletzen. Um zu verhindern, dass du zu häufig rollen musst, ist es wichtig, dass du dich hinterher immer dehnst und die Funktion des Muskels abrufst. Und das den ganzen Tag über sowie an den folgenden Tagen auch.**

Goldener Tipp! Knoten in den Muskeln ...
Manchmal hat man störende Knoten, sie können die Funktion des Muskels einschränken und wehtun. Wusstest du, dass es oft schon sehr effektiv ist, den Knoten mit dem Finger zu suchen und einige Sekunden Druck darauf auszuüben? Irgendwann spürst du, wie der Knoten weich wird und verschwindet. Merkst du, wie der Druck ausstrahlt? Dann drückst du keinen Muskel, sondern einen Nerv.

Viele Menschen haben Beschwerden im unteren Rücken, die mit dieser Methode deutlich gelindert werden oder sogar verschwinden können! Bitte jemanden, die Knoten rund um deine untersten Wirbel und an der ganzen Hüftpartie, inklusive Po, zu erspüren und sie durch festen Druck zu lösen. Beschwerden am unteren Rücken können nämlich auch daher rühren, dass der Pomuskel steif ist.

Bei dieser Methode sind einmal mehr die neuesten Erkenntnisse umgesetzt worden: Manchmal ist Druck auf einen Muskel nötig, um ihn zu entspannen.

DEHNEN: SO GEHT'S!

Nach dem Lockern ist es nötig, dass die Muskeln auch lang und entspannt bleiben: Stretchen ist angesagt. Stretchen oder dehnen kannst du immer und überall, und wenn du es regelmäßig machst, beugst du Problemen vor. Eigentlich ist das Prinzip von Stretching ganz einfach: Positioniere deinen Körper so, dass du einen Zug auf dem jeweiligen Muskel spürst. Beweg dich dann langsam rund um den Punkt, auf und ab oder vor und zurück, bis die Dehnung einen maximalen Punkt erreicht. Dehn immer 20 Sekunden lang, denn diese Zeit braucht ein Muskel, um zu entspannen.

Das Dehnen der Beine während des *BTY*-Programms hat noch einen weiteren Vorteil: Die Muskeln an der Innenseite deiner Beine sind mit deinem Beckenboden verbunden. Wenn du sie nicht gut dehnst, kannst du deinen Beckenboden nicht richtig aktivieren. Außerdem können gespannte Beinmuskeln, die am Beckenboden ziehen, auch dafür verantwortlich sein, dass du deinen Beckenboden nicht richtig trainieren kannst.

Rektusdiastase oder Kaiserschnitt? Dann nicht die geraden Bauchmuskeln dehnen!
Mit einer großen Diastase oder einer Kaiserschnittnarbe solltest du es mit dem Dehnen der geraden Bauchmuskeln nicht übertreiben, wenn du noch nicht ganz genesen bist! In diesem Fall solltest du nur aufrecht, der Länge nach dehnen und es vermeiden, dich beim Bauchmuskeltraining nach hinten zu lehnen.

FUNKTION ABRUFEN: SO GEHT'S!

Nach dem Aktivieren oder Rollen (und gegebenenfalls Dehnen) willst du deinen Muskeln zeigen, was sie in der verlängerten, gedehnten Form alles können, sodass sie die Bewegung nicht mehr vergessen. Das nennt man »Funktion abrufen«. Du gehst in die Position, mit der du während des Selbsttests Probleme hattest. Führ die Übung aus und halte sie am äußersten Punkt. Beweg dich nicht, wie beim Dehnen, hoch und runter, sondern halte den Muskel in einer festen Position. Zeig dem Muskel, was er tun soll! Wiederhol diesen Vorgang über den ganzen Tag verteilt und auch an den kommenden Tagen, bis sich der Muskel daran gewöhnt hat.

Tipp von Laurens:

Sobald du einmal den Trick mit dem Aktivieren, Lockern, Dehnen und Funktionabrufen verinnerlicht hast, fragst du dich, warum dir das noch nie jemand erzählt hat. Was für Unterschiede ich dadurch bei den Menschen, die ich trainiere, schon bemerkt habe! Eine Frau zum Beispiel konnte schon nach drei Minuten ihr Becken wieder frei kippen und schlief zum ersten Mal ohne Schmerzen im unteren Rücken. Eine andere Frau hatte immer Schmerzen im Nacken, und obwohl sie schon bei verschiedenen Physiotherapeuten gewesen war, wurde es nicht besser. Als sie selbst aktivieren und lockern konnte, war der Schmerz verschwunden.

Du musst ein wenig Mühe investieren und geschickt darin werden, aber es wird dir sehr helfen. Wenn du diese Techniken gut beherrschst, kannst du auch anderen helfen, die Knoten zu lösen. Du wirst nach und nach ein feines Gespür dafür entwickeln und immer besser verstehen, was dein Körper braucht, wenn du etwas spürst.

Natürlich musst du schlussendlich dafür sorgen, dass der Muskel gar keine spezielle Aufmerksamkeit in Form von Aktivierung und Lockerung mehr braucht, sondern seine Funktion einfach so erfüllt. Das erreichst du über das Training. Deine Muskeln werden stabiler und besser durchblutet.

DEINE TÄGLICHEN BECKENBODEN-ÜBUNGEN

Deine täglichen Beckenbodenübungen

Während deines *BTY*-Programms wird dein ganzes Powerhouse trainiert, und der Druck (auch die Druckverteilung in deinem Powerhouse) wird gleichmäßig aufgebaut. Die Übungen werden immer ein wenig schwieriger, sodass du Schritt für Schritt mehr Kontrolle über dein Powerhouse und damit auch über deine Beckenbodenmuskulatur bekommst. Aber gerade diese Muskeln brauchen öfter als dreimal in der Woche Training. Das erreichst du mit den täglichen *BTY*-Kegelübungen.

SO STÄRKEN WIR DEINEN BECKENBODEN

Dein *BTY*-Training baut sich langsam auf. In der *Back*-Phase liegt das Augenmerk darauf, die Verbindung zwischen Gehirn und Beckenboden herzustellen. In der *To*-Phase konzentrieren wir uns auf die Stärkung der Beckenbodenmuskeln, und in der *You*-Phase lernst du, wie du deinen Beckenboden in allen Situationen richtig einsetzt – sogar auf dem Trampolin. Durch diesen Aufbau und dadurch, dass das Programm langfristig angelegt ist (die Regeneration des Beckenbodens ist nun einmal nicht in ein paar Wochen getan), wird dein Beckenboden wieder stark; du vermeidest damit (auch in späteren Jahren) Inkontinenz, kurierst Beschwerden wie Schmerzen oder Druck auf den Beckenboden aus und erhöhst deine Lust am Sex. Genug Gründe also, um diese Muskelgruppe jeden Tag mehrmals zu trainieren.

Und jetzt kommt das Beste daran: Du kannst überall und immer trainieren, du musst nicht extra Zeit dafür einplanen.

Deine Beckenbodenmuskeln: Wo sind sie, wie fühlen sie sich an und wie sehen sie aus?

Um einen Muskel zu trainieren, musst du zuerst wissen, wie er sich bei Anspannung und auch bei Entspannung anfühlt. Und das ist bei diesen Muskeln nicht so einfach. Darum ist Schritt 1 die Suche nach dem Beckenboden. Such dir einen der Tipps unten aus oder probier sie alle.

Sorg vor der Übung dafür, dass deine Blase leer ist. Mit einer vollen Blase könntest du nämlich einen gestörten Pinkelreflex entwickeln. Außerdem hilft eine leere Blase beim Entspannen und damit auch beim Erspüren der Beckenbodenmuskulatur.

1. *Spür deinen Beckenboden beim Pinkeln*: Versuch, den Urinstrahl nach der Hälfte anzuhalten. Konzentrier dich auf die Muskeln, die du dafür benötigst. Das sind deine Beckenbodenmuskeln. Mach das aber nicht öfter, denn eine Unterbrechung des Urinstrahls ist nicht gut. Um zu spüren, wo diese Muskeln sind, ist einmal nicht schlimm, aber gewöhn es dir nicht an. Du musst danach allerdings die Blase vollständig leeren!
2. *Umarm deinen Finger mit deinem Beckenboden*: Führe einen sauberen Finger in deine Vagina ein und versuch, diesen Finger zu umschließen. Die Muskeln, die du dafür benötigst, sind deine Beckenbodenmuskeln.
3. *Training auf deinem Partner oder Dildo*: Hast du schon wieder Penetrationssex? Dann versuch doch, den Penis oder Dildo »festzuhalten«. So findest du nicht nur deinen Beckenboden, sondern ihr habt sogar noch etwas davon. Achtung: Anspannen und entspannen! Dauerhaftes Festhalten ist nicht gewünscht.
4. *Erspür, wie der Dildo mit der Atmung eindringt und sich zurückzieht*: Alternativ ist es auch möglich, den Dildo ungefähr fünf Zentimeter tief einzuführen und dann sehr bewusst ein- und auszuatmen. Wenn du eine gute Verbindung zwischen Beckenboden und Atmung hast, spürst du, wie die Muskeln auf die Atmung reagieren: Der Dildo wird durch die Beckenbodenmuskeln beim Einatmen nach außen gedrückt und beim Ausatmen hineingezogen. Wenn du diese Übung ein paarmal machst, wirst du dir der Verbindung zwischen Atmung und Beckenboden bewusster.
5. *Schau dir deinen Beckenboden an*: Vor allem visuell orientierte Frauen sollten sich ihren Beckenboden anschauen, um seine Funktion zu begreifen. Leg dich mit ein paar Kissen im Rücken und hinterm Kopf hin, sodass du mithilfe eines Handspiegels zwischen deine Beine schauen kannst. Versuch, die Beckenbodenmuskeln anzuspannen. Sobald du siehst, dass sich die Vagina weiter verschließt, der Anus sich anspannt und der Damm (das Gebiet zwischen Vagina und Anus) sich etwas nach oben verschiebt, weißt du, dass du deine Beckenbodenmuskeln gefunden hast.

6. *Schaffst du es noch nicht, dich selbst anzufassen oder anzuschauen? Dann puste einen Luftballon auf:* Auch diese Übung ist wirklich nur dafür da zu erspüren, wo dein Beckenboden liegt und wie er mit deiner Atmung in Verbindung steht; und nicht dafür, sie täglich zu wiederholen, denn dabei wirkt viel Kraft auf die Muskeln. Setz dich ruhig hin, Füße auf den Boden und konzentrier dich auf deinen Damm. Puste den Luftballon ein wenig auf, aber nur so weit, bis die große Form des Luftballons sichtbar wird, du aber noch einen Widerstand spürst. Wenn du alles richtig machst, merkst du, wie der Damm beim Einatmen durch die Beckenbodenmuskeln nach unten gedrückt wird und beim Ausatmen, wenn du den Ballon absetzt, wieder nach oben geht. Probier diese Übung nun ohne Luftballon aus.

Hast du auch mit diesen Tipps Probleme, deine Beckenbodenmuskulatur zu finden? Dann solltest du zu einer Beckenbodenspezialistin gehen.

Beckenbodenübungen werden dir unglaublich guttun, aber wenn du sie falsch ausführst, können sie auch den entgegengesetzten Effekt haben.

FÜR JEDEN TAG: *BTY*-KEGELÜBUNGEN

Die *BTY*-Kegelübung ist eine Basisübung, die du dreimal am Tag machen solltest, dein ganzes Leben lang. Sie ist eine Variante der klassischen Kegelübung, benannt nach ihrem Erfinder Dr. Arnold H. Kegel, bei der du die Beckenbodenmuskeln an- und entspannst. Im *BTY*-Programm kombinieren wir sie mit einer aktiven Atmung und der Aktivierung des Lymphkreislaufs durch eine sanfte Massage. Diese Massage aktiviert die Lymphpumpe des Beckenbodens noch einmal zusätzlich.

BTY-Kegelübung in der *Back*-Phase

Damit du die Kegelübungen auch richtig ausführst, ist es wichtig, dass du zuerst eine gute Verbindung zu deinem Beckenboden aufbaust. So verhinderst du, dass du andere benachbarte Muskelgruppen anspannst, statt nur den Beckenboden zu trainieren. Die bewusste Ausführung ist wichtig. Sie wird den Unterschied machen!

In den ersten Wochen kosten die *BTY*-Kegelübungen also ein wenig zusätzliche Zeit, aber in der *To*- und *You*-Phase brauchst du die Verbindungsübungen nicht mehr. Dann kannst du ganz einfach, wo auch immer du gerade bist, die *BTY*-Kegelübungen machen.

Schritt 1: Warm-up für deine *BTY*-Kegelübung

1. Sitz, lieg oder steh bequem und achte auf eine neutrale Haltung.
2. Schließ deine Augen und stell dir vor, dein Powerhouse ist ein Ballon.
3. Spür, wie der Ballon größer wird, wenn du ruhig und gleichmäßig einatmest, und kleiner wird, wenn du ausatmest (siehe auch XL-Atmung, Seite 117).
4. Spür der Druckveränderung im Ballon nach. Welche Druckverteilung spürst du an Bauch-, Rücken- und Beckenbodenmuskeln sowie am Zwerchfell? Spürst du, wie der Ballon zwischen deinen Rippen und in deinem Bauch langsam größer und wieder kleiner wird?

Schritt 2: Die *BTY*-Kegelübung

1. Lieg, steh oder sitz mit leerer Blase in einer neutralen Haltung. Tief einatmen.
2. Spann während des Ausatmens die Beckenbodenmuskeln ein bis drei Sekunden an und massiere währenddessen mit den Händen vorsichtig von der Seite in Richtung deiner Körpermitte. Dadurch wird der Lymphkreislauf zusätzlich stimuliert.
3. ! Entspann danach deine Beckenbodenmuskeln mindestens für drei Sekunden. Es ist wichtig, mindestens genauso lange zu entspannen, wie angespannt wurde – anders als bei anderen Muskelpartien wie zum Beispiel den Bauchmuskeln, wo du die Spannung länger spüren willst. Entspannung ist für den Beckenboden sehr wichtig. Gönnst du sie ihm nicht, sind meist Beschwerden die Folge. !
4. Schritte 1 bis 3 zehnmal wiederholen. Nimm eine Massage deiner Oberschenkel von den Knien bis zur Leiste hinzu und wechsle sie mit der Bauchmassage ab.

Achtung:

- **Hattest du einen Kaiserschnitt? Massier erst mal nur deine Beine, bis deine Hebamme das Okay für die Bauchmassage gibt.**

Schritt 3: Die Bonus-*BTY*-Kegelübung

Abschluss der Übung: Tief einatmen, dann ausatmen und ganz am Ende des Atemzugs, wenn der Bauch flach ist, den Beckenboden für eine Sekunde so stark wie möglich anspannen. Ganz hart und ganz kurz.

Im zweiten Block der *Back*-Phase (4–6 Wochen) könnte die Eine-Sekunde-Pumpbewegung der ersten drei Wochen auf drei Sekunden verlängert werden, ohne dass die Anspannung der Beckenbodenmuskeln nachlässt. Falls das aber Schmerzen bereitet, solltest du zu einer oder zwei Sekunden zurückgehen. Beckenbodenmuskeln sind Muskeln, die immer ohne Schmerzen trainiert werden sollten.

Am besten beginnst du direkt nach der Geburt mit diesen *BTY*-Kegelübungen, kurz und mit pumpenden Bewegungen. So verhinderst du, dass die Gehirn-Becken-Verbindung schwächer wird. Solltest du einen Dammriss oder -schnitt gehabt haben, ist es ganz normal, dass du die Nähte oder ein Spannen der Haut drum herum spürst, wenn du die Beckenbodenmuskeln anspannst.

BTY-Kegelübung in der To-, der You- und den restlichen Lebensphasen

Diese Übung sollte für den Rest deines Lebens deine beste Freundin werden. Langsam erhöhen wir im *BTY*-Programm die Anzahl der Sekunden, die du die Kegelübung durchhältst, von drei auf fünf. Da am besten nur beim Ausatmen angespannt wird (beim Einatmen wirkt zusätzlicher Druck auf den Beckenboden, und das ist gerade nicht gewollt), solltest du nie länger als fünf Sekunden anspannen. Längeres Ausatmen ist sehr schwierig und beinahe unnatürlich. Je öfter du die Übung machst, desto einfacher wird sie, und desto leichter kannst du sie täglich ausführen, ohne extra Zeit einplanen zu müssen. Wenn sie zur Gewohnheit geworden ist, wirst du sie sogar mehrmals am Tag ganz von alleine machen. Und noch wichtiger: Sobald du in eine Situation kommst, wo du den Beckenboden anspannen musst, wirst du es automatisch tun – beim Niesen, beim Heben oder auch beim Sex.

Lass dich von den folgenden Schritten nicht entmutigen. Sobald du den Vorgang verstehst, merkst du: kleiner Aufwand, große Wirkung.

1. Atme tief mit XL-Atmung ein, werde dir bewusst, dass du jetzt die *BTY*-Kegelübung machst.

2. Während der Ausatmung Beckenbodenmuskeln gut anspannen. Wähl selbst, wie lange.

3. Mit vollständig entspanntem Beckenboden einatmen. Beim Ausatmen wieder für die selbstgewählte Zeit anspannen.

4. Viermal am Tag, jeweils zehn Wiederholungen. *That's it*. Wenn du diese Übung jeden Tag mehrmals wiederholst, merkst du innerhalb eines Monats oder sechs Wochen schon einen großen Fortschritt!

Tipp

Der Beckenboden ist tatsächlich eine große Lymphflüssigkeitspumpe. Wird der Beckenboden mit *BTY*-Kegelübungen aktiviert, stimulierst du diese Pumpe und damit auch die Lymphdrainage. Werden zusätzlich der Bauch Richtung Beckenboden oder die Oberschenkel Richtung Leiste massiert, verstärkt sich der Effekt noch. Mach dir die Übung zur Gewohnheit, damit du sie in Situationen, in denen es möglich ist, auch ausführst. In der Schlange an der Kasse zwischen deinen Beinen entlangzustreichen, ist vielleicht keine so gute Idee. ;-)

Goldene Regeln für die *BTY*-Kegelübungen

BTY-Kegelübungen werden dir auf kurze oder lange Sicht einen großen Vorteil verschaffen, aber dafür musst du sie korrekt ausführen, sonst schadest du deinem Körper sogar.

1. Ausschließlich während des Ausatmens anspannen.

2. Mindestens ebenso lange entspannen wie anspannen! Das ist wirklich sehr wichtig.

3. Nur den Beckenboden anspannen, nicht die Po-, Bein- oder Bauchmuskeln.

4. Nach drei Wochen solltest du überprüfen, ob es in der Vagina Muskelknoten gibt (siehe Seite 294). Falls ja, müssen die Knoten erst gelöst werden, bevor wieder aktiv angespannt werden darf. Die Knoten (zu aktive Muskeln) sollen nicht noch mehr belastet werden.

5. Tut es weh? Dann kürzer anspannen.

Variationen für die volle Kontrolle

Während des Programms werden zwei Variationen eingeführt: Die Kegelübung wird laufend und springend gemacht. Das sorgt dafür, dass du in allen Situationen eine bessere Kontrolle über deinen Beckenboden hast. Die Variationen stehen bei den XL-Fundamentals der Wochen 25–27 und 31–33 des Programms.

So erkennst du, ob du wirklich nur den Beckenboden anspannst:
Leg dich ohne Kissen unter dem Kopf auf den Boden und leg eine Hand auf deinen Bauch. Spann nun den Beckenboden an. Mit der Hand spürst du, ob du die Bauchmuskeln mit anspannst oder nicht. Achte darauf, dass auch die Rücken- oder Beinmuskeln entspannt bleiben. Im Sitzen kannst du kontrollieren, ob du den Po entspannt lässt. Solltest du ihn anspannen, hebt sich nämlich dein Oberkörper ein wenig. Probier es aus, dann merkst du den Unterschied.

Schmerzen bei den *BTY*-Kegelübungen

Schmerzen sind bei den *BTY*-Kegelübungen nicht gewollt. Deine Beckenbodenmuskeln sind in diesem Fall überaktiv oder gerade zu wenig aktiv. Wenn du den Eindruck hast, dass du deine Muskeln nicht aktivieren kannst, dass du die Übungen machst, aber nichts fühlst, oder dass deine Beine sich bewegen oder zittern, dann sind deine Muskeln wahrscheinlich nicht richtig aktiv, und du kannst sie nicht anspannen. Geh dann eine Stufe zurück und such deinen Beckenboden (siehe Seite 27).

Bei überaktivem Beckenboden wirst du Knoten finden. Die Knoten sind das Ergebnis von zu großer Anspannung und zu viel Stress für die Muskeln. Der Schmerz ist die Folge dieser Knoten in Kombination mit zu starker Anspannung. Wie du die Knoten im Beckenboden loswirst, liest du auf Seite 295.

DIE RICHTIGE GRUNDHALTUNG BEIM TRAINING

Die richtige Grundhaltung beim Training

Die Haltung, in der du trainierst, bestimmt eigentlich alles. Mit einer guten Haltung holst du das Maximum aus der Übung heraus, mit einer schlechten schadest du deinem Körper. Leg also besonders viel Wert auf eine perfekte neutrale Position oder auf die sogenannte Imprintposition, die du dann einnimmst, wenn die neutrale Position wirklich zu schwer ist!

Es gibt zwei Grundhaltungen beim Training:

1. Die neutrale Position des Rückgrats: Du nimmst sie fast immer ein – im Liegen, Stehen und Sitzen.
2. Die Imprintposition: Diese Haltung nimmst du ein, wenn eine Übung in neutraler Position zu schwer wird. Sieh sie als eine Art Reservehaltung an.

NEUTRALE POSITION

Die Wirbelsäule sieht in neutraler Position so aus:

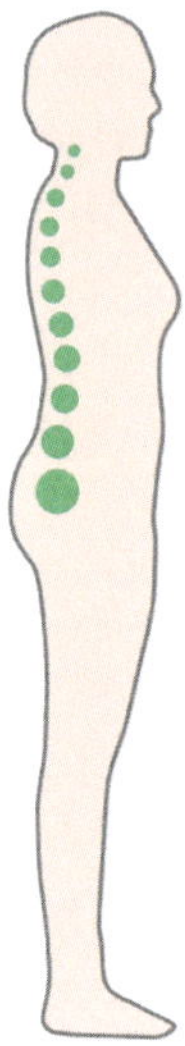

Sie nimmt eine natürliche S-Form an. Diese S-Form ist von außen eigentlich nicht sichtbar und daher nicht zu verwechseln mit einem Hohlkreuz oder einem Rundrücken. In einer neutralen Position ist also kaum eine Rundung zu erkennen. Diese natürliche S-Form funktioniert als eine Art Stoßdämpfung beim Stehen, Springen, Rennen und sogar beim Gehen. Außerdem müssen die Muskeln in der neutralen Position weniger stark arbeiten, um den Körper aufrecht zu halten und in Bewegung zu setzen.

Du wirst merken, dass wir dich im Laufe des Programms bestimmt 100-mal daran erinnern werden, auf eine neutrale Haltung zu achten. Wir tun das aus gutem Grund, denn ohne eine neutrale Haltung kannst du oft mehr falsch machen als richtig. Und denk daran: Die neutrale Haltung gilt ... IMMER. Also beim Sitzen, Heben, In-die-Hocke-Gehen, Liegen, Radfahren, auf der Toilette und so weiter.

So findest du die neutrale Position deiner Wirbelsäule:
Leg dich mit angezogenen Beinen auf den Boden, Füße hüftbreit und flach auf dem Boden. Wenn du richtig liegst, gibt es jetzt zwei Stellen, an denen deine Wirbelsäule den Boden nicht berührt: Nacken und unterer Rücken. Stell dir jetzt vor, du stellst eine Tasse Kaffee auf deinem Bauch ab. Wenn du richtig liegst, schwappt nichts über. Bei einem Hohlkreuz würde der Kaffee Richtung Schambein überlaufen, bei einem runden Rücken in Richtung Nabel. Beide Varianten wären nicht gut: Deinen Kaffee willst du schließlich aus der Tasse trinken. Anders ausgedrückt: Deine Hüftknochen und dein Schambein müssen auf derselbe Höhe liegen.

Um zu überprüfen, ob du in der richtigen Position liegst, legst du jeweils deine Daumen und deine Zeigefinger aneinander, sodass beide Hände zusammen eine Art Dreieck bilden. Leg nun die Zeigefinger auf dein Schambein und die Daumen auf die Hüfte. Sind die Hände parallel zum Boden?

Liegend, vornübergebeugt, sitzend oder stehend: Fast immer in neutraler Position
Ob du nun liegst, dich nach vorne beugst, sitzt oder stehst, deine Wirbelsäule sollte eigentlich immer in einer neutralen Position verbleiben. Vor allem im Liegen ist das schwierig, deswegen braucht die Wirbelsäule dabei besondere Aufmerksamkeit. Überprüf vor jeder Übung, ob deine neutrale Position noch korrekt ist. Wiederhol das in der Mitte der Übung noch einmal. Sobald du dich anstrengst, ist die Wahrscheinlichkeit groß, dass du die Kraft irgendwo anders herholst und deine neutrale Position vergisst.

IMPRINT

Manchmal ist es zu schwierig, in einer neutralen Position zu bleiben. Dann kannst du in den Imprint wechseln. In dieser Position behältst und schützt du die Stabilität deines Beckens und des unteren Rückens. Auch bei schwächeren Bauchmuskeln kann es vernünftig sein, in den Imprint zu gehen. In dieser Position ist es leichter, die Verbindung zu deinen Bauchmuskeln zu halten und sie gleichzeitig zu stärken, damit du irgendwann doch die neutrale Position halten kannst.

So findest du die Imprintposition deiner Wirbelsäule:
Leg dich auf den Boden, Beine angezogen, Füße hüftbreit auf dem Boden. Atme ruhig ein, beim Ausatmen Schambein in Richtung Nabel ziehen. Dein unterer Rücken ist nun verlängert, er liegt auf dem Boden auf und wird von den tiefen Bauchmuskeln gestützt.

PHASE 1:
BACK

Phase 1: Back

Du bist von der Geburt noch leicht benommen, hast dein Baby noch nicht von Kopf bis Fuß bewundern können, und trotzdem geht dein Körper schon in die erste Phase unseres Programms über. Diese *Back*-Phase kannst du sowohl wörtlich als auch im übertragenen Sinne verstehen.

Dein Körper ist jetzt wieder nur für dich zuständig. Er muss wieder einen Zyklus aufbauen, ein Hormongleichgewicht herstellen, die Gebärmutter verkleinern und sich von einer möglichen Verletzung erholen, einem Dammriss oder -schnitt oder sogar von einem Kaiserschnitt. Dein Körper wird neue Zellen bilden, um die Wunde zu schließen, Haut, Bindegewebe und Muskeln gehen in den Zustand zurück, in dem sie vor der Schwangerschaft waren.

Symbolisch machst du auch einen Schritt zurück. Körper und Seele brauchen jetzt etwas Zeit, um alles zu verarbeiten und um diese wunderbaren ersten gemeinsamen Wochen zu genießen – Wochen voller Emotionen, Wochen, die du nie wieder vergessen wirst und die einen großen Einfluss auf den Beginn eines neuen Lebens haben.

Dein Leben passiert jetzt im Schnelldurchlauf, dein Körper beginnt mit der Back-Phase.

Das erwartet dich in Phase 1: Back

- Praktisches: Wochenbettbeschwerden
- Praktisches: Wundversorgung
- Praktisches: Versorgung und Abheilen eines Kaiserschnitts
- Expertentipps: Die besten *Back*-Tipps der besten Experten

Hast du schon vor längerer Zeit entbunden und willst jetzt erst das *BTY*-Programm beginnen? Dann kannst du einen Teil überspringen, siehe Seite 136.

Wochenbettbeschwerden

In der ersten Woche heißt es natürlich ausschließlich: das Baby genießen. Währenddessen regeneriert sich dein Körper auch von der Spitzenleistung, die er bei der Geburt erbracht hat. Hier kommen die häufigsten Wochenbettbeschwerden und wie du sie mildern kannst:

Hämorrhoiden

Hämorrhoiden sind zu stark geschwollene Blutgefäße rund um den Anus. Sie können jucken oder brennen, manchmal bluten sie auch. Hämorrhoiden entstehen unter anderem durch zu starkes Pressen, und das musstest du während der Geburt tun. Es hilft, viel Wasser zu trinken, ballaststoffreich zu essen, um eine Verstopfung zu vermeiden, und beim Toilettengang nicht zu pressen. Achte sehr auf gute Hygiene!

Nachwehen

Deine Gebärmutter beginnt fast sofort nach der Geburt damit, sich zusammenzuziehen. Diese Kontraktionen spürst du vermutlich recht heftig, deshalb werden sie »Nachwehen« genannt. Dort, wo die Plazenta an der Gebärmutterwand befestigt war, hat sich jetzt eine Wunde gebildet. Je besser und stärker sich die Gebärmutter zusammenzieht, desto schneller verschließt sich diese Wunde. Du wirst merken, dass sich die Krämpfe verstärken, wenn du dein Baby stillst oder du es schreien hörst und dein Körper darauf automatisch mit dem Milchspendereflex reagiert. Dieser Reflex wird von dem Hormon Oxytocin ausgelöst. Es sorgt dafür, dass sich die Muskeln rund um die Milchdrüsen zusammenziehen; aber eben auch dafür, dass sich die Gebärmutter zusammenzieht. Hilfreich bei starken Nachwehen sind Wärmekompressen und leichte Massagen (natürlich nicht, wenn du einen Kaiserschnitt hattest). Leg dein Baby häufig an und geh regelmäßig zur Toilette. Mit einer leeren Blase kann sich deine Gebärmutter besser zusammenziehen.

Wundes Gefühl am Beckenboden

Nach der Geburt kann das Gewebe von Vagina, Anus und Damm geschwollen oder wund sein. Was hilft, ist Luft! Ab und zu mit nacktem Hintern auf einem Feuchtigkeit absorbierenden Tuch zu sitzen wirkt wahre Wunder. Ein Kissen scheint kurzfristig zu helfen, zieht den Heilungsprozess aber in Wahrheit nur in die Länge. Wenn du sitzt, wähl eine harte Sitzfläche und versuch, gerade zu sitzen. Drück wortwörtlich die Feuchtigkeit heraus. Achte sehr auf deine Haltung, denn falsches Sitzen oder Liegen kann wieder andere Beschwerden verursachen.

Schmerzen in der Brust (Milchstau)

Sobald du den Milcheinschuss hast, werden deine Brüste sichtlich größer. Sie werden runder als rund, und das spürst du auch. Manchmal kommt es zu einem Milchstau, und das kann richtig wehtun. Es hilft, das Baby oft anzulegen und darauf zu achten, dass es die Brust richtig leer trinkt. Eine warme Dusche hilft ebenso, auch gequetschte und kühle Kohlblätter wirken Wunder. Ein Milchstau tritt oft im Zusammenhang mit dem Milcheinschuss auf, viele Frauen leiden aber auch zu einem späteren Zeitpunkt darunter.

Flüssigkeit verlieren (häufiger Harndrang und Schweiß)

Während der Schwangerschaft bindet der Körper besonders viel Flüssigkeit, die er jetzt wieder loswerden will. Du wirst jetzt häufiger Wasser lassen müssen, und du schwitzt auch mehr. Dieses Schwitzen tritt vor allem nachts auf. Manchmal wachst du schweißgebadet auf. Dann hilft es, viel Wasser zu trinken und sich ein T-Shirt zum Wechseln neben das Bett zu legen. Dann kannst du dich nachts sofort umziehen und frierst nicht.

Wochenfluss

In den ersten Tagen nach der Geburt wirst du reichlich Blut verlieren, vor allem am allerersten Tag. Im Blut sind Klumpen enthalten, die auch wirklich groß sein können. Solange du nicht häufiger als halbstündlich die Wochenflussvorlage wechseln musst, solange du dich gut fühlst und keine erhöhte Temperatur hast, ist alles im grünen Bereich. Da hilft nur abwarten. Deine Gebärmutter braucht Zeit, um zu heilen. Das

Schlimmste wird nach einer Woche überstanden sein. In den folgenden Wochen gleicht der Wochenfluss eher der Menstruation. Bis der Wochenfluss versiegt und somit die Wunde geschlossen ist, darfst du keinen Sex haben.

Haarausfall

Auf einmal sieht es so aus, als ob all deine Haare ausfallen würden. Die Bürste ist nach dem Kämmen voll davon. Mach dir keine Sorgen, du bekommst keine Glatze. Während der Schwangerschaft fallen besonders wenige Haare aus, und jetzt, wo die Geburt hinter dir liegt, verlierst du die zusätzlichen Haare wieder.

Tränen im Wochenbett/Babyblues

Die rosarote Brille hast du leider nicht während des ganzen Wochenbetts auf. Gut drei Viertel aller Frauen haben in den ersten Wochen einen Babyblues – manche heftiger, manche weniger schlimm. Auf einmal bist du traurig, musst grundlos weinen, hast negative oder depressive Gefühle, und du weißt überhaupt nicht, warum. Keine Sorge: Das sind die Hormone! Durch den plötzlichen Abfall von Progesteron kann es sein, dass du von Traurigkeit überfallen wirst. Was hilft: das Wissen, dass es nicht an dir liegt, sondern an den Hormonen, und dass es von alleine vorbeigeht. Und eine Umarmung. Die hilft immer.

Risse, Schnitte, Wundheilung

Während der Geburt musste etwas richtig Großes durch eine Öffnung, die eigentlich ziemlich klein ist. Vielleicht hast du einen Dammriss (Ruptur), oder der Arzt hat sogar einen Dammschnitt (Episiotomie) vorgenommen. So pflegst du beide Wunden am besten:

Wundheilung bei einem Dammriss oder -schnitt

- Meist lösen sich die Fäden rund um den zehnten Tag von alleine auf.
- Urin kann an einer offenen Wunde stark brennen. Lass es unter der Dusche mit dem Wasserstrahl auf deine Vulva gerichtet laufen. So spülst du den brennenden Urin sofort weg.
- Wisch nicht, tupf!
- Bei einer offenen Wunde ist Hygiene wichtig. Du willst schließlich keine Entzündung bekommen.
- Luft: Wunden heilen schneller, wenn man sie an die frische Luft bringt. Leg dich auf eine saugfähige Unterlage, die das Blut auffängt, das du eventuell verlierst (das ist ganz normal), und lüfte untenrum regelmäßig durch.
- Kühlen kann helfen. Wickel einen Kühlbeutel in ein Tuch und leg es an deine Vulva.
- Sorg dafür, dass die Narben weich bleiben, indem du sie massierst. Dazu gibt es eine spezielle Technik (siehe Seite 199). Möglich ist das, wenn deine Hebamme festgestellt hat, dass die Wunde verheilt ist.

Nach einem Kaiserschnitt

Wenn eine vaginale Geburt aus welchem Grund auch immer nicht möglich ist, kommt es zu einem Kaiserschnitt. Und so schön und schnell diese Methode auch ist, sie ist und bleibt eine Bauchoperation. Deine Haut wurde eingeschnitten und deine Muskeln verschoben, daher wird die Rückbildung länger dauern als bei einer vaginalen Geburt. Worauf musst du dich nun einstellen? Hier kommen alle Infos und die besten Tipps, mit denen du so schnell und gut wie möglich wieder fit wirst:

- Nach einem Kaiserschnitt bleibst du bis zu fünf Tage im Krankenhaus.
- Durch die Narkose oder die PDA fühlst du dich eventuell zittrig, oder dir ist schlecht.
- Ruhe ist wirklich sehr wichtig, trotzdem musst du jeden Tag versuchen, ein wenig zu gehen. Bleib in Bewegung!
- Oft kannst du schon nach einem Tag wieder normal auf die Toilette – vorausgesetzt, der Blasenkatheter ist gezogen.
- Heb nichts, was schwerer ist als dein Baby.
- Nach drei Wochen ist die Wunde verschlossen, und ein halbes Jahr nach der Geburt beginnt die Narbe zu verblassen. Allerdings kann es noch wochen- oder monatelang zu Taubheitsgefühlen rund um den Schnitt kommen.
- Möglicherweise bist du noch drei bis vier Monate lang müder als sonst.
- Mach keine Bauchmuskelübungen, bis du die ärztliche Erlaubnis dazu hast.
- Vermeide Bewegungen oder Übungen, bei denen du dich nach hinten beugen musst.
- Beckenbodenübungen darfst du schon früher machen!
- Sorg dafür, dass die Narbe weich bleibt, indem du sie massierst. Dazu gibt es eine spezielle Technik (siehe Seite 199). Möglich ist das ab dem Moment, wo deine Wunde verheilt ist. Frag dazu deinen Frauenarzt oder deine Hebamme.

Die besten *Back*-Tipps der besten Experten

Dr. Sheila de Liz, **Gynäkologin,** Wiesbaden

Die besten Überlebenstipps für die* Back*-Phase
In der ersten Woche geht es wirklich ums Überleben. Egal wie gut du dich vorbereitet hast, die Welle an Emotionen ist überwältigend. Akzeptier sie und geh in den Survival-Modus. Meine besten Tipps:

1. *Lass dir helfen.* Hast du Besuch? Bitte um Hilfe. Du musst jetzt nicht die perfekte Gastgeberin sein. Bitte den Besuch, selbst Tee zu kochen, oder frag, ob er mal schnell dieses oder jenes im Haushalt erledigen mag, was nicht warten kann, bis dein eventueller Partner wieder da ist.
2. *Bestell im Internet.* Zwischen den Stillmahlzeiten mit dem kleinen Baby eine Expedition in den Supermarkt machen und zurück drei volle Taschen tragen? Das ist jetzt keine gute Idee. Warum solltest du das dir selbst, deinem Baby, deiner Ruhe und deinem Körper antun, wenn du deine Einkäufe auch einfach von zu Hause aus erledigen kannst?
3. *Akzeptier das veränderte Tempo.* Jetzt gerade nicht. Zeitdruck und eine zu hoch gelegte Latte sind jetzt deine ärgsten Feinde. Und wenn du tagelang nicht duschst – *who cares?*
4. *Bau eine Bindung zu deinem Baby auf.* Das ist nun das Allerwichtigste. Bau eine Beziehung auf, sei so viel wie möglich mit deinem Kind zusammen und genieße es. Fällt dir das schwer? Dann nimm sofort Kontakt zu deiner Ärztin auf. Möglicherweise werden bestimmte Stoffe in deinem Körper nicht ausreichend gebildet. Ein Mangel kann zu postnatalen Depressionen führen.

Dr. Miranda Goërtz, **Psychologin,** Arnhem, Niederlande

Deine Erfahrungswelt als Mutter ist die Erfahrungswelt deines Babys. Was du tust, wird direkt widergespiegelt. So wie du dich fühlst, fühlt sich auch dein Baby. Nimm dir einen Moment, hierüber nachzudenken, damit es dir bewusst wird. Die Erkenntnis, dass sich dein Gefühl direkt auf dein Kind überträgt, ist ein guter Grund, auch an dich selbst zu denken. Fühlst du dich wohl, fühlt sich auch dein Baby wohl. Bist du aus dem Gleichgewicht? Dann ist es klug, daran zu arbeiten. Gut für dich und (daher) gut für dein Baby. Gönn dir selbst Balance, gönn sie deinem Baby. Kleiner Denkanstoß …

Betül Berthold, **Begleiterin für werdende Mütter,** Frankfurt am Main

Betül hat viele Jahre mit Frauen gearbeitet, die bald entbinden oder entbunden haben. Sie ist für ihre liebevolle Begleitung bekannt und weiß, wie Frauen vor allem sich selbst helfen, um so gut wie möglich **Back To You** ***zu kommen. Hier sind ihre Tipps:***

1. *Iss gesund.* Dieser Rat wirkt fast überflüssig, ist aber so wichtig. Ernährung ist deine beste Freundin während des Wochenbetts und in den Monaten danach. Dein Körper braucht Vitamine, Mineral- und Ballaststoffe und deine Psyche Energie. All das lässt sich aus der Nahrung gewinnen. Fastfood kann sich ungünstig auf deinen Körper auswirken. Was dein Körper jetzt braucht, findest du auf Seite 83.
2. *Schlaf, wenn dein Baby schläft.* Du brauchst deine Ruhe wirklich, und seien wir ehrlich: Nachts kommst du jetzt nicht auf acht Stunden Schlaf. Daher gilt die Faustregel: Schlafen, wenn das Baby schläft. Und wenn das nicht klappt? Liegen und ausruhen.

3. *Schreib einen Brief an dich selbst* und beschreib deine aufrichtige Bewunderung für das, was du tust. Klingt verrückt, aber es hilft tatsächlich, dir selbst solch ein Kompliment zu machen. Denk an das, was du gut hinbekommst. Wenn du später diese Zeilen liest, werden sie dir ein gutes Gefühl geben.
4. *Meditier*. Das geht ganz einfach und ohne Klimbim, auch wenn du es nicht gewöhnt bist. Es gibt Apps, mit denen du dir kurz eine schöne Geschichte mit angenehmer Musik anhören kannst. Konzentrier dich darauf, vergiss kurz den Rest, und du wirst merken: Körper und Geist entspannen.
5. *Entspann mithilfe von Atemtechniken*. Lerne, Stresssignale deines Körpers zu deuten. Wenn deine Schultern, dein Nacken, dein Kiefer oder andere Teile deines Gesichts verkrampft sind, kann das ein Zeichen dafür sein, dass du gestresst bist. Sobald du deinen Stressindikator gefunden hast, kannst du mit den Atemübungen anfangen. Leg oder setz dich ruhig hin und atme tief ein, visualisiere, wie sich die Stelle entspannt, und atme länger aus, als du eingeatmet hast. Übe das regelmäßig. Je öfter du es tust, desto leichter geht es, und umso größer ist der Effekt.
6. *Trink ausreichend*. Wasser solltest du immer dabeihaben. Es hilft dir, deinen Flüssigkeitshaushalt wieder ins Gleichgewicht zu bekommen, und hydriert deinen Körper – das brauchst du jetzt, vor allem wenn du stillst.
7. *Reservier ein paar Minuten am Tag für dich selbst*. Denk an die schönen Veränderungen, die du an dir selbst bemerkst. Versuch, die emotionalen Wellen, die vielleicht nicht immer nur positiv sind, zu umarmen. Sie gehören dazu. Versuch, deine eventuellen negativen Gefühle in schöne, positive Kräfte umzuwandeln. Hol dir Hilfe, wenn du sie brauchst. Ein Beispiel: Einerseits fühlst du dich überwältigt, aber andererseits bekommst du ja alles richtig gut hin. Darauf darfst du stolz sein!
8. *Genieß ein paar Minuten am Tag die Stille*. Ich glaube sehr stark an Stille. Bei all dem, was um dich herum passiert, ist es wunderbar, ein paar Minuten am Tag die Stille zu genießen. Das verleiht dir sowohl Ruhe als auch Energie.

9. *Reich dein Baby nicht zu viel herum*. Vor allem in großen Familien kommt es immer wieder vor, dass alle Verwandten gleichzeitig zu Besuch kommen und alle das Baby einmal halten wollen. Wenn du dich dabei gut fühlst, ist das okay, aber verbieg dich nicht. Wenn du das nicht willst, sag es einfach. Das wird dich beruhigen. Und auch dein Baby.
10. *Verlier deine Weiblichkeit nicht.* Verwöhn dich in diesen Wochen, eigentlich sogar für den Rest deines Lebens als Mutter. Dass du Mutter bist, bedeutet nicht, dass du nicht mehr an dich selbst denken sollst. Du bist es wert und verdienst es!

Ann-Marlene Henning, **Sex- und Beziehungstherapeutin,** Hamburg

1. Eigne dir Wissen an! Es ist wichtig, dass du mehr über dich selbst, deinen Körper und dein neues Ich erfährst. Dieses Wissen wird dein ganzes System beruhigen. Kennst du deinen Körper, spürst du ihn auch. Nimm dir einen Spiegel und schau dir deinen Körper an, auch deine Vulva. Mach das am besten sofort. Komm in Kontakt mit deinem Körper und merk dir: Alles, was du fühlst, ist okay!
2. Wusstest du, dass deine Brüste durch wichtige Nerven mit deiner Gebärmutter verbunden sind? Wenn du stillst, zieht sich deine Gebärmutter zusammen, sobald du dein Baby anlegst. Dieser Zusammenhang ist ganz normal und sorgt dafür, dass die Gebärmutter wieder auf ihre alte Größe schrumpft. Das kann sich auch anfühlen wie Lust. Sei dir bewusst, dass dieses Gefühl nur aufgrund der (neurophysiologischen und evolutionären) Verbindung zwischen Gebärmutter und Brust vorhanden ist.

TRAINING IN DER *BACK*-PHASE

Für dich als frisch entbundene Mutter beginnen wir mit dem Training ganz langsam, aber gerade diese ruhigen, bewussten Übungen werden dir nun helfen. Sollte deine Geburt schon länger her sein, überspringst du einfach Block 1 (Woche 1–3) und beginnst sofort mit Block 2. Dieser wird in dem Fall für eine Woche trainiert statt für drei. In der zweiten Woche geht es sofort mit der *To*-Phase weiter. Die erste Woche sollte aber wirklich gemacht werden, da während dieser Zeit ein Bewusstsein für die Verbindung Beckenboden-Körper-Atmung geschaffen wird. Wie die Übungen genau gemacht werden, zeigen wir dir in der *BTY*-App. Außerdem findest du hinten im Buch jeweils eine kurze Beschreibung (ab Seite 297). Schwer sind die Übungen nicht, aber trotzdem sind sie der perfekte Start für jede Frau, die ein neues Leben auf die Welt gebracht hat.

Für diese Phase benötigst du:

- einen Stuhl

Deine täglichen *BTY*-Kegelübungen

Beginn mit einer Sekunde Anspannen und einer Sekunde Entspannen. Das ist nicht lang, aber genau so bekommst du die Kontrolle über die Muskeln zurück, und dein Gehirn spürt wieder die Verbindung zu diesen Muskeln. Nimm dir in diesen Wochen die Zeit, das An- und Entspannungsprinzip gut zu beherrschen, indem du pumpenartige Bewegungen machst. Im zweiten Block der *Back*-Phase dehnst du die Übung auf drei Sekunden aus.

Tägliche Aufgaben

- *BTY*-Kegelübungen
- Spazieren gehen
- Dehnen, Aktivieren und Lockern (siehe Seite 141-147)

Warm-up

In dieser Phase gibt es kein Warm-up, weil die Übungen eigentlich selbst als ein gutes Warm-up funktionieren. Da wir mit diesem Training deine Muskeln nicht zu sehr belasten, brauchst du sie davor auch nicht aufzuwärmen.

Cool-down

15 Minuten draußen spazieren gehen (nur wenn du schon wieder nach draußen darfst).

Erläuterung der verwendeten Symbole

- (P) Vorsicht bei einem Prolaps
- (P) zu empfehlen bei einem Prolaps
- (P) nicht durchführen bei einem Prolaps
- mit der Faszienrolle lockern
- Lymphdrainage
- (D) Vorsicht bei einer Diastase
- (D) zu empfehlen bei einer Diastase
- (D) nicht durchführen bei einer Diastase
- aktivieren
- (!) Achtung!

Trag vor jeder neuen Phase deine »Startbedingungen« auf Seite 328f. ein und mach ein Foto, sodass du später mit eigenen Augen die Unterschiede zwischen »vorher« und »nachher« sehen kannst.

WOCHE 1–3 BLOCK 1

Den Körper dehnen und die ersten Verbindungen zum Beckenboden aufbauen.

Öffne die *BTY*-App und trainiere mit …

Vorbereitung

10 x XL-Atmung (siehe Seite 117)
***BTY*-Kegel:** 10 x 1 Sekunde
Warm-up: nein

Work-out

Nacken dehnen

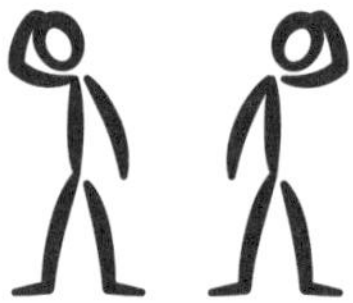

Woche 1
Woche 2
Woche 3

Waden dehnen

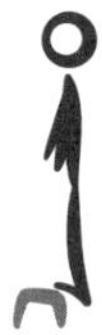

Woche 1
Woche 2
Woche 3

Brain-Pelvic-Connection
(im Liegen)

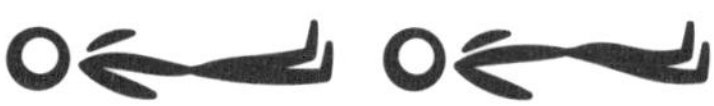

Woche 1
Woche 2
Woche 3

Brust und Seiten dehnen

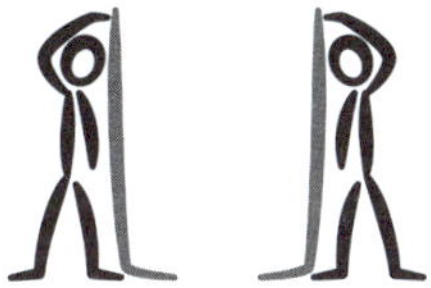

Woche 1

Woche 2

Woche 3

Schultern lockern

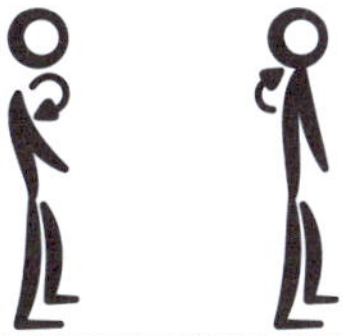

Woche 1

Woche 2

Woche 3

Reverse Flys (im Sitzen)

Brust

unterer Rücken und Schultern

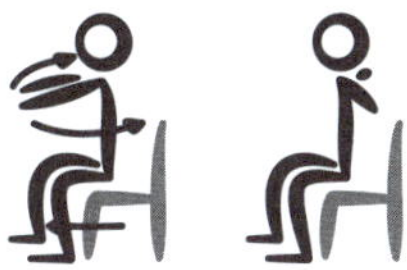

Woche 1

Woche 2

Woche 3

Mini-Squat (mit dem Stuhl) (P)

Oberschenkel, Po und Waden

Beine und Po

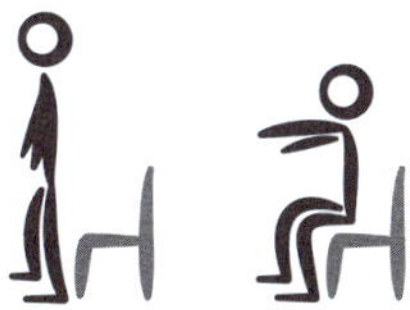

Woche 1

Woche 2

Woche 3

Cool-down

15 Minuten Spazierengehen

Kreise ein: O = lockerrollen / O = aktivieren

Setze dort einen Pfeil, wo du auf die neutrale Position achten solltest.

DEINE XL-FUNDAMENTALS FÜR BLOCK 1

XL-Fundamental: Bewegung

Baby abwechselnd links und rechts hochnehmen

In einer krummen Haltung etwas zu heben oder abzulegen ist nicht gut für den Körper. Aber es ist einfach nicht immer möglich, das Baby gerade hochzunehmen oder abzulegen. Schon allein das Ablegen in die Wiege oder ins Bettchen funktioniert nur mit gebogenem Oberkörper. Hilfreich ist es dann, die Bewegung abzuwechseln. Leg dein Baby die eine Woche zum Beispiel über deine linke Seite ins Bett, und in der nächsten Woche ziehst du das Bettchen von der Wand weg, sodass du es von den anderen Seite ablegen kannst.

Gemacht? Ja ○ Nein ○

XL-Fundamental: Haltung und Atmung

Daumen nicht überstrecken

Hast du schon vom Mama-Daumen gehört? Viele Eltern (also nicht nur Mütter!) bekommen irgendwann Probleme mit ihren Daumen. Der Grund dafür ist einfach: Wenn das Baby jedes Mal mit zu weit gestrecktem Daumen hochgenommen wird, kann das zu Beschwerden führen. Der Daumen fühlt sich gespannt an und schmerzt, auch wenn er nicht bewegt wird. Achte in diesen Wochen besonders darauf, dass der Daumen nicht überstreckt wird, sondern angelegt ist, wenn du dein Baby hebst. Noch besser für dich und dein Baby: Heb dein Baby nicht immer nur hoch, indem du ihm unter die Achseln greifst, sondern stütze mit einer Hand Schulter- und Rückenpartie. Die andere Hand liegt entlang der Wirbelsäule.

Gemacht? Ja ○ Nein ○

XL-Fundamental: Ruhe und Entspannung

Totale Entspannung

Leg oder setz dich entspannt mit deinem Baby hin. Wenn ihr beide dabei viel Körperkontakt habt, kannst du deinen ganzen Körper entspannen. Beginn mit den Füßen, dann die Unterschenkel, Knie und Oberschenkel. Spür in jeden Körperteil hinein, während du immer weiter nach oben gehst – selbst deine

Ohrläppchen werden sich entspannt anfühlen. Ganz bewusst. Visualisiere es. Du wirst merken, dass sich automatisch auch dein Baby entspannt. Dein Baby reagiert auf deine Körpersprache und übernimmt deine Ruhe.

Gemacht? Ja ◯ Nein ◯

XL-Fundamental: Ernährung

Stillen und Ernährung

Du hast Glück: Früher dachte man noch, dass Stillende alles Mögliche nicht essen dürfen. Mittlerweile weiß man es besser. Eigentlich kannst du sogar so ziemlich alles essen und trinken, aber …

1. Stillen kann viel Energie kosten. Dadurch erhöht sich die benötigte Kalorienzahl. Es kann nicht schaden, etwas mehr als sonst zu essen (also gesunde Sachen, keine Snacks oder Süßigkeiten, die dir nur schnell Energie liefern, die sofort wieder verpufft). Solange du nicht zunimmst, isst du auch nicht zu viel. Als Faustregel kannst du zwischen 300 und 500 zusätzliche Kalorien einrechnen. Das entspricht einer kleinen zusätzlichen Mahlzeit.
2. Jetzt eine Diät zu beginnen ist keine gute Idee. Bei einer krassen Diät werden eventuell Abfallstoffe freigesetzt, die über die Milch dein Baby erreichen. Außerdem brauchst du jetzt Energie, um dein Baby zu versorgen.
3. Sei vorsichtig mit Koffein. Koffein gelangt in die Muttermilch und könnte dein Baby unruhig machen. Trink nicht mehr als eine Tasse Kaffee oder zwei Tassen schwarzen Tee am Tag. Energydrinks voller Koffein und Zucker lässt du besser ganz sein.
4. Vermeide Alkohol, denn der gelangt auch in die Milch. Willst du trotzdem ein Gläschen trinken, dann am besten direkt nach einer Stillmahlzeit.
5. Du kannst ganz normal gewürztes und auch scharfes Essen zu dir nehmen. Was du jetzt aber besser meiden solltest, sind Aloe, Senna und Kava.
6. Iss nicht häufiger als zweimal pro Woche fetten Fisch, weil darin schädliche Dioxine und Schwermetalle enthalten sein können.
7. Vielleicht ist der Hinweis hier überflüssig, aber Rauchen und Drogen sind natürlich sehr schädlich für dein Baby und für dich.

Gemacht? Ja ◯ Nein ◯

Notizen

TAGEBUCH BLOCK 1

Analysiere dich selbst …

XL-Haltung und -Atmung

Denkst du an …	**Ja**	**Meistens**	**Zu wenig**	**Nein**
eine gute neutrale Haltung den ganzen Tag über?	○	○	○	○
die richtige Haltung beim Heben des Babys?	○	○	○	○
tiefe XL-Atmung?	○	○	○	○
die angepasste XL-Atmung beim Heben?	○	○	○	○

Ernährung

Wie sieht es aus mit …	**Sehr gut**	**Gut**	**Könnte besser sein**	**Nicht gut**
ehrlichem, gesundem Essen?	○	○	○	○
der Balance zwischen Eiweiß, Fett und Kohlenhydraten?	○	○	○	○
Trinkst du 1,5 Liter Wasser?	○	○	○	○
Verteilst du die Mahlzeiten über den Tag?	○	○	○	○

Ruhe und Entspannung

Wie geht es mit …	**Oje**	**Gut!**
deinem Stresslevel?		
deinen Ansprüchen an dich selbst?		
Verantwortung abgeben?		
den Überblick behalten?		
deinem Schlafmangel?		

Training und Bewegung

	Ja	**Meistens**	**Zu wenig**	**Nein**
Bemerkst du Fortschritte beim Training?	○	○	○	○

Wie viele Schritte machst du am Tag?

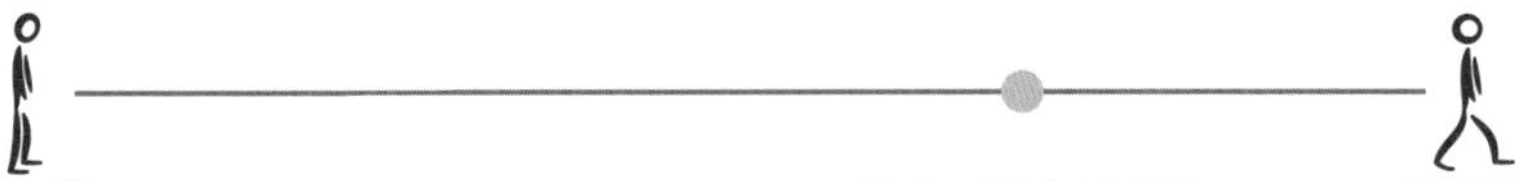

0 Schritte Minimalziel: 10.000 15.000

Allgemeine Fragen

Wie geht es mit …	**Oje** … **Gut!**
deinen Hormonen?	
der Bindung zu deinem Kind?	
deiner Beziehung?	
deinem Liebesleben?	
deinem Sozialleben?	
der Arbeit?	

Beckenboden- & Bauchmuskel-Check-up

Wie oft machst du …	**nie** … **jeden Tag**
die *BTY*-Kegelübungen?	
die XL-Atmung?	

Erinnerung

Überprüfe vor Beginn des nächsten Blocks, ob Knoten im Beckenboden hast (siehe Seite 294). Solltest du welche finden, löse sie erst auf, bevor du mit deinen täglichen *BTY*-Kegelübungen weitermachst!

	Ja	**Ein bisschen**	**Nein**
Leidest du noch unter einer vergrößerten Diastase?	○	○	○
Leidest du noch unter einem Prolaps?	○	○	○
Bemerkst du Fortschritte bei deinen Beckenbodenmuskeln?	○	○	○

Auf Basis meiner Selbstanalyse:

Dies sind meine Ziele für den nächsten Block:

So werde ich sie erreichen:

WOCHE 4–6 BLOCK 2

So kommst (und bleibst) du in Kontakt mit deinem Beckenboden – und der Beckenboden in Kontakt mit dem Rest deines Powerhouse.

Öffne die *BTY*-App und trainiere mit …

Work-out

Vorbereitung

10 x XL-Atmung

***BTY*-Kegel:** 10 x 3 Sekunden (oder 2 oder 1, wenn 3 zu viel sind)

Warm-up: nein

BB-Lift 1 (P) + BB-Lift 2 (P) (D)

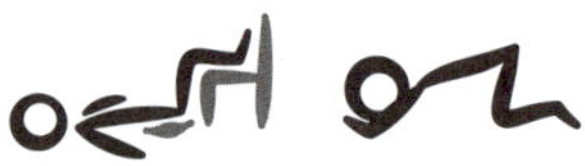

Woche 1

Woche 2

Woche 3

Brain-Pelvic-Connection

(im Liegen)

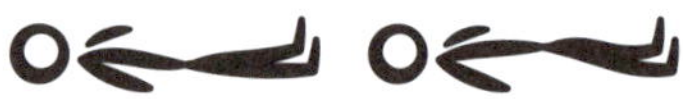

Woche 1

Woche 2

Woche 3

Heel Slide

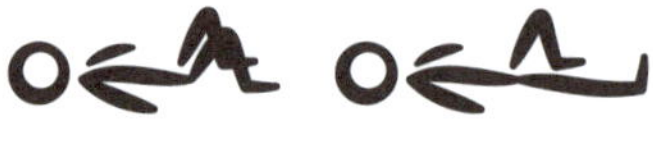

Woche 1

Woche 2

Woche 3

Namaste

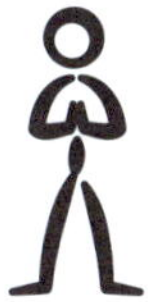

Woche 1

Woche 2

Woche 3

Mini-(Stuhl-)Squats (P)

Oberschenkel, Po und Waden

Beine und Po

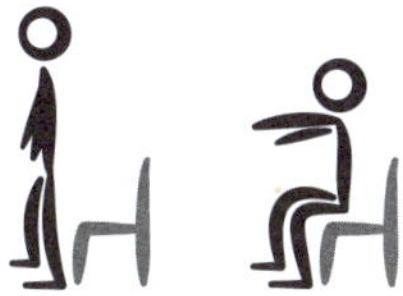

Woche 1

Woche 2

Woche 3

Schultern dehnen

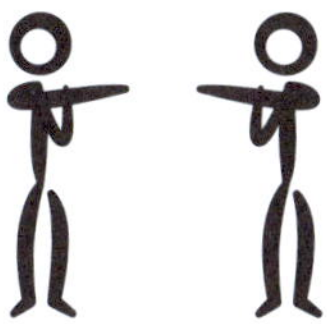

Woche 1

Woche 2

Woche 3

Body Extension

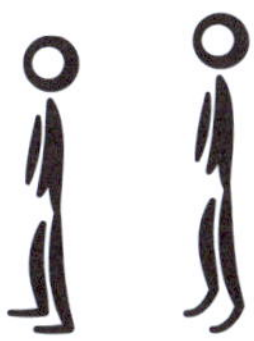

Woche 1

Woche 2

Woche 3

Cool-down

15 Minuten Spazierengehen

Kreise ein: O = lockerrollen / O = aktivieren

Setze dort einen Pfeil, wo du auf die neutrale Position achten solltest.

DEINE XL-FUNDAMENTALS FÜR BLOCK 2

XL-Fundamental: Bewegung

To do: Sticker kleben

Kleb an fünf Stellen im Haus kleine rote Sticker. Dorthin, wo du oft vorbeikommst, zum Beispiel Toilette, Kühlschrank, Spüle usw. Jedes Mal, wenn du einen der Aufkleber siehst, nimmst du dir die Zeit, um drei bis fünf tiefe und ruhige Atemzüge zu machen, während du dich auf deinen Beckenboden konzentrierst. Spür, wie er auf die Atmung reagiert. Versuch, beim dritten Mal das Einatmen zu verlängern und den Beckenboden beim Ausatmen anzuheben. Dabei wird auch dein Bauch nach innen gehen. Es fühlt sich an, als ob du einen Reißverschluss vom Schambein bis unter den Nabel zuziehen würdest. Diese Übung verleiht Ruhe (eigentlich ist es eine Achtsamkeitsübung) und lehrt dein Gehirn, eine Verbindung zwischen Atmung, Beckenboden, Bauch- und Rückenmuskeln herzustellen. Je öfter du das tust, desto besser werden die einzelnen Teile des Powerhouse zusammenarbeiten.

Gemacht? Ja ○ Nein ○

XL-Fundamental: Haltung und Atmung

Check dein Spiegelbild

Schau in diesen Wochen genauer hin, wenn du an einem Spiegel oder einem spiegelnden Schaufenster vorbeikommst. Stehst du gerade? Sind die Schultern schön nach hinten und unten gezogen? Und schaust du so oft wie möglich in Richtung des Horizonts, anstatt immer nur nach unten? Natürlich kannst du nicht den ganzen Tag in einer idealen Haltung herumlaufen, versuch aber trotzdem, dir deiner Haltung bewusst zu sein. Achte auf einen geraden Rücken, spann den Bauch an, statt ihn hängen zu lassen, nimm das Kinn hoch und zieh die Schultern nach hinten unten.

Gemacht? Ja ○ Nein ○

Notizen

XL-Fundamental: Ruhe und Entspannung

Mini-Mama-Meditation

Mediation ist eigentlich nichts anderes als das völlige Ausschließen aller umgebenden Reize, um wieder in Kontakt mit dem eigenen Atem zu treten. Betrachte sie als Reset- und Pauseknopf in einem. Das Schöne ist, dass du bereits sehr viel Ruhe bekommst und Stresshormone abbaust, wenn du täglich meditierst, aufbauend von drei bis zehn Minuten pro Tag.

1. Setz dich in einer für dich bequemen Position aufrecht hin, zum Beispiel auf einen Stuhl, stell die Füße auf den Boden und leg die Hände auf den Beinen ab.
2. Entspann Rücken, Schultern und Nacken. Halte deinen Kopf gerade. Achte auch darauf, dass sich dein Gesicht bei jedem Einatmen entspannt. Entspann Kiefer, Wangen, Augen. Auch deine Zunge hat im Mund eine entspannte Position, dabei liegt die Spitze direkt hinter den Zähnen.
3. Konzentrier dich auf deine Atmung. Atme ruhig und bewusst ein und aus. Versuch, dich den Geräuschen und anderen Eindrücken von außen oder aufkommenden Gedanken zu verschließen. Schweifst du in Gedanken ab? Das macht nichts, kehr einfach wieder zu deinem Atem zurück.

Gemacht? Ja ○ Nein ○

XL-Fundamental: Ernährung

Verteile deine Mahlzeiten über den Tag

Fühlst du dich antriebslos? Oder (ein wenig) müde? Dein Energielevel wird nicht nur von deiner Schlafmenge bestimmt, sondern auch von deinem Essverhalten. Manchmal ist es hilfreich, zwischen den Hauptmahlzeiten noch etwas zu essen. So verteilst du deine Energiezufuhr über den Tag. Iss dabei nicht einfach mehr, sondern verteil die Menge anders. Überprüf, was es mit deinem Energielevel macht, wenn du zwischendurch zwei kleine Mahlzeiten zu dir nimmst und Frühstück, Mittagessen und Abendessen dafür kleiner ausfallen lässt. Du kannst anstelle einer Zwischenmahlzeit auch etwas Gesundes snacken, zum Beispiel Vollkornknusperbrot mit Avocado (enthält viele gesunde Fette!), ein hartgekochtes Ei (Proteine unterstützen die Muskelheilung), Rohkost (Ballaststoffe für den Darm) oder etwas Joghurt mit Beeren (Probiotika).

Gemacht? Ja ○ Nein ○

TAGEBUCH BLOCK 2

Analysiere dich selbst …

XL-Haltung und -Atmung

Denkst du an …	**Ja**	**Meistens**	**Zu wenig**	**Nein**
eine gute neutrale Haltung den ganzen Tag über?	○	○	○	○
die richtige Haltung beim Heben des Babys?	○	○	○	○
tiefe XL-Atmung?	○	○	○	○
die angepasste XL-Atmung beim Heben?	○	○	○	○

Ernährung

Wie sieht es aus mit …	**Sehr gut**	**Gut**	**Könnte besser sein**	**Nicht gut**
ehrlichem, gesundem Essen?	○	○	○	○
der Balance zwischen Eiweiß, Fett und Kohlenhydraten?	○	○	○	○
Trinkst du 1,5 Liter Wasser?	○	○	○	○
Verteilst du die Mahlzeiten über den Tag?	○	○	○	○

Ruhe und Entspannung

Wie geht es mit …	**Oje** … **Gut!**
deinem Stresslevel?	
deinen Ansprüchen an dich selbst?	
Verantwortung abgeben?	
den Überblick behalten?	
deinem Schlafmangel?	

Training und Bewegung

	Ja	**Meistens**	**Zu wenig**	**Nein**
Bemerkst du Fortschritte beim Training?	○	○	○	○

Wie viele Schritte machst du am Tag?

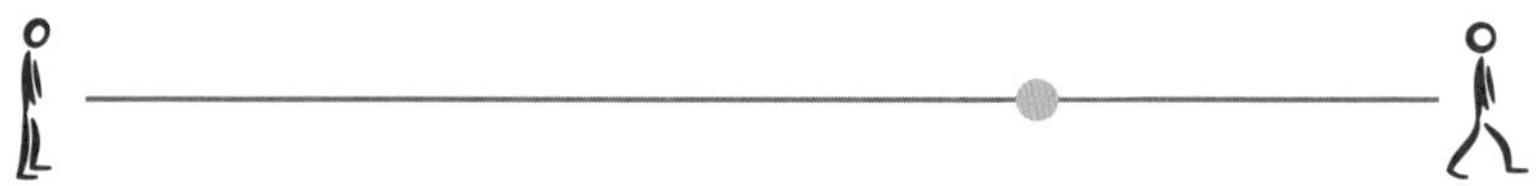

0 Schritte — Minimalziel: 10.000 — 15.000

Allgemeine Fragen

Wie geht es mit …	**Oje**	**Gut!**
deinen Hormonen?		
der Bindung zu deinem Kind?		
deiner Beziehung?		
deinem Liebesleben?		
deinem Sozialleben?		
der Arbeit?		

Beckenboden- & Bauchmuskel-Check-up

Wie oft machst du …	**nie**	**jeden Tag**
die *BTY*-Kegelübungen?		
die XL-Atmung?		

Erinnerung

Überprüfe vor Beginn des nächsten Blocks, ob du Knoten im Beckenboden hast (siehe Seite 294). Solltest du welche finden, löse sie erst auf, bevor du mit deinen täglichen *BTY*-Kegelübungen weitermachst!

	Ja	**Ein bisschen**	**Nein**
Leidest du noch unter einer vergrößerten Diastase?	○	○	○
Leidest du noch unter einem Prolaps?	○	○	○
Bemerkst du Fortschritte bei deinen Beckenbodenmuskeln?	○	○	○

Auf Basis meiner Selbstanalyse:

Dies sind meine Ziele für den nächsten Block:

So werde ich sie erreichen:

PHASE 2:
TO

Phase 2: To

Wahrscheinlich sind die ersten Wochen nur so an dir vorbeigezogen. So viele neue Eindrücke sind auf dich eingestürmt, und daran musstest du dich erst gewöhnen. Wahrscheinlich musst du dich auch immer noch daran gewöhnen. Die ersten Wochen in deiner Höhle sind vorbei. Du gehst wieder raus, dein soziales Leben beginnt wieder, dein Terminkalender füllt sich. Immer mehr kehrst du zu deinem normalen Leben zurück – *Back To You*.

In diesen Tagen steht dein Nachsorgetermin an, bei dem geschaut wird, ob die eventuellen Wunden gut verheilt sind und sich die Gebärmutter zurückgebildet hat (sie ist von einem Kilo am Ende der Schwangerschaft auf etwa sechzig Gramm geschrumpft!). Die Ärztin oder Hebamme wird dir aus medizinischer Sicht jetzt das *Go* geben, dass du zu deinem normalen Leben zurückkehren kannst. Du darfst wieder Sex haben, deine Narben massieren, damit sie so wenig wie möglich stören, du darfst wieder Sport treiben und Auto fahren, falls du einen Kaiserschnitt hattest. Aber dass du all diese Dinge medizinisch betrachtet wieder tun darfst, bedeutet nicht unbedingt, dass es leicht ist, *Back To You* zu kommen. Auch daran wirst du dich wieder gewöhnen müssen, und das kostet Zeit. Und Achtung! Dein Gehirn mag keine Veränderungen. Wenn sich jetzt Muster in dein Verhalten einschleifen, die du nicht wirklich willst, wird es immer schwieriger, sie später wieder loszuwerden. Denk in dieser Phase also bewusst darüber nach, wie du im Leben stehen willst, und forme daraus neue Gewohnheiten.

Langsam nimmst du dein Leben wieder in die Hand und bist wieder Teil der Welt außerhalb deiner Blase.

Das erwartet dich in Phase 2: To

- Praktisches: Verhütung
- Expertentipps: Die besten *To*-Tipps der besten Experten
- Expertentipps: Narbenmassage

VERHÜTUNG NACH DER GEBURT

Nach der Geburt kannst du theoretisch sofort wieder schwanger werden. Meistens dauert es noch Monate, bis sich dein Zyklus wieder einpendelt, aber da der Eisprung vor der ersten Regelblutung kommt, weißt du eben nie genau, wann es so weit ist. Geht also kein Risiko ein und trefft Vorkehrungen. Sicher hast du dich schon früher mit den verschiedenen Formen von Verhütung beschäftigt, aber da dein Körper nach Schwangerschaft und Geburt ein anderer ist, solltest du auch neue Methoden in Betracht ziehen.

Dr. Jolene Brighten, **Ärztin für Naturheilverfahren, Chemikerin und Expertin für weibliche Hormone,** Seattle, USA

Die Wirkung aller Verhütungsmittel bleibt natürlich dieselbe, aber nach der Geburt kann es sein, dass der Körper anders auf sie reagiert, sodass wir mit anderen Begleiterscheinungen und Risiken rechnen müssen. Wir wissen einfach bei weitem noch nicht genug über die Auswirkungen bestimmter Verhütungsmittel auf unseren Körper in der Rückbildungsphase, einfach weil noch nicht genügend abschließende Untersuchungen gemacht worden sind und sich aktuelle Forschungsergebnisse manchmal widersprechen.

- **Hormonelle Verhütung**
  Hormone haben einen großen Einfluss auf dich, und zwar nicht nur körperlich. Viele Hormone wirken sogar auf der Ebene des Gehirns, zum Beispiel die Pille. Die Pille verändert die Ausschüttung von Hormonen im Gehirn, wodurch dein Eisprung beeinflusst wird. Wenn du einmal darüber nachdenkst, ist das ziemlich heftig, vor allem jetzt, da deine Hormone sowieso schon Achterbahn fahren.
  Möglicherweise besteht ein Zusammenhang zwischen der Entwicklung einer postnatalen Depression und der Einnahme hormoneller Verhütungsmittel. Obwohl sich viele Studien widersprechen, ist trotzdem deutlich, dass eine Verbindung besteht. Manche Ergebnisse deuten darauf hin, dass eine Hormonspirale, die ausschließlich Progestagene abgibt, das höchste Risiko für Stimmungsveränderungen mit sich bringt.

- **Die Pille**
  Nach der Geburt hast du ein erhöhtes Risiko für Thrombosen, und die Pille selbst bringt auch immer ein erhöhtes Thromboserisiko mit sich. Die Einnahme der Pille, vor allem in den ersten Monaten, verdoppelt also das Thromboserisiko.

- **Progestagenpille (Minipille)**
  So wie der Name schon sagt, enthält diese Pille kein Östrogen, und sie ist im Allgemeinen die Pille, welche die Ärzte nach der

Geburt zuerst empfehlen. Sie ist weniger sicher als andere Pillen, kann aber aufgrund des geringeren Thromboserisikos die bessere Wahl sein.

- **Dreimonatsspritze (Progestagen)**
  Die Dreimonatsspritze besteht aus injizierbarem Progestagen, das drei Monate lang wirkt. Auch diese hormonelle Verhütungsmethode steht möglicherweise in Zusammenhang mit postnataler Depression. Im Moment gibt es keinen Beweis dafür, dass die Spritze zu einer postnatalen Depression führt, aber ein Mangel an Beweisen bedeutet nicht, dass es ausgeschlossen ist. Vorsicht ist besser als Nachsicht.

- **Spirale**
  Wenn du dich für eine Spirale entscheidest, solltest du mindestens sechs Wochen warten, bis deine Gebärmutter wieder ihre alte Größe hat. Frauen, deren Fruchtblase vorzeitig geplatzt ist, die eine entzündete Gebärmutterschleimhaut hatten oder die noch bluten, wird vom Einsetzen einer Spirale nach der Geburt abgeraten. Wenn du stillst, ist das Risiko einer Perforation während des Einsetzens etwas erhöht.

- **Kondome**
  Kondome sind nach der Geburt absolut sicher. Ihr großer Nachteil ist möglicherweise das Gefummel, ihr großer Vorteil ist, dass sie nicht in den Körper eingreifen. Du musst nichts einnehmen oder in deinen Körper einsetzen lassen, und deine Hormone können zur Ruhe kommen.

- **Temperaturmethode (NFP – natürliche Familienplanung)**
  Die Messmethode ist effektiv, aber viele Frauen finden sie nach der Geburt ohne die richtige Unterstützung schwierig anzuwenden, weil der Zyklus nicht so ist wie zuvor. Welche Werte sollen also in die App eingetragen werden? Wenn du überlegst, NFP anzuwenden, frag deine Ärztin oder deine Hebamme um Rat. Es gibt auch in Deutschland zunehmend NFP-Beraterinnen. Vergiss nicht, dass der Eisprung vor der Menstruation kommt, du kannst also nicht bis zur ersten Regelblutung warten, bevor du dir Gedanken über Verhütung machst.

Die besten *To*-Tipps der besten Experten

Dr. Sheila de Liz, **Gynäkologin,** Wiesbaden

Du trittst jetzt langsam aus deiner Blase heraus, verlässt den Überlebensmodus. Du kehrst ins Leben zurück, und daran musst du dich erst wieder gewöhnen. Jetzt ist es Zeit, die Kraft in dir wiederzufinden. Dass du wieder nach draußen gehst, wörtlich und übertragen. Es ist Zeit, um wieder ganz am Leben teilzunehmen. Meine Tipps:

1. *Lass dich nicht gehen.* Selbstpflege ist noch immer wichtig. Und wenn es nur ist, dass du Lipgloss benutzt oder dein Lieblingsparfüm aufträgst.

2. *Bleib du selbst, auch als Mutter.* Du bist jetzt Mutter, aber du bleibst auch Frau. Wie du in dieser Phase wieder zurück zum normalen Leben kommst – nur jetzt mit Baby –, sagt auch viel über deine Zukunft aus. Ich sehe viele Beziehungen in die Brüche gehen, wenn die Kinder älter werden, die Gründe dafür liegen vielleicht doch in den Entscheidungen, die die Frauen unbewusst getroffen haben, als sie Mutter wurden. Du bist nämlich außer Mami noch eine Frau, eine Partnerin, eine Freundin etc. Deine vielen Facetten sind alle wichtig, auch wenn die der Mami erst mal in den Vordergrund tritt.

3. *Wenn die Ärztin dich untersucht hat und alles okay ist, darfst du wieder Sex haben.* Aber vielleicht ist das für dich noch gar kein Thema. Wenn du voll stillst, hast du wahrscheinlich noch keinen normalen Zyklus. Der Vorteil ist: Du hast noch nicht wieder deine Tage. Der Nachteil: Der vaginale Eingang kann ausdünnen und trocken werden. Das kann Sex richtig schmerzhaft machen! Die vaginale Haut musst du wieder voll, feucht und flexibel machen. Das geht zum Beispiel mit einer Estriolcreme auf dem Scheideneingang. Innerhalb von zwei bis drei Wochen spürst du den Effekt. Sex tut dann nicht mehr weh, und du kannst ihn wieder genießen. Diese Creme ist ver-

schreibungspflichtig, aber frag deinen Arzt oder deine Ärztin ruhig danach!

4. *Vermutest du, dass du einen Prolaps hast?* Lass das von einer Ärztin oder einem Physiotherapeuten überprüfen. Ein Prolaps tritt in verschiedenen Graden auf. Grad 1 und 2, bei denen noch nichts so stark gedehnt ist, dass es operiert werden müsste, kannst du mit dem *BTY*-Programm wegtrainieren. Falls Grad 3 oder 4 vorliegt, muss dies operativ behoben werden – wenn du das verhindern kannst, ist es die Mühe wert. Denn diese Operationen sind schwere Eingriffe und können dein Sexleben lebenslang beeinflussen. Operativ kann man nämlich nicht gut auf die Schwellkörper der Klitoris Rücksicht nehmen (die Klitoris umfasst nämlich viel mehr als nur den einen kleinen Knopf, siehe Seite 51). Auch die Nervenbahnen, die dort entlanglaufen spielen eine entscheidende Rolle für die sexuelle Lust. Zu oft wird nur nach der Funktion des Wasserlassens oder des Halteapparates geschaut. Solltest du also einen Prolaps Grad 3 oder 4 haben und wirklich eine Operation brauchen, nimm dir Zeit, dem Operateur Fragen in dieser Hinsicht zu stellen. Und vergiss nicht: Du darfst immer einen anderen Arzt aufsuchen.

Ann-Marlene Henning, **Sex- und Paartherapeutin,** Hamburg

Jetzt ist die Gelegenheit zu verhindern, dass sich unerwünschte Muster langsam in dein Gehirn einschleichen. Die Muster sind schneller da, als du es weißt. Das Gehirn mag keine Veränderungen, also musst du aktiv daran arbeiten, um zu dem Leben zu kommen, dass du führen willst.

1. *Sei nicht nur eine Milchmaschine.* Schaff Raum für dich selbst. Ob das nun deine Arbeit ist oder ob du mit Freunden ausgehst, nimm dir Zeit für dich und deinen Körper. Und Zeit mit deinem Baby zählt kaum als Zeit für dich. Auch wenn es nur zwei Stunden sind, lass ruhig mal jemand anders bei deinem Baby bleiben. Dadurch fühlst du dich wieder wie ein Mensch und nicht nur wie eine milchproduzierende Mutter. Indem du dir diese Zeit nimmst, wirst du dein Baby und deinen Partner auch wieder wirklich vermissen.

2. *Seid gemeinsam Eltern.* Es passiert vielen Müttern und oft unbemerkt, dass sie zu enthusiastisch werden, was ihr Baby angeht. Achte auf die kleinen Dinge zwischen euch. Sorg dafür, dass dein Partner sich auch einbringt und kümmert. Wenn die Mutter alle Entscheidungen trifft und sich die ganze Zeit darüber beschwert, dass die Mit-Mutter oder der Vater alles falsch macht (sogar solche Nichtigkeiten wie die Wahl der richtigen Mütze), dann sagt sie damit eigentlich: Halt dich da raus, das ist mein Baby, und du gehörst nicht dazu. Logischerweise wird so ein Verhalten die Paarbeziehung beeinflussen. Beugt also vor und seid gemeinsam Eltern. Wenn ihr die Reise der Kindererziehung gemeinsam antretet, fühlt ihr euch beide geschätzt und respektiert.

3. *Bleibt ein Paar und seid nicht nur Eltern.* Behalte immer im Hinterkopf, dass das Gehirn leicht in alte Gewohnheiten verfällt. Während der *Back*-Phase durftest du keinen Sex haben. Aber jetzt darfst du, also, los geht's! Ge-

nießt die Zeit zusammen als Eltern, aber auch als Paar. In der *Back*-Phase hast du deinen Körper (neu) kennengelernt, jetzt ist es Zeit, diesen wundervollen Körper wieder zu nutzen! Das ist leichter gesagt als getan, aber die Wahrheit ist: Der Appetit kommt beim Essen. Sex gehört zum Leben dazu und ist ein ganz natürliches Bedürfnis. Aber anders als Hunger oder Schlaf ist Sex kein Trieb. Der große Unterschied ist, dass du ohne Sex überleben kannst. Wenn du großen Hunger hast, isst du. Wenn du richtig müde bist, gehst du schlafen. Aber um ein erfülltes Sexleben zu haben, wirst du dich anstrengen müssen. Wenn du keinen Sex hast, verspürst du immer weniger Lust dazu. Dein Gehirn wird sich umprogrammieren, und es entsteht eine neue Gewohnheit. Deshalb ist jetzt ein guter Zeitpunkt, um mit Sex zu experimentieren, genieß deinen Körper, genieß dein sexuelles Ich. Gemeinsam mit deinem Partner oder allein, Hauptsache, du aktivierst den Sexbereich in deinem Gehirn!

Dr. Miranda Goërtz, **Psychologin,** Arnhem, Niederlande

Dass eine Geburt auf deinen Körper und deine Psyche Einfluss nimmt, ist ganz offensichtlich, weniger bekannt ist, dass die Geburt auch Einfluss auf das Selbstbewusstsein deines Babys hat, auf die Menge an Reizen, die es verträgt, und auf die Bindung an dich. Bei einem Geburtstrauma empfiehlt es sich, etwas zu unternehmen, damit dein Baby sein Gleichgewicht besser findet. Wenn dein Baby ausgeglichen ist, fällt dir die Mutterschaft leichter, und sie ist schöner, weil es die Bindung zwischen dir und deinem Kind stärkt. Leider wird dieser Punkt bis heute nicht ernst genommen, aber der Einfluss eines Geburtstraumas auf das Selbstvertrauen des Kindes und darauf, wie es in der Welt zurechtkommt, ist nicht nur bewiesen, er ist im Gehirn sogar physisch messbar.

1. Mit bestimmten Methoden kannst du die Geburt nachempfinden, zum Beispiel indem du eine Art Tunnel baust oder dein Baby unter deinem Pulli hervorholst, um es sozusagen aus dei-

nem Bauch kommen zu lassen. Hierbei ist es sehr wichtig, dass du liebevoll mit deinem Baby sprichst, um ihm zu verdeutlichen, dass du weißt, was es durchgemacht hat. Es ist wichtig, die Geburt relativ kurz danach nachzuspielen, aber nicht sofort in der *Back*-Phase. Da steckst du noch mitten in diesem Strudel und im Überlebenskampf und bist selbst noch nicht wieder bei dir. Aber jetzt in der *To*-Phase kannst du es versuchen. Such einen Psychologen auf, der sich auf Bindung und Geburtstraumata spezialisiert hat, und frag ihn, wie genau eine zweite Geburt funktioniert, damit du sie danach selbst durchführen kannst.

2. Für Babys, die via Kaiserschnitt auf die Welt gekommen sind, ist eine sichere Bindung besonders wichtig. Wenn ein Baby weint, spürt es eine Art Ungleichgewicht. Oft wird dies durch eine enorme Menge an Reizen ausgelöst. Tröste dein Baby, lass es spüren, dass du für es da bist. Ein Baby mit einem Geburtstrauma braucht noch mehr Körperkontakt und Nähe. Beides verstärkt sein Gefühl von »Ich darf hier sein«.

Meditieren, um dir selbst näherzukommen

Akzeptier, wie du dich fühlst! Versuch gar nicht, allen Ansprüchen gerecht zu werden, sondern bleib so nah wie möglich bei dir selbst. Gut, in dieser Phase ist es auch ganz normal, wenn du dein »Selbst« noch nicht richtig gefunden hast. Meditation kann dabei sehr förderlich sein. Regelmäßiges Meditieren hilft zudem dabei, dein Stressniveau zu senken, dich gegenüber unangenehmen Dingen besser abzuschotten und deinen Kopf frei zu machen. So lernst du dich selbst gut kennen und Prioritäten zu setzen.

1. Such dir einen Raum, an dem du einmal ganz und gar zu dir selbst kommen kannst, wo du kurz alleine bist und für zehn Minuten völlige Ruhe findest. Wenn du magst, kannst du auch ätherische Öle benutzen. Lavendel ist zum Beispiel prima zur Entspannung. Myrrhe dagegen hat eine klärende Wirkung.

2. Setz dich auf einem Kissen in den Lotussitz oder nimm eine andere Position ein, die du angenehm findest. Achte darauf, dass dein Rücken gerade ist, dein Kinn in Richtung Brust zeigt und dein Kopf wie an einem Bindfaden aufgehängt ganz gerade ist. Schließ die Augen. Konzentrier dich auf einen Punkt, der ungefähr zwei Meter von dir entfernt ist.

3. Konzentrier dich auf deine Atmung. Hol dreimal tief durch die Nase Luft und atme tief durch den Mund wieder aus. Lass deinen Gedanken freien Lauf. Steuere sie nicht bewusst an, sondern lass sie kommen, schau sie dir an. Verurteile oder beurteile sie nicht. Erkenne sie, aber lass sie ansonsten in Ruhe. Willst du einen deiner Gedanken verabschieden? Dann visualisiere ihn und schieb ihn weg. Fang einen Gedanken in einem Ballon und lass ihn in die Luft steigen. Oder schreib den Gedanken auf ein imaginäres Blatt Papier und lass es von einem Fluss wegtragen. Kehr nach dieser Visualisierung zurück zu deiner Atmung.

4. Mach danach in Gedanken eine Wanderung durch den Wald. Schau dir an, wie der Wald um dich herum aussieht, und akzeptier das Bild in dir, so wie es ist.

5. Schließ die Meditation ab, indem du weißes Licht einatmest und graues bis braunes Licht wieder ausatmest.

6. Steh nicht sofort wieder auf, sondern nimm dir etwas Zeit, um wieder zu dir selbst zu kommen. Liegt ein schönes großes Lächeln auf deinem Gesicht?
Meditation ist einfach nichts für dich? Alternativ dazu kannst du auch viermal die Woche durch die Natur spazieren.

Narbenmassage. Absolute Empfehlung!

Lindsey Vestal, **Ergotherapeutin und Beckenbodenspezialistin,** New York, USA

Narbengewebe ist verhärtet und dick und beeinflusst den ganzen Bereich rund um die Narbe. Nach ein paar Wochen ist die Wunde zwar verschlossen, und es besteht keine Infektionsgefahr mehr, trotzdem bist du dann noch nicht voll wiederhergestellt, und möglicherweise spürst du die physischen Folgen deiner Narbe noch lange, wenn du nichts weiter unternimmst.
Viel besser ist es, die Situation aktiv anzugehen, sobald die Hebamme oder der Arzt bestätigt haben, dass die Wunde verheilt ist. Es mag sich komisch anhören, aber es ist wirklich gut, die Narbe(n) und den Damm zu massieren:

1. Wasch dir die Hände. Vielleicht ist es überflüssig, das extra zu erwähnen, aber Hygiene ist im Intimbereich nun mal besonders wichtig.

2. Massier deine Narbe und die Haut drum herum so, wie es dir angenehm ist. Widme dem harten Teil besondere Aufmerksamkeit. Beweg die Narbe genau in diese Richtung. Verwende für die Massage Cremes oder Öle, die die Scheidenhaut nicht angreifen, zum Beispiel spezielles Dammöl, Kokosöl oder ein Produkt mit Vitamin E.

3. Manchmal kommt es vor, dass eine externe Massage nicht ausreicht, da du auch an der Innenseite der Vagina verletzt wurdest. Dann musst du auch von innen massieren (siehe Seite 295).

Falls du überhaupt noch keine Lust auf Sex oder Berührungen im Intimbereich hast, denk daran, dass solche Massagen auch an jeder anderen Körperstelle nötig werden können. Jede andere Narbe würdest du doch auch eincremen und massieren, um das Gewebe geschmeidig zu halten, oder etwa nicht? Die Pflege deiner Scheide ist nichts anderes als eine medizinische Anwendung. Und wenn du es genießt? Dann profitierst du noch zusätzlich von den Massagen!

Dammmassagen haben noch einen Vorteil. Dein Beckenboden spielt als Pumpe für das Lymphsystem eine große Rolle. Wenn du deinen Damm massierst, aktivierst du diese Pumpe und hilfst so deinem Körper, überschüssige Flüssigkeit loszuwerden. Also, überwinde deine Scham und fang einfach an zu massieren.

Wenn du einen Kaiserschnitt hattest

Auch nach einem Kaiserschnitt empfiehlt sich die Massage des Damms, auch wenn du dort wahrscheinlich keine Narben hast, sondern nur an deinem Bauch. Immerhin musste der Damm neun Monate lang ordentlich Druck aushalten. Sobald die Ärztin ihr Einverständnis gibt, darfst du auch die Bauchnarbe massieren.

1. Leg dich entspannt mit ausgestreckten Beinen auf den Boden und kreis im Uhrzeigersinn langsam mit deinem Finger oberhalb der Narbe von Hüftknochen zu Hüftknochen. Danach zurück in die andere Richtung, aber gegen den Uhrzeigersinn. Wiederhol die Massage unterhalb der Narbe.
2. Leg jetzt deine Finger auf die gedachte Linie oberhalb der Narbe und streich an einem Punkt mit leichtem Druck ruhig von oben nach unten. Wiederhol den Vorgang jeweils einige Zentimeter weiter, bis du an der anderen Hüfte angekommen bist, danach geht es wieder zurück. Im Anschluss machst du dieselben Bewegungen noch einmal, aber unterhalb der Narbe.
3. Versuch, die Narbe vorsichtig, Zentimeter für Zentimeter ein wenig anzuheben.
4. Wiederhol die Schritte 1 bis 3, aber diesmal mit angezogenen Beinen. So kannst du ein bisschen tiefer gehen.

Massier deine Narbe drei- bis fünfmal wöchentlich jeweils ein paar Minuten lang.

Wissenswertes

Wenn das Narbengewebe auf die Blase drückt und du eine schwache Beckenbodenmuskulatur hast, sind Inkontinenzbeschwerden möglich. Noch ein Grund, deine Narbe gründlich zu massieren und geschmeidig zu halten.

Dr. Sonia Bahlani, **Uro-Gynäkologin,** New York, USA

Hast du nach einem Kaiserschnitt noch immer Probleme mit der Blase, aber es sind keine Bakterien vorhanden, die auf eine Blasenentzündung hindeuten? Dann leidest du wahrscheinlich an einer Reizblase. Lass das nicht unbehandelt, sondern geh zum Arzt. Je schneller du diese Beschwerden ernst nimmst, desto besser und einfacher sind sie zu behandeln.

TRAINING IN DER *TO*-PHASE

Das erste Training auf niedrigem Niveau kann beginnen, wenn deine Ärztin oder Hebamme bestätigt, dass deine Wunden verheilt sind und du wieder Sport treiben darfst. Meistens ist das sechs bis acht Wochen nach der Entbindung der Fall.

Aber bevor du beginnst, musst du erst folgende Fragen beantworten.

- Hast du eine Diastase von mehr als zwei Zentimetern (siehe Selbsttest auf Seite 287)? Falls ja, achte auf die Symbole neben den Übungen.
- Leidest du unter einem Prolaps (siehe Selbsttest auf Seite 290)? Falls ja, achte auf die Symbole neben den Übungen.
- Hast du Probleme mit inneren Triggerpunkten (siehe Selbsttest auf Seite 294)? Falls ja, massier zuerst die Knoten weg, bevor es mit den täglichen Kegelübungen losgehen kann.

Für diese Phase brauchst du:

- Stuhl und Kissen
- Handtuch
- Faszienrolle

Deine täglichen *BTY*-Kegelübungen

In dieser Phase verlängerst du deine täglichen Kegelübungen bis auf fünf Sekunden. Diese Übungen werden weiterhin drei- bis viermal am Tag wiederholt, und das am besten für den Rest deines Lebens. Achtung, mach die Übungen nie länger, als du kannst. Führst du sie richtig aus, werden sie dir dein ganzes Leben lang guttun, führst du sie falsch aus, schadest du deinem Körper.

Warm-up

In diesen Wochen lockerst du deine Muskeln, aktivierst sie leicht und beginnst mit dem Rotieren und Dehnen, bevor es wirklich losgeht.

1. Lockern: Schenk den Muskeln, die es brauchen, eine herrliche Massage mit der Faszienrolle (siehe Seite 146). Vertrau deinem Gefühl. Untersuch deinen Körper. Wo bist du verspannt, welche Stelle braucht jetzt Entspannung?
2. Verbindung aufbauen: BB-Lift 1 + 2.

Cool-down

Schließ die Übung mit Dehnen ab.

1. Nimm die neutrale Position ein.
2. Kopf dreimal von links nach rechts drehen, danach dreimal das Kinn zur Brust bewegen und abschließend Kopf in den Nacken. Beug dich nicht zu sehr nach hinten, denn sonst werden die Blutgefäße, die durch die Öffnungen entlang der Wirbel verlaufen, abgeklemmt.
3. Schultern dreimal nach vorn und nach hinten kreisen.
4. Beine ausschütteln.
5. Viermal beim Einatmen auf die Zehenspitzen stellen. Beim Ausatmen nach oben strecken, die Hacken Richtung Boden ziehen, dabei aber nach oben gestreckt bleiben.

Erläuterung der verwendeten Symbole

(P) Vorsicht bei einem Prolaps

(P) zu empfehlen bei einem Prolaps

(P) nicht durchführen bei einem Prolaps

mit der Faszienrolle lockern

Lymphdrainage

(D) Vorsicht bei einer Diastase

(D) zu empfehlen bei einer Diastase

(D) nicht durchführen bei einer Diastase

aktivieren

(!) Achtung!

Trag vor jeder neuen Phase deine »Startbedingungen« auf Seite 332 f. ein und mach ein Foto, sodass du später mit eigenen Augen die Unterschiede zwischen »vorher« und »nachher« sehen kannst.

WOCHE 7–9 BLOCK 3

Du beginnst mit der Reparatur deines Powerhouse und führst die muskelverlängernden Dehnübungen weiter aus. Du arbeitest an der Druckverteilung, indem du gut auf deine Atmung achtest.

Öffne die *BTY*-App und trainiere mit …

Vorbereitung Work-out

10 x XL-Atmung
***BTY*-Kegel:** 10 x 4 Sekunden
Warm-up: Lockerrollen, Namaste, Aero Bicycle

Brain-Pelvic-Connection (D)

(Vierfüßlerstand)

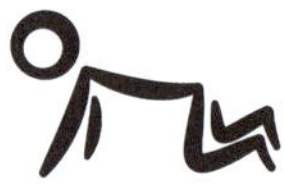

Woche 1
Woche 2
Woche 3

Cat To Cow (D)

unterer und oberer Rücken

Bauch und unterer Rücken

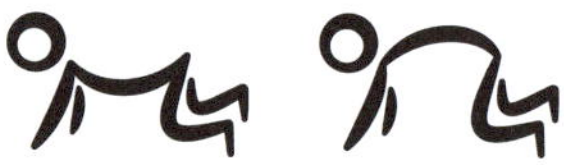

Woche 1
Woche 2
Woche 3

Heel Drop (P)

Bauch

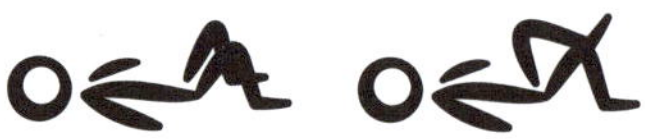

Woche 1
Woche 2
Woche 3

Adductor Ball

Woche 1

Woche 2

Woche 3

Hip Abductor (D)

Beine und Po

Beine und Po

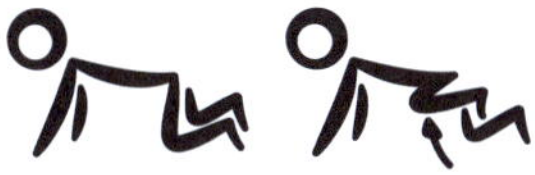

Woche 1

Woche 2

Woche 3

Reverse Fly (im Sitzen) (D)

Brust

oberer Rücken und Schultern

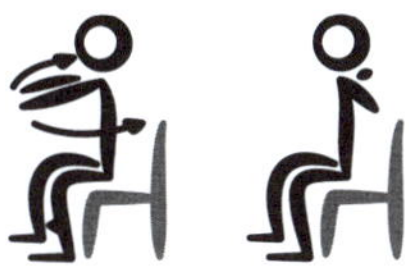

Woche 1

Woche 2

Woche 3

Mini-(Stuhl-)Kniebeuge (D)

Oberschenkel, Po und Waden

Beine und Po

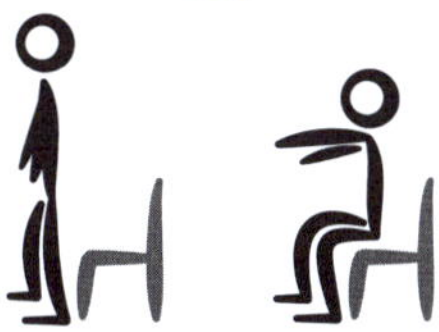

Woche 1

Woche 2

Woche 3

Cool-down

Dehnen: Nacken, Schultern, Beine

Kreise ein: O = lockerrollen / O = aktivieren

Setze dort einen Pfeil, wo du auf die neutrale Position achten solltest.

DEINE XL-FUNDAMENTALS FÜR BLOCK 3

XL-Fundamental: Bewegung

Verwöhne deine Vagina mit einem Haferbad

Ja, du liest ganz richtig: Eine halbe Tasse Haferflocken in warmem Badewasser 10 bis 15 Minuten ziehen lassen, ergeben ein Verwöhnpaket für deine Vulva. Haferflocken wirken entzündungshemmend, helfen bei Schwellungen, und noch dazu sorgen sie für eine weniger trockene Vagina.

Gemacht? Ja Nein

XL-Fundamental: Haltung und Atmung

Lockere dein Zwerchfell

Um eine gute XL-Atmung zu erreichen, musst du dein Zwerchfell mobilisieren. Vor der Geburt hast du vielleicht eher in die Brust geatmet, weil der Bauch immer mehr Raum eingenommen hat. Dadurch kann dein Zwerchfell verkrampft sein, aber es ist ganz einfach wieder zu lockern. Stell dich aufrecht hin und leg deine Finger genau unterhalb des Rippenbogens an. Beweg deine Finger nun entlang der Rippen mit leichtem Druck hin und her. Zuerst fühlt sich das ungewohnt an, aber wenn du die Übung ein paarmal wiederholst, wird sich dein Zwerchfell entspannter und lockerer anfühlen.

Gemacht? Ja Nein

XL-Fundamental: Ruhe und Entspannung

Schwerelos mit dem entspanntesten Lied der Welt

Google das Lied *Weightless* von Marconi Union. Untersuchungen haben gezeigt, dass sich bei diesem Lied Körper und Geist entspannen. Sein Rhythmus beträgt nämlich 60 BPM (*beats per minute*), woran sich deine Hirnwellen und dein Puls sofort anpassen. Entspannung in Rekordzeit und auch herrlich zum Einschlafen!

Gemacht? Ja Nein

XL-Fundamental: Ernährung

Die Kraft von H_2O: Ein ausgeglichener Flüssigkeitshaushalt

Um dich gut zu regenerieren, brauchst du Flüssigkeit. Und damit meinen wir nicht Säfte oder Kaffee, sondern Wasser. Zum einen hilft dir Wasser, Wassereinlagerungen in deinem Körper loszuwerden. Zum anderen ist es sehr wichtig, beim Stillen auf einen ausgeglichenen Flüssigkeitshaushalt zu achten. Am besten ist es, wenn du schon, während du stillst, etwas trinkst. Mach es dir zur Gewohnheit, beim Stillen ein Glas Wasser neben dir stehen zu haben. Trink nie Tee oder andere heiße Getränke, wenn du dein Baby im Arm hast. Auch abgekühlter Tee kann bei deinem Kind Brandverletzungen verursachen.

Gewöhn dir in diesen Wochen an, jeden Tag sechs bis acht Gläser Wasser zu trinken. Eine Flasche Wasser gehört standardmäßig in deine Wickeltasche. So hast du unterwegs immer etwas zu trinken dabei.

Aber viel Wasser zu trinken nützt nichts, wenn du gleichzeitig viel Salz zu dir nimmst. Daher gibt es in diesen Wochen eine zusätzliche Challenge: weniger Salz. Salz ist Gift für alle, die etwas aufgeschwemmt aussehen und Probleme mit Wassereinlagerungen haben. In diesen Wochen solltest du versuchen, dein Essen anders zu würzen. Drei Wochen kein Salz und kein Salzersatz wie Bouillon, Sojasauce oder Tamari, und du wirst merken, wie du dich veränderst!

Gemacht? Ja ◯ Nein ◯

Notizen

TAGEBUCH BLOCK 3

Analysiere dich selbst …

XL-Haltung und -Atmung

Denkst du an …	**Ja**	**Meistens**	**Zu wenig**	**Nein**
eine gute neutrale Haltung den ganzen Tag über?	○	○	○	○
die richtige Haltung beim Heben des Babys?	○	○	○	○
tiefe XL-Atmung?	○	○	○	○
die angepasste XL-Atmung beim Heben?	○	○	○	○

Ernährung

Wie sieht es aus mit …	**Sehr gut**	**Gut**	**Könnte besser sein**	**Nicht gut**
ehrlichem, gesundem Essen?	○	○	○	○
der Balance zwischen Eiweiß, Fett und Kohlenhydraten?	○	○	○	○
Trinkst du 1,5 Liter Wasser?	○	○	○	○
Verteilst du die Mahlzeiten über den Tag?	○	○	○	○

Ruhe und Entspannung

Wie geht es mit …	**Oje**	**Gut!**
deinem Stresslevel?		
deinen Ansprüchen an dich selbst?		
Verantwortung abgeben?		
den Überblick behalten?		
deinem Schlafmangel?		

Training und Bewegung

	Ja	**Meistens**	**Zu wenig**	**Nein**
Bemerkst du Fortschritte beim Training?	○	○	○	○

Wie viele Schritte machst du am Tag?

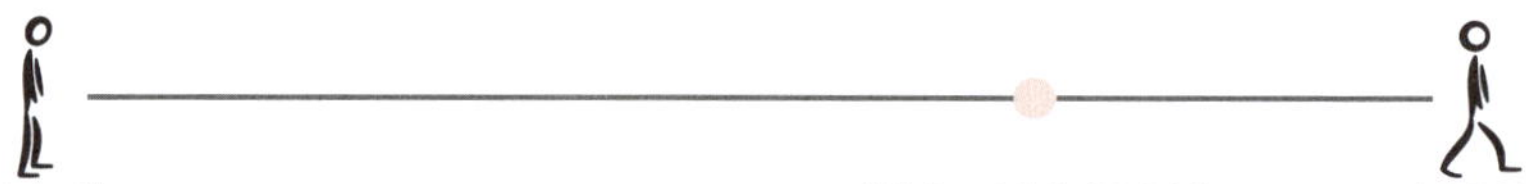

0 Schritte Minimalziel: 10.000 15.000

Allgemeine Fragen

Wie geht es mit …	**Oje**	**Gut!**
deinen Hormonen?		
der Bindung zu deinem Kind?		
deiner Beziehung?		
deinem Liebesleben?		
deinem Sozialleben?		
der Arbeit?		

Beckenboden- & Bauchmuskel-Check-up

Wie oft machst du …	**nie**	**jeden Tag**
die *BTY*-Kegelübungen?		
die XL-Atmung?		

Erinnerung
Überprüfe vor Beginn des nächsten Blocks, ob du Knoten im Beckenboden hast (siehe Seite 294). Solltest du welche finden, löse sie erst auf, bevor du mit deinen täglichen *BTY*-Kegelübungen weitermachst!

	Ja	**Ein bisschen**	**Nein**
Leidest du noch unter einer vergrößerten Diastase?	○	○	○
Leidest du noch unter einem Prolaps?	○	○	○
Bemerkst du Fortschritte bei deinen Beckenbodenmuskeln?	○	○	○

Auf Basis meiner Selbstanalyse:

Dies sind meine Ziele für den nächsten Block:

So werde ich sie erreichen:

WOCHE 10–12 BLOCK 4

Du arbeitest weiter daran, deine Bauchmuskeln in Form zu bringen, beginnst mit einigen leichten Kraftübungen und ersten kleinen und ruhigen Rotationen.

Öffne die *BTY*-App und trainiere mit …

Vorbereitung

10 x XL-Atmung
***BTY*-Kegel:** 10 x 5 Sekunden
Warm-up: Lockerrollen und BB-Lift 1 + 2

Work-out

Cat To Cow (D)

unterer und oberer Rücken

Bauch und unterer Rücken

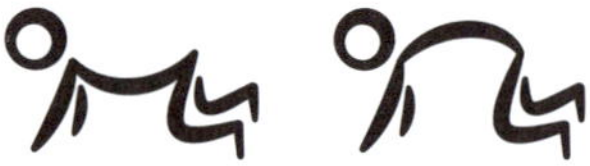

Woche 1			
Woche 2			
Woche 3			

Heel Drop (P)

Bauch

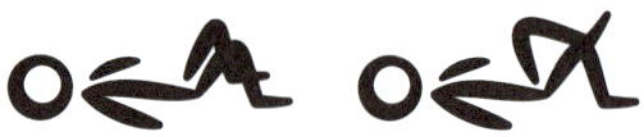

Woche 1			
Woche 2			
Woche 3			

(Mini) Side Plank

Bauch

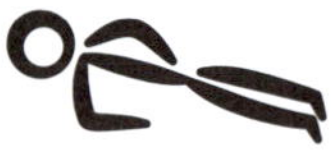

Woche 1			
Woche 2			
Woche 3			

Pelvic Bridge (P)

rechter Oberschenkelmuskel

Po und Bauch

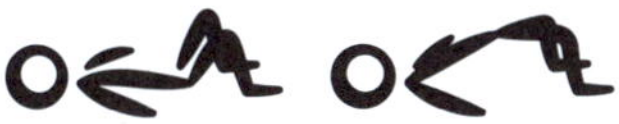

Woche 1

Woche 2

Woche 3

Pull Down (gegen die Wand) (D)

Rückenmuskel und Brust

oberer Rücken und Schultern

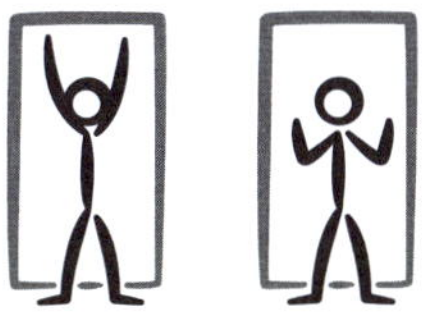

Woche 1

Woche 2

Woche 3

Triceps Dips (P)

Brust

Schultern

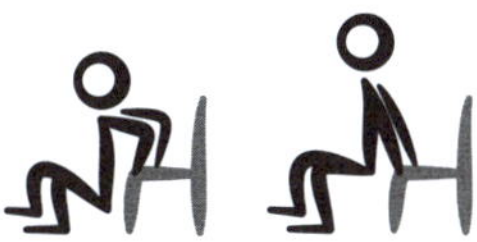

Woche 1

Woche 2

Woche 3

(Mini) Sumo Squat (P)

Oberschenkel und Po

Beine und Po

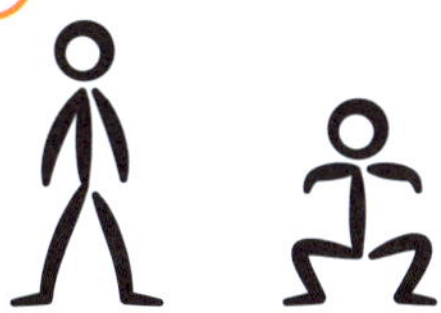

Woche 1

Woche 2

Woche 3

Cool-down

Dehnen: Nacken, Schultern, Beine

Kreise ein: O = lockerrollen / O = aktivieren
Setze dort einen Pfeil, wo du auf die neutrale Position achten solltest.

DEINE XL-FUNDAMENTALS FÜR BLOCK 4

XL-Fundamental: Bewegung

Use it or lose it

Wenn es um Muskeln geht, gilt das Mantra: *Use it or lose it.* Benutzt du deine Muskeln nicht, werden sie immer schlaffer, du fühlst dich kraftloser, und das hat einen negativen Einfluss auf deinen Körperbau. Kurz gesagt: Überwinde dich in diesen Wochen immer wieder dazu, das Training beizubehalten. Behalt das Prinzip *use it or lose it* im Hinterkopf und mach ein Mantra daraus.

Gemacht? Ja ◯ Nein ◯

XL-Fundamental: Haltung und Atmung

Check deine richtige XL-Atmung

Lindsey Vestal, Ergotherapeutin und Beckenbodenspezialistin, New York, USA: Willst du lernen, wie du die XL-Atmung bewusster ausführst? Dann knote jeden Tag für fünf Minuten ein Theraband (Gymnastikband aus Gummi) um deinen Bauch auf Höhe des unteren Rippenbogenrands. Durch das Band spürst du selbst, ob du deinen Bauch und deine Rippen benutzt.

Gemacht? Ja ◯ Nein ◯

Dr. Dorine Van Ravensberg, **Bewegungswissenschaftlerin,**
Voorthuizen, Niederlande

Du kannst anstelle eines Therabands auch ein Handtuch um deine Mitte schlingen und festhalten. Wenn du jetzt einatmest und das Tuch mitrutschen lässt, spürst du, wie weit deine Rippen sich dehnen können. Das ist die Brust- und Flankenatmung. Wenn du die Enden straff hältst, merkst du deutlich, was deine Bauchatmung tut und wie sie funktioniert. So verstehst du besser, wie eine korrekte Brust-Flanken-Bauch-Atmung funktioniert und wie sie sich anfühlt.

Notizen

XL-Fundamental: Ruhe und Entspannung

Gesichtsyoga: Weil du es verdient hast

Auch in deinem Gesicht sind Muskeln, die du eigentlich auch jeden Tag trainieren solltest … mit Gesichtsyoga. Es ist gut gegen Falten und Augenringe.
Augenringe: Greif die Haut unter deinen Augen mit Daumen, Zeige- und Mittelfinger und zieh sie vorsichtig nach vorne, während du die Augen fest geschlossen hast. Von der Nase bis zu den Augenwinkeln wiederholen.
Stirnfalten: Öffne deine Augen so weit wie möglich, ohne die Augenbrauen zu heben! Zehnmal wiederholen und die Augen immer gleich weit öffnen.

Gemacht? Ja Nein

XL-Fundamental: Ernährung

Eiweiße und Eisen

In Zeiten, in denen die Muskeln stark beansprucht werden, also direkt nach der Entbindung und in den Monaten, in denen du hart trainierst, braucht der Körper für die Muskelregeneration viel Eiweiß. Eiweiß findest du in Fisch, Fleisch, Milchprodukten und Eiern. Wenn du dich lieber vegetarisch ernährst, kannst du die benötigten Aminosäuren aus Hülsenfrüchten, Gemüse, Hafer, Nüssen und Kernen gewinnen. Es ist dann aber wichtig, sie zu kombinieren: Iss Hülsenfrüchte zusammen mit Getreide, damit dein Körper ausreichend Eiweiß bekommt.
Wenn du mithilfe einer App notierst, was du isst, weißt du auch, wie viel Eiweiß enthalten ist. Versuch, auch am Morgen Eiweiße zu dir zu nehmen, denn sie sättigen und verhindern, dass du zu schnell wieder Hunger bekommst. Außerdem verbrennst du mehr Kalorien, wenn du eiweißreich isst.
Achte in Regenerationsphasen auch auf deinen Eisenwert. Eisen steckt in tierischen Produkten, vor allem in rotem Fleisch, aber auch in großen Mengen in grünem Gemüse. Je dunkler das Grün, desto mehr Eisen. Wenn du die Mahlzeit mit Vitamin C kombinierst, nimmt der Körper das Eisen besser auf. Schlechter nimmt er es in Kombination mit Milch(-produkten) auf.
Versuch, in diesen Wochen bei jeder Mahlzeit eine Kombination von Eiweißen, Kohlenhydraten und guten Fetten zu dir zu nehmen und besonders auf eisenreiche Lebensmittel zu achten. Lade dir eine App herunter, mit der du deine Nahrung erfasst, und schau, ob du dich ausgewogen ernährst.

Gemacht? Ja Nein

TAGEBUCH BLOCK 4

Analysiere dich selbst …

XL-Haltung und -Atmung

Denkst du an …	**Ja**	**Meistens**	**Zu wenig**	**Nein**
eine gute neutrale Haltung den ganzen Tag über?	O	O	O	O
die richtige Haltung beim Heben des Babys?	O	O	O	O
tiefe XL-Atmung?	O	O	O	O
die angepasste XL-Atmung beim Heben?	O	O	O	O

Ernährung

Wie sieht es aus mit …	**Sehr gut**	**Gut**	**Könnte besser sein**	**Nicht gut**
ehrlichem, gesundem Essen?	O	O	O	O
der Balance zwischen Eiweiß, Fett und Kohlenhydraten?	O	O	O	O
Trinkst du 1,5 Liter Wasser?	O	O	O	O
Verteilst du die Mahlzeiten über den Tag?	O	O	O	O

Ruhe und Entspannung

Wie geht es mit …	**Oje** … **Gut!**
deinem Stresslevel?	
deinen Ansprüchen an dich selbst?	
Verantwortung abgeben?	
den Überblick behalten?	
deinem Schlafmangel?	

Training und Bewegung

	Ja	**Meistens**	**Zu wenig**	**Nein**
Bemerkst du Fortschritte beim Training?	O	O	O	O

Wie viele Schritte machst du am Tag?

0 Schritte — Minimalziel: 10.000 — 15.000

Allgemeine Fragen

Wie geht es mit …	**Oje**	**Gut!**
deinen Hormonen?		
der Bindung zu deinem Kind?		
deiner Beziehung?		
deinem Liebesleben?		
deinem Sozialleben?		
der Arbeit?		

Beckenboden- & Bauchmuskel-Check-up

Wie oft machst du …	**nie**	**jeden Tag**
die *BTY*-Kegelübungen?		
die XL-Atmung?		

Erinnerung

Überprüfe vor Beginn des nächsten Blocks, ob du Knoten im Beckenboden hast (siehe Seite 294). Solltest du welche finden, löse sie erst auf, bevor du mit deinen täglichen *BTY*-Kegelübungen weitermachst!

	Ja	Ein bisschen	Nein
Leidest du noch unter einer vergrößerten Diastase?	O	O	O
Leidest du noch unter einem Prolaps?	O	O	O
Bemerkst du Fortschritte bei deinen Beckenbodenmuskeln?	O	O	O

Auf Basis meiner Selbstanalyse:

Dies sind meine Ziele für den nächsten Block:

So werde ich sie erreichen:

WOCHE 13–15 BLOCK 5

In diesen Wochen kümmerst du dich besonders um deinen unteren Rücken, um dein Powerhouse auch von hinten zu kräftigen.

Öffne die *BTY*-App und trainiere mit …

Vorbereitung

10 x XL-Atmung
***BTY*-Kegel:** 10 x 5 Sekunden
Warm-up: Lockerrollen, Namaste, Aero Bicycle

Work-out

Side slides (P) (D)

Bauch

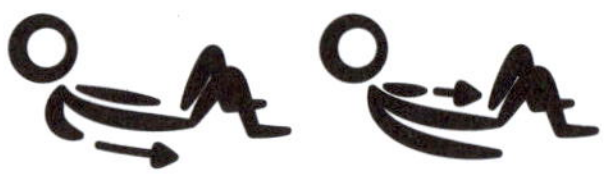

Woche 1
Woche 2
Woche 3

Bear Crawl (D)

Bauch und Schultern

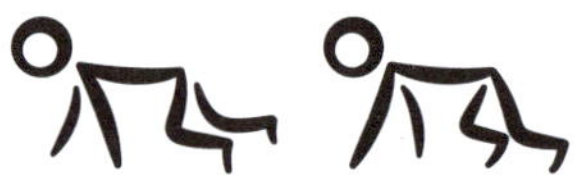

Woche 1
Woche 2
Woche 3

Curl Up And Down (P) (D)

Kniesehnen, Po, oberer und unterer Rücken

Bauch

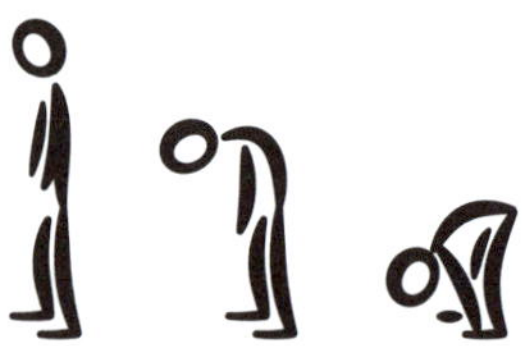

Woche 1
Woche 2
Woche 3

Super Mom (D)

Bauch

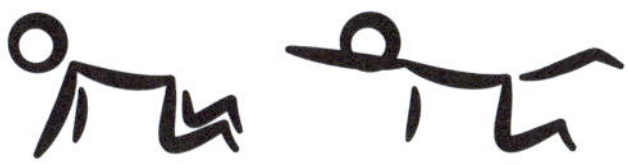

Woche 1

Woche 2

Woche 3

Squat'n'Walk (P)

Oberschenkel, Gesäß und Waden

Beine und Po

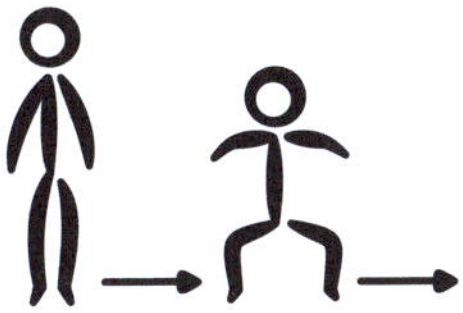

Woche 1

Woche 2

Woche 3

Row (D)

Brust

Rücken und Schultern

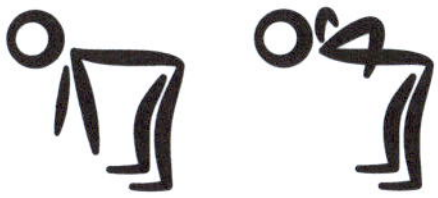

Woche 1

Woche 2

Woche 3

Dead Bug

Bauch

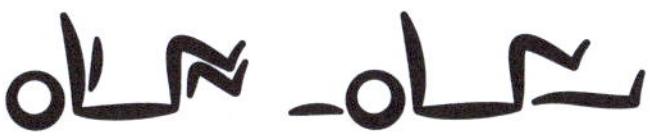

Woche 1

Woche 2

Woche 3

Cool-down

Dehnen: Nacken, Schultern, Beine

Kreise ein: O = lockerrollen / O = aktivieren
Setze dort einen Pfeil, wo du auf die neutrale Position achten solltest.

DEINE XL-FUNDAMENTALS FÜR BLOCK 5

XL-Fundamental: Bewegung

Mehr Schritte als letzte Woche

Wenn du spazieren gehst, solltest du ab sofort nicht mehr schlendern, sondern flott marschieren. Schau dir die Schrittzahlen von letzter Woche an und sorg dafür, dass du diese Woche mehr Schritte machst. Nächste Woche wiederholst du das und gehst noch mehr. In Woche drei legst du noch eine Schippe obendrauf. Spazieren gehen tut deiner Gesundheit in vielerlei Hinsicht gut, von den Muskeln über den Kreislauf bis hin zur Ruhe in deinem Kopf.

Gemacht? Ja ◯ Nein ◯

XL-Fundamental: Haltung und Atmung

Lars Mak, Musicalstar und Vocal Coach

Haltung, Atmung und Stimme sind miteinander verbunden. Wenn ich auftrete, bin ich mir dessen immer bewusst. Eine schöne Möglichkeit zu erfahren, wie Stimme, Haltung und Atmung einander beeinflussen, ist, dein Baby nachzumachen, und zwar bei allen neuen Lautäußerungen. Alle verrückten und besonderen Laute, inklusive der Schreie, Heuler und Ächzer. Gerade weil dein Baby hierüber noch gar nicht nachdenkt, kannst du spüren, wie dein ganzer Körper involviert ist, wenn er diese Laute hervorbringt. Und wenn du dein Baby anschaust, siehst du auch sehr gut, wie Weinen oder Rufen Druck auf die Bauchhöhle verursacht. Das Bäuchlein wird runder, also nimmt der Atemdruck zu.

Gemacht? Ja ◯ Nein ◯

XL-Fundamental: Ruhe und Entspannung

Deine täglichen Freuden und Glücksmomente aufschreiben

Indem du schöne Dinge aufschreibst, wirst du dir deiner Emotionen und der Dinge, die du wirklich genießt, bewusster. Versuch am Ende jeder Woche fünf Dinge aufzuschreiben, die dich glücklich machen; vier Dinge, für die du dankbar bist; drei Dinge, die dich zum Lachen bringen; zwei Dinge, die dich stolz machen; und ein Kompliment an dich selbst, weil du ein unglaublicher Mensch bist!

Gemacht? Ja Nein

XL-Fundamental: Ernährung

Kauen, kauen und noch mal kauen

Die Verdauung beginnt im Mund. Beim Kauen vermischt sich die Nahrung mit Speichel. Das klingt eklig, aber es ist ein wertvoller Prozess, bei dem die Enzyme im Speichel die Stärke in der Nahrung aufspalten. Hierdurch wird sie leichter verdaut. Wenn du gut kaust, wird auch mehr Speichel gebildet, was wiederum gut für dein Gebiss ist. Speichel neutralisiert nämlich die Säuren und tötet die Bakterien in deinem Mund ab. Und dann ist da noch ein dritter Vorteil: Wenn dein Mund für das Kauen hart arbeiten muss, bekommt dein Hirn früher das Signal »Ich bin satt«. Wenn du gut kaust, isst du also automatisch weniger. Und wenn das noch nicht genug ist: Kauen ist gut für deine Hirnaktivität. Achte in diesen Wochen besonders auf dein Kauverhalten. Kau immer ein wenig länger, als du es sonst tun würdest. Nicht »haps, schluck, weg«, sondern kauen, kauen, kauen, bis dein Essen beinahe flüssig geworden ist, und dann erst schlucken. Nach ein paar Tagen wirst du von alleine länger kauen. Ein simpler Trick mit vielen Vorteilen!

Gemacht? Ja Nein

Notizen

TAGEBUCH BLOCK 5

Analysiere dich selbst …

XL-Haltung und -Atmung

Denkst du an …	Ja	Meistens	Zu wenig	Nein
eine gute neutrale Haltung den ganzen Tag über?	○	○	○	○
die richtige Haltung beim Heben des Babys?	○	○	○	○
tiefe XL-Atmung?	○	○	○	○
die angepasste XL-Atmung beim Heben?	○	○	○	○

Ernährung

Wie sieht es aus mit …	Sehr gut	Gut	Könnte besser sein	Nicht gut
ehrlichem, gesundem Essen?	○	○	○	○
der Balance zwischen Eiweiß, Fett und Kohlenhydraten?	○	○	○	○
Trinkst du 1,5 Liter Wasser?	○	○	○	○
Verteilst du die Mahlzeiten über den Tag?	○	○	○	○

Ruhe und Entspannung

Wie geht es mit …	Oje … Gut!
deinem Stresslevel?	
deinen Ansprüchen an dich selbst?	
Verantwortung abgeben?	
den Überblick behalten?	
deinem Schlafmangel?	

Training und Bewegung

	Ja	Meistens	Zu wenig	Nein
Bemerkst du Fortschritte beim Training?	○	○	○	○

Wie viele Schritte machst du am Tag?

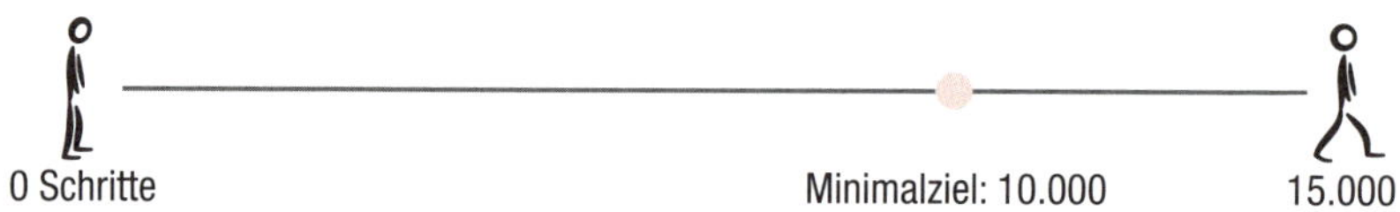

Allgemeine Fragen

Wie geht es mit …	**Oje** — **Gut!**
deinen Hormonen?	
der Bindung zu deinem Kind?	
deiner Beziehung?	
deinem Liebesleben?	
deinem Sozialleben?	
der Arbeit?	

Beckenboden- & Bauchmuskel-Check-up

Wie oft machst du …	**nie** — **jeden Tag**
die *BTY*-Kegelübungen?	
die XL-Atmung?	

Erinnerung

Überprüfe vor Beginn des nächsten Blocks, ob du Knoten im Beckenboden hast (siehe Seite 294). Solltest du welche finden, löse sie erst auf, bevor du mit deinen täglichen *BTY*-Kegelübungen weitermachst!

	Ja	**Ein bisschen**	**Nein**
Leidest du noch unter einer vergrößerten Diastase?	○	○	○
Leidest du noch unter einem Prolaps?	○	○	○
Bemerkst du Fortschritte bei deinen Beckenbodenmuskeln?	○	○	○

Auf Basis meiner Selbstanalyse:

Dies sind meine Ziele für den nächsten Block:

So werde ich sie erreichen:

WOCHE 16–18 BLOCK 6

Viele dieser Übungen sind statisch ausgelegt: Du bewegst dich dabei nicht und sollst deine Position nur halten. Das Ziel ist es, deine Kraft zurückzubekommen.

Öffne die *BTY*-App und trainiere mit …

Vorbereitung

10 x XL-Atmung
***BTY*-Kegel:** 10 x 5 Sekunden
Warm-up: Lockerrollen und BB LIFT 1 + 2

Work-out

Sumo Squat'n'Walk (P)

Beine und Po

Beine und Po

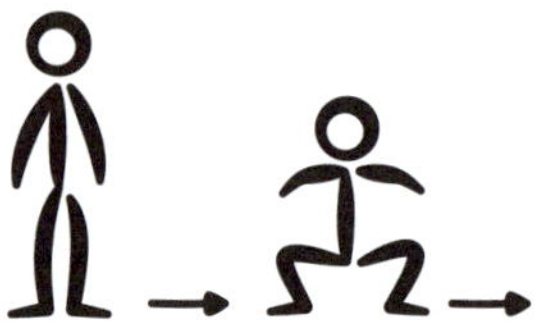

Woche 1
Woche 2
Woche 3

Planking (D)

Po und Bauch

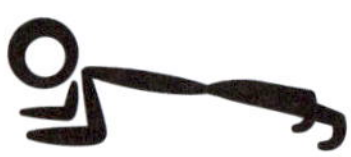

Woche 1
Woche 2
Woche 3

Table Top (D)

Rückenmuskel und Brust

Po und Bauch

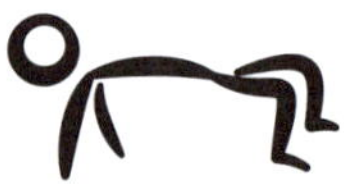

Woche 1
Woche 2
Woche 3

Hip Abductor (D)

Beine und Po

Beine und Po

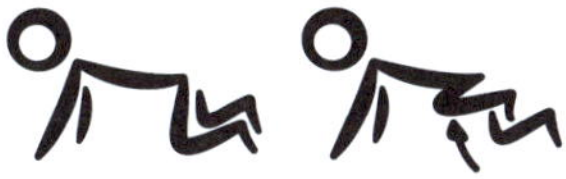

Woche 1

Woche 2

Woche 3

Reverse Fly (D)

Brust

oberer Rücken und Schultern

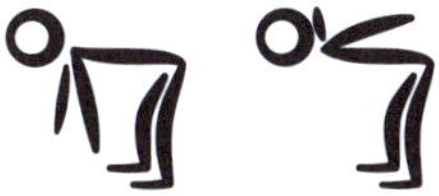

Woche 1

Woche 2

Woche 3

Curl Up And Down (P) (D)

Kniesehnen, Po, oberer und unterer Rücken

Bauch

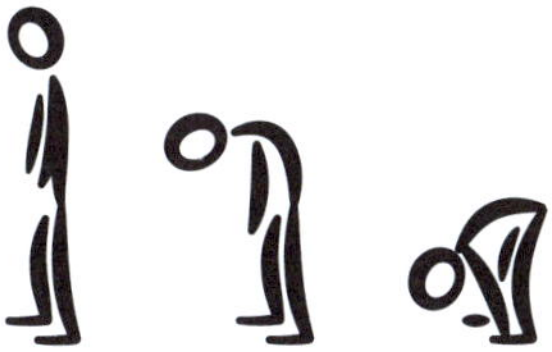

Woche 1

Woche 2

Woche 3

Side Plank

Bauch

Woche 1

Woche 2

Woche 3

Cool-down

Dehnen: Nacken, Schultern, Beine

Kreise ein: O = lockerrollen / O = aktivieren

Setze dort einen Pfeil, wo du auf die neutrale Position achten solltest.

DEINE XL-FUNDAMENTALS FÜR BLOCK 6

XL-Fundamental: Bewegung

30 Minuten Vitamin D: Sonnenbaden

Versuch, in diesen Wochen täglich eine halbe Stunde lang draußen zu sein, am besten gehst du spazieren. Mach den Spaziergang zwischen 11 und 15 Uhr, denn dann steht die Sonne so hoch, dass dein Körper genug Vitamin D produziert. Je weniger dein Körper bedeckt ist, desto mehr Vitamin D bildet er.

Gemacht? Ja Nein

XL-Fundamental: Haltung und Atmung

Untersuch deine Schuhe: Läufst du gerade?

Der Stand deiner Füße hängt mit deinem Powerhouse zusammen. Läufst du nach innen oder außen, wirkt sofort ein ungleichmäßiger Druck auf dein Powerhouse. Untersuch deine Schuhe, um zu sehen, ob du gut läufst. Ist eine Seite mehr abgelaufen als die andere?

Gemacht? Ja Nein

XL-Fundamental: Ruhe und Entspannung

Ein kurzer Moment für die Schönheit

Es ist wirklich ganz leicht, als Mutter zu verwahrlosen. Der Tag ist schneller vorbei als jemals zuvor, und oft hast du nicht mal Zeit, ausgedehnt zu duschen. Aber in diesen Wochen solltest du dir diese Momente gönnen. Trag eine Haarmaske auf, nimm ein schönes langes Bad oder mach ein natürliches Peeling mit Öl und Zucker, um deine Haut zu verwöhnen. Du hast es dir verdient!

Gemacht? Ja Nein

Notizen

XL-Fundamental: Ernährung

Achtsam essen

Du kannst natürlich schnell zwischendurch etwas essen, aber es geht auch bewusst, und dadurch holst du mehr aus deiner Mahlzeit heraus.
Gönn dir selbst (und deiner Familie!) in diesen Wochen die Gelegenheit, achtsam zu essen. Das geht so:

- Esst alle gemeinsam am Tisch.
- Nehmt euch Zeit.
- Legt während des Kochens und Essens ruhige Musik auf.
- Handys und Bildschirme dürfen nicht an den Tisch.
- Kaut bewusst.
- Fragt euch bei jedem Produkt, ob es eurem Körper und eurer Seele guttut.

Gemacht? Ja ☐ Nein ☐

Tipp

Denkst du, du hast weniger Fortschritte gemacht, als du gehofft hattest? Hast du vor allem immer noch Probleme mit einem Prolaps und bekommst deinen Beckenboden nicht richtig unter Kontrolle? Dann solltest du eine Beckenbodenspezialistin aufsuchen. Sie sollte überprüfen, ob während der Geburt der *Musculus levator ani* (Heber des Afters) beschädigt worden ist. Das klingt unangenehm, aber manchmal reißt dieser Muskel während der Geburt teilweise ab. Den Muskel kann man nicht wieder befestigen, aber indem die Muskeln um ihn herum besonders gut trainiert werden (die Übungen aus dem *BTY*-Programm helfen dir dabei), kannst du die Beschwerden trotzdem minimieren. Ein Spezialist kann dir genau erklären, was in deinem Fall zu tun ist.

TAGEBUCH BLOCK 6

Analysiere dich selbst …

XL-Haltung und -Atmung

Denkst du an …	**Ja**	**Meistens**	**Zu wenig**	**Nein**
eine gute neutrale Haltung den ganzen Tag über?	○	○	○	○
die richtige Haltung beim Heben des Babys?	○	○	○	○
tiefe XL-Atmung?	○	○	○	○
die angepasste XL-Atmung beim Heben?	○	○	○	○

Ernährung

Wie sieht es aus mit …	**Sehr gut**	**Gut**	**Könnte besser sein**	**Nicht gut**
ehrlichem, gesundem Essen?	○	○	○	○
der Balance zwischen Eiweiß, Fett und Kohlenhydraten?	○	○	○	○
Trinkst du 1,5 Liter Wasser?	○	○	○	○
Verteilst du die Mahlzeiten über den Tag?	○	○	○	○

Ruhe und Entspannung

Wie geht es mit …	**Oje**	**Gut!**
deinem Stresslevel?		
deinen Ansprüchen an dich selbst?		
Verantwortung abgeben?		
den Überblick behalten?		
deinem Schlafmangel?		

Training und Bewegung

	Ja	**Meistens**	**Zu wenig**	**Nein**
Bemerkst du Fortschritte beim Training?	○	○	○	○

Wie viele Schritte machst du am Tag?

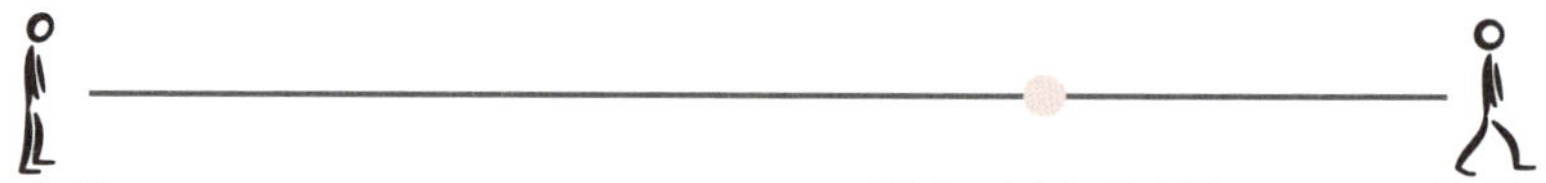

Allgemeine Fragen

Wie geht es mit …	**Oje**	**Gut!**
deinen Hormonen?		
der Bindung zu deinem Kind?		
deiner Beziehung?		
deinem Liebesleben?		
deinem Sozialleben?		
der Arbeit?		

Beckenboden- & Bauchmuskel-Check-up

Wie oft machst du …	**nie**	**jeden Tag**
die *BTY*-Kegelübungen?		
die XL-Atmung?		

Erinnerung

Überprüfe vor Beginn des nächsten Blocks, ob du Knoten im Beckenboden hast (siehe Seite 294). Solltest du welche finden, löse sie erst auf, bevor du mit deinen täglichen *BTY*-Kegelübungen weitermachst!

	Ja	**Ein bisschen**	**Nein**
Leidest du noch unter einer vergrößerten Diastase?	○	○	○
Leidest du noch unter einem Prolaps?	○	○	○
Bemerkst du Fortschritte bei deinen Beckenbodenmuskeln?	○	○	○

Auf Basis meiner Selbstanalyse:

Dies sind meine Ziele für den nächsten Block:

So werde ich sie erreichen:

PHASE 3:
YOU

Phase 3: You

Die dritte und letzte Regenerationsphase nach Schwangerschaft und Geburt bricht jetzt an. Es ist Zeit to get … *back to you!* Dein Körper und deine Seele können jetzt langsam wieder auf den Punkt hinarbeiten, an dem sie vor der Schwangerschaft waren. Dein Körper ist in der Lage, mehr Kraft aufzubringen, du kannst wieder an deine Figur denken, und dein Beckenboden hat sich von der Urgewalt erholt, die er während der Geburt erfahren hat. Das Leben mit Baby ist nicht mehr ganz so neu, auch wenn noch jeden Tag spannende und überraschende Dinge passieren, und auch die Nächte sind immer noch nicht das, was sie einmal waren. Du wirst jetzt bereits mehr oder weniger eine neue Routine in deinen Alltag gebracht haben. Nun kannst du wirklich wieder zu dir selbst kommen, mental und physisch.

Gerade jetzt, wo diese neue Phase beginnt, können sich mütterliche Schuldgefühle wieder bemerkbar machen. Wann stehst du an erster Stelle? Wie bekommst du das unter einen Hut mit der vollumfänglichen Liebe, die du deinem Baby und deiner Familie geben willst? Wie soll das auch noch in Kombination mit deiner Arbeit, deinen Freunden und dem Haushalt funktionieren? Und wo ist zwischen all den Dingen noch Zeit und Raum für dich selbst?

Du hast eine große Gewissensprüfung und knallhartes Training vor dir, aber wenn du da durch bist, wirst du wieder ganz du selbst sein, sogar eine schönere und reichere Version von … *YOU!*

Das erwartet dich in Phase 3: You

- Praktisches: Abnehmen
- Expertentipps: Die besten *You*-Tipps der besten Experten

ABNEHMEN ... BYE-BYE, KILOS!

Du hast dich gerade wieder ein wenig gesammelt, und dann bemerkst du sie: die Kilos, die während der Schwangerschaft und vielleicht auch in den vergangenen Monaten dazugekommen sind. Jetzt ist es an der Zeit, sie wieder loszuwerden. Aber nicht mit einer Diät, sondern auf ganz natürliche Weise. Wenn du die folgenden Faustregeln beherzigst, werden die Extrakilos verschwinden und nie mehr zurückkommen! Auf den nächsten Seiten liest du von der einzig sinnvollen Art und Weise, wie du dein ganzes Leben lang eine schöne Figur behältst. Garantiert. Einfach, indem du deinen Lebensstil anpasst. Es ist wirklich einfacher als gedacht und effektiv.

1. Mach keine Diät, solange du stillst und auch nicht in den ersten zwei Monaten nach dem Abstillen. Bevor du feststellen kannst, ob du zugenommen hast, müssen erst die Stillhormone deinen Körper verlassen. Irgendwann wirst du merken, dass du auf einmal viel stärker abnimmst, wenn du stillst. Bewiesen wurde das zwar nie, aber jede stillende Mutter kennt es: Es scheint, als ob dein Baby all deine Kilos aus dir heraussaugen würde. Vielleicht nicht so viele, wie du dir wünschst, aber jedes Kilo zählt, oder?

   Stillen ist keine Entschuldigung, um zu viel zu essen. Ja, du brauchst zusätzliche Nährstoffe, aber nein, das ist kein Freibrief, um alles Gesunde in großen Portionen in dich hineinzuschaufeln. Achte weiterhin auf deine Nährstoff- und Kalorienzufuhr.

2. Finde heraus, wie viele Kalorien du bei deiner Größe und deinen täglichen Aktivitäten benötigst. Meist sind das 2000 Kilokalorien am Tag. Lade eine App herunter, die deine Kalorienzufuhr misst und dir zeigt, ob du genug (oder zu viel) Eiweiß, Kohlenhydrate und gesunde Fette zu dir nimmst. Nutz die App drei Wochen lang. So bekommst du eine Übersicht über deinen Ernährungsstil.

3. Hast du abgestillt und möchtest jetzt die letzten Kilos loswerden? Dann solltest du ein paar Hundert Kalorien weniger zu dir nehmen, als du früher gebraucht hast. Wähl zum Beispiel 1700 kcal am Tag, wenn du früher 2000 gebraucht hast. So nimmst du jeden Tag ein wenig ab und kannst

trotzdem alles essen. Dein Magen gewöhnt sich langsam an die verringerte Nahrungsmenge, sodass du auch keinen Heißhunger bekommst. Wenn du die überzähligen Kilos los bist, kannst du wieder die tägliche Menge an Kalorien zu dir nehmen, die du für deine Größe und dein Idealgewicht brauchst.

4 Lass kein Training aus. Die Übungen aus der *You*-Phase kannst du für den Rest deines Lebens machen. Bei jedem Training verbrennst du sehr viel Fett. Dreimal pro Woche, keine Ausreden ...

5 Iss von einem kleineren Teller. Das klingt vielleicht verrückt, aber es ist erwiesen, dass du so weniger isst. Deine Augen sehen einen vollen Teller, und dein Gehirn signalisiert, dass du nicht mehr brauchst.

6 Iss während der ersten Stunde nach dem Aufstehen ein reichhaltiges Frühstück. So verhinderst du, dass dein Blutzuckerspiegel zu sehr absackt und du Heißhunger bekommst.

7 Iss nach den XL-Fundamental-Ratschlägen. Normales Essen, aber ehrlich und pur. Du wirst einige Kilos verlieren und nie wieder zurückbekommen, wenn du so weiterisst. Und das sogar, ohne eine Diät zu befolgen!

8 Einen Moment auf den Lippen, ein Leben lang auf den Rippen ... Aber die Nahrung ist nicht die einzige Baustelle beim Abnehmen. Wenn du wirklich an Gewicht verlieren willst, musst du dich selbst während des Trainings motivieren und herausfordern. Versuch, so viele Übungen wie möglich auf dem höchsten Niveau zu machen. Beiß die Zähne zusammen, behalt dein Ziel im Auge, und los geht's!

Die besten *You*-Tipps der besten Experten

Dr. Sheila de Liz, **Gynäkologin,** Wiesbaden

Du bist wieder ganz da. Ganz du selbst und sogar eine schönere Version von dir selbst. Oder doch noch nicht ganz? Check dich mal ab …

1. Bist du wirklich zufrieden mit dir? Bist du zufrieden mit deinen Entscheidungen rund um deine Arbeit und deine persönliche Versorgung, mit deinen sozialen Kontakten und Freunden? Falls nicht, solltest du was verändern. Du musst dich als Frau wohl in deiner Haut fühlen. Nicht nur für dich, sondern auch als Vorbild für dein Kind und für deine eventuelle Beziehung.

2. Hast du schon wieder ein Sexleben? Falls nicht, ist es jetzt wahrscheinlich an der Zeit, daran zu arbeiten. Manchmal musst du es einfach mal wieder tun, um Lust darauf zu bekommen. Der Appetit kommt beim Essen. Nach einem oder mehreren Malen wird es schöner, und du merkst, dass du es vermisst hast. Wenn du also ein knappes Jahr nach der Geburt noch keinen Sex gehabt hast, solltest du bald Zeit einräumen für Sex, um wieder in den Sattel zu kommen … Ärztliche Verordnung ;-)

3. Dein Körper ist dein Tempel, und du willst ihn noch lange genießen. Aber er braucht Pflege, genau wie dein Äußeres und deine Psyche. Kontinuierliche Bewegung macht sich aber wirklich bezahlt. Wer in seinen Dreißigern regelmäßig sportlich aktiv ist, fühlt sich nicht nur besser und gesünder, sondern kommt später auch besser mit den ersten hormonellen Veränderungen in den Wechseljahren zurecht. Bei guter Pflege kannst du mit 30, 40, 50 und darüber hinaus fit und sexy bleiben, wenn du möchtest. Aber auch um für die nächste Schwangerschaft fit zu sein – Sport macht fast immer Sinn.

Ann-Marlene Henning, **Sex- und Paartherapeutin,** Hamburg

Studien haben gezeigt, dass die Dauer deiner Beziehung der größte Sexkiller ist. Sei und bleib also neugierig. Kommt und bleibt miteinander und mit euren Körpern in Kontakt. Sex scheint immer von alleine kommen zu müssen, aber das stimmt so nicht ganz. Sex wird vom Gas-Bremse-System nach Bancroft und Janssen bestimmt (siehe Seite 49). Darum haben manche Menschen einfach nicht von sich aus Lust auf Sex, sie müssen daran arbeiten. Und denk dran: Der Appetit kommt beim Essen. Dieser Satz gilt auch beim Sex. Versuch, dein Sexleben zurückzubekommen, und entdecke dich und deine Beziehung immer wieder neu. Hör nicht auf das, was die anderen sagen, sondern hör auf deine innere Sexgöttin …

Dr. Miranda Goërtz, **Psychologin,** Arnhem, Niederlande

In der You-Phase findest du tatsächlich dich selbst und deine Kraft zurück.

1. Hilfreich ist es, sich Ziele zu setzen. Frag dich: Wie soll mein Leben in einem Jahr aussehen? Was will ich erreichen? Befrag dich zuerst selbst, sprich dann mit deinem Partner oder einer Freundin darüber. Achte darauf, dass deine Wünsche deutlich werden. Wenn deine Ziele und Wünsche klar sind, kannst du viel besser Entscheidungen treffen, die dir dabei helfen, *Back To You* zu kommen. Frag dich auch, was eventuelle Blockaden und Ängste sind, die deinen Zielen im Weg stehen. Mach kleine Schritte. Fokussier dich auf das, was du beeinflussen kannst, und nicht auf das, was du nicht beeinflussen kannst.

2. Akzeptiere, dass du und dein Partner manchmal Spannungen abreagieren müsst. Denk daran, dass das an den Umständen liegt und nicht am Partner oder an dir.

3. Versuch, einen geregelten Ablauf in deinen Alltag zu bringen. Ein gesunder Rhythmus trägt dich am besten durchs Leben. Feste Routinen kosten dich nämlich weniger mentale Kapazität.

ZURÜCK IN DEN JOB?

Manche freuen sich darauf, andere mögen gar nicht daran denken, dass es wieder zurück in den Job geht. Diese praktischen Tipps werden dir den Übergang in dein Arbeitsleben wirklich erleichtern.

Zeit für die Eingewöhnung

Auch dein Kind wird jetzt eine neue Phase in seinem kurzen Leben beginnen. Ob du dich für einen Babysitter, eine Tagesmutter, eine Kita oder eine Betreuung durch die Großeltern entschieden hast, ihr beide werdet euch daran gewöhnen müssen. Übt die Trennung einige Male, bevor du wirklich wieder arbeiten gehst. Wenn es nicht klappt, kannst du dein Kind sofort wieder abholen. Eine Eingewöhnung kostet Zeit, du solltest sie dir und deinem Kind aber gönnen.

Besuch deine Kolleginnen und Kollegen

Ein paar Tage bevor du wieder zu deiner Arbeit zurückkehrst, solltest du mit deinem Baby einmal an deinem Arbeitsplatz vorbeischauen. So können sich die Kolleginnen und Kollegen dein Baby auch vorstellen, wenn du bald von ihm erzählst. Und du gewöhnst dich schon wieder ein wenig an die Atmosphäre. Du hörst die neuesten Gerüchte und den letzten Stand der Dinge, und an deinem ersten echten Arbeitstag prasselt nicht alles auf einmal auf dich ein.

Sprecht euch ab: Wer übernimmt was?

Wenn du einen Partner hast, dann ist es jetzt an der Zeit, zusammen einige Absprachen über eure gemeinsamen Aufgaben zu treffen. Wer erledigt im Haushalt was? Wer holt das Baby ab, wenn es in der Betreuung krank geworden ist? Absprachen sind für eure Beziehung wirklich wichtig. Viele Beziehungen gehen in die Brüche, weil der eine Part sich zu viele Aufgaben aufbürdet und dem Partner hinterher Vorwürfe macht, dass er sich nicht proaktiv genug um die Beziehung gekümmert hätte. Wirklich, Absprachen schaffen Ruhe.

Vorbereitung

Je besser du dich vorbereitest, desto leichter beginnst und beendest du deinen Tag. Leg abends so viel wie möglich bereit. Deine Kleidung, die Kleidung deines Babys, pack deine Tasche und die deines Babys. Deck eventuell auch schon den Frühstückstisch. Der morgendliche Stress mit Baby ist enorm, wenn also abends schon etwas erledigt ist, macht das morgens wirklich einen großen Unterschied. Mach den Wocheneinkauf am Wochenende und überleg dir, was du die ganze Woche über essen willst. Das spart dir jeden Tag ein wenig Zeit. Außerdem wirst du nach Feierabend keine Lust haben, mit Baby in den Supermarkt zu gehen.

Beginn mitten in der Woche

Es klingt zwar logisch, den ersten Tag auf einen Montag zu legen, aber die Erfahrung lehrt uns, dass es leichter ist, in der Mitte der Woche zu beginnen. Eine halbe Woche erleichtert dir und deinem Baby die Eingewöhnung.

TRAINING IN DER *YOU*-PHASE

Die letzte Phase der Regeneration beginnt. Du legst dich ordentlich ins Zeug, machst immer mehr hocheffiziente Übungen, die gut für dein Durchhaltevermögen und deine Muskeln sind und dich sowohl mobilisieren als auch stabilisieren. Es wird immer schwerer und schwerer …

Tipp

Bereitet dir dein Beckenboden immer noch Probleme? Dann wiederhol die Beckenbodenübungen aus der *Back*- und der *To*-Phase.

Für diese Phase brauchst du:

- Gewichte (von 1 bis 10 Kilo, verstellbar)
- Faszienrolle
- Springseil
- Gymnastikband (optional)
- Gymnastikball (optional)

Deine täglichen *BTY*-Kegelübungen

Wir bleiben bei den fünf Sekunden, aber

- beim Programm für die Wochen 19–21 findest du eine Variation der *BTY*-Kegelübungen, bei der du lernst, den Beckenboden im Stehen zu trainieren;

- wenn du 25–27 Wochen lang so trainiert hast, geben wir jetzt noch eine Schippe drauf: Du lernst, den Beckenboden im Gehen zu trainieren;
- in den Wochen 31–33 wird es wirklich spannend für deinen Beckenboden, dann wird hüpfend geübt!

Warm-up:

In der *You*-Phase begegnen dir vier verschiedene Varianten des Warm-ups. Eines haben sie gemeinsam: Du beginnst mit der Faszienrolle. Es ist wichtig, dass deine Muskeln so gut wie möglich funktionieren und Leistung bringen, gerade weil es jetzt schwieriger wird. Beim aktiveren Part des Warm-ups sorgst du dafür, dass du alle Rotationen machst und daher tatsächlich bereit bist für das Work-out. Wie die verschiedenen Warm-up-Übungen genau funktionieren, zeigen wir dir in der *BTY*-App.

- Faszienrolle + 1 Minute »Aero Bicycle« + 1 Minute »Standing Lizard«
- Faszienrolle + 1 Minute Hampelmann (»Jumping Jack«) + 1 Minute Hip-Twisters
- Faszienrolle + 3 Minuten Seilspringen (»Jumping Rope«) + 1 Minute Hip-Twisters

Cool-down:

In dieser Phase findest du drei Varianten für das Cool-down.

1. XL-Cool-down; hierbei geht es um das Dehnen der Muskeln.
   Körperteil für Körperteil wird gedehnt und die Dehnung so lange gehalten, bis sich der jeweilige Muskel merklich entspannt.
2. Der Bodyscan; eine Kombination aus Muskelentspannung, Achtsamkeit und Meditation.
   Leg dich flach auf den Boden. Schließ deine Augen. Fühle, wie deine Füße den Boden berühren, deine Unterschenkel, deine Knie und spür so auch den Rest deines Körpers. Geh bewusst in jeden Teil deines Körpers. Achte darauf, dass das Einatmen genauso lange dauert wie das Ausatmen. Hierdurch entspannen sich die Muskeln schneller. Beende die Übung an deinem Scheitel. Beweg und dehn nun jeden Körperteil. Öffne langsam wieder deine Augen und steh langsam auf.
3. 15 Minuten langsames Spazierengehen; es ist gut für Muskeln und Seele. Du hast geschwitzt, zieh dir daher schnell ein anderes Oberteil, eine Jacke oder einen Pulli über deine Sportklamotten, bevor du rausgehst.

Die besondere Woche 40

Niemand kann dir ein genaues Datum nennen, wann du wieder vollständig *Back To You* sein wirst. Manche sind nach neun Monaten schon wieder voll zurück im Leben, bei anderen dauert es länger. Aber eines ist sicher: Wenn du dieses Work-out durchhältst, dann kannst du alles! Wir beginnen diese letzte Woche voller Power daher auch mit einem besonderen Test, bei dem du prüfst, ob du mit einer vollen Blase springen kannst und dabei keinen Urin verlierst. Und wir schließen diese Woche mit einem ganz besonderen Cool-down ab. Für uns, für dich. Wir feiern gemeinsam, dass du zurück zu dir gefunden hast!

Erläuterung der verwendeten Symbole

- (P) Vorsicht bei einem Prolaps
- (P) zu empfehlen bei einem Prolaps
- (P) nicht durchführen bei einem Prolaps
- mit der Faszienrolle lockern
- Lymphdrainage
- (D) Vorsicht bei einer Diastase
- (D) zu empfehlen bei einer Diastase
- (D) nicht durchführen bei einer Diastase
- aktivieren
- (!) Achtung!

Trag vor jeder neuen Phase deine »Startbedingungen« auf Seite 332 f. ein und mach ein Foto, sodass du später mit eigenen Augen die Unterschiede zwischen »vorher« und »nachher« sehen kannst.

WOCHE 19–21 BLOCK 7

Nun steigen wir richtig ins Bauchmuskeltraining ein. Die feste Basis-Becken-Atemübung ersetzt du in diesem Block durch eine Variante, bei der du lernst, deinen Beckenboden im Stehen zu benutzen.

Öffne die *BTY*-App und trainiere mit …

Vorbereitung

10 x XL-Atmung

***BTY*-Kegel:** 10 x 5 Sekunden

Work-out

Warm-up: Lockerrollen, Aero Bicycle, Standing Lizard

Split Squats (P)

- Beine und Po
- Beine und Po

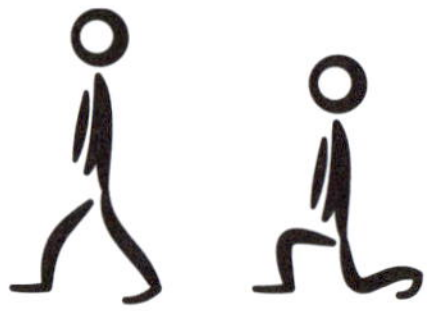

Woche 1
Woche 2
Woche 3

Downward Dog (P) (D)

- Kniesehnen, Po, unterer Rücken und Rückenmuskel

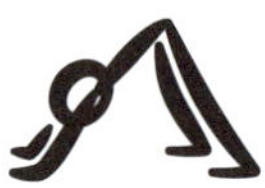

Woche 1
Woche 2
Woche 3

Sit-Up (P) (D)

- unterer Rücken
- Bauch

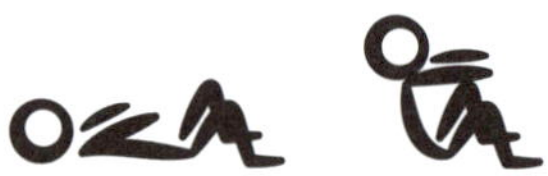

Woche 1
Woche 2
Woche 3

Hyperback (D)

unterer Rücken

unterer Rücken

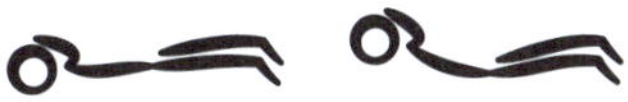

Woche 1

Woche 2

Woche 3

Dead Bug

Bauch

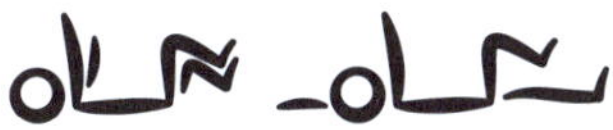

Woche 1

Woche 2

Woche 3

Bear Crawl (D)

Bauch und Schultern

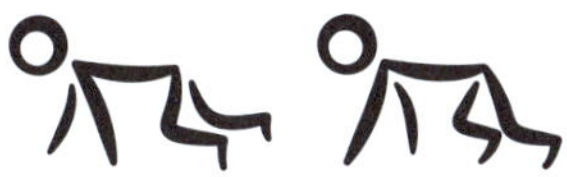

Woche 1

Woche 2

Woche 3

Side Slides (P) (D)

Bauch

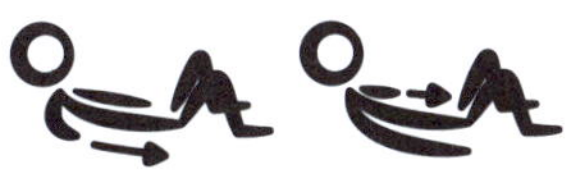

Woche 1

Woche 2

Woche 3

Cool-down

XL-Cool-down

Kreise ein: O = lockerrollen / O = aktivieren
Setze dort einen Pfeil, wo du auf die neutrale Position achten solltest.

DEINE XL-FUNDAMENTALS FÜR BLOCK 7

XL-Fundamental: Bewegung

Meld dich in einem Sportverein an

Manchmal ist das Muttersein ziemlich schwierig, und du fühlst dich einsam. Damit bist du nicht die Einzige. Du bist wahrscheinlich viel mehr zu Hause als früher, und deine sozialen Kontakte sind weniger geworden. Du könntest dich in einem Sportverein oder bei einem Sportkurs anmelden. So hast du jede Woche einen guten Grund, einmal ein paar Stunden rauszukommen.

Gemacht? Ja Nein

XL-Fundamental: Haltung und Atmung

Wadenzeit

Die Waden sind sehr wichtig für das Becken. Auch wenn es komisch klingt: Wenn die Waden verkürzt sind, stehst du nicht richtig, und dieser falsche Stand kann eventuell dazu führen, dass das Becken falsch gekippt wird. Gönn deinen Waden diese Woche etwas Gutes und dehn sie. Stell dich mit den Zehen auf einen Absatz oder eine Erhöhung und senk die Hacken ab. So lange, wie es sich gut anfühlt. Stell dich auch ein paarmal täglich auf die Zehen und bleib kurz so. Hierdurch aktivierst du die Muskelpumpe in den Waden, die die Flüssigkeitsabfuhr des körpereigenen Lymphsystems stimuliert.

Gemacht? Ja Nein

XL-Fundamental: Ruhe und Entspannung

Trockenbürsten

Verwöhn deine Haut, indem du deinen Körper jeden Morgen trockenbürstest. Das ist gleichzeitig ein Peeling und eine Stimulation für den Blutkreislauf, es verleiht Energie und reinigt die Poren. Nimm dazu eine Stielbürste mit festen Borsten und bürste deinen Körper vor dem Duschen ab. Beginn an den Füßen und arbeite dich nach oben vor, in Richtung deines Herzens. Danach die Arme und wieder zurück zum Herzen. Wechsle dabei kreisende Bewegungen mit kurzen Streichbewegungen ab.

Gemacht? Ja Nein

XL-Fundamental: Ernährung

Kräutertee: Perfekt für deinen Körper nach der Geburt

Lecker, unglaublich wohltuend und einfach zuzubereiten …

Ingwertee wirkt entzündungshemmend, beeinflusst den Säurehaushalt positiv und beruhigt Körper und Geist.

Frischer Minztee ist gut für Gedächtnis und Haut, verringert Stress und wirkt auch noch Wunder in Sachen Verdauung.

Frischer Baldriantee ist extrem vorteilhaft, wenn du entspannen willst. VORSICHT, dieser Tee wird kalt angesetzt, denn nur so lösen sich die wohltuenden Stoffe im Wasser. Einen Teelöffel feingemahlene Baldrianwurzel mit 150 Milliliter kaltem Wasser übergießen und mindestens 3 bis maximal 24 Stunden ziehen lassen.

Es gibt noch zahlreiche weitere Teesorten, die du ganz einfach selbst zubereiten kannst, und jede wirkt auf andere Weise vorteilhaft auf dich. Da sich die guten Inhaltsstoffe im Wasser lösen, kann dein Körper sie auch einfach aufnehmen. Teste in diesen Wochen alle paar Tage eine neue frische Kräuterteesorte aus. Super gesund und lecker!

Gemacht? Ja Nein

!!!Extra Beckenbodenübung!!!

Jetzt, wo du schon eine gute Gehirn-Becken-Verbindung aufgebaut hast und dich an die täglichen *BTY*-Kegelübungen gewöhnt hast, wirst du deinen Beckenboden in diesen Wochen auf eine neue Art trainieren.

In dieser Übung wirst du deine Beckenbodenmuskeln (schrittweise) an- und entspannen.

1. **Atme dreimal ein und aus. Bei jedem Ausatmen spannst du den Beckenboden mehr an. Nach dreimal Ausatmen ist er also vollständig angespannt.**
2. **Wiederhol den Vorgang, aber ENTspann diesmal den Beckenboden in drei Schritten: vollständig angespannt, halb entspannt, vollständig entspannt und dann wieder zurück.**
3. **Führ diese Übung jetzt anstelle der täglichen *BTY*-Kegelübungen aus.**

Durch diese Übung lernt dein Beckenboden, dass es mehrere Formen von Anspannung und Entspannung gibt, und dadurch erhältst du noch mehr Kontrolle über deine Muskeln.

TAGEBUCH BLOCK 7

Analysiere dich selbst …

XL-Haltung und -Atmung

Denkst du an …	Ja	Meistens	Zu wenig	Nein
eine gute neutrale Haltung den ganzen Tag über?	O	O	O	O
die richtige Haltung beim Heben des Babys?	O	O	O	O
tiefe XL-Atmung?	O	O	O	O
die angepasste XL-Atmung beim Heben?	O	O	O	O

Ernährung

Wie sieht es aus mit …	Sehr gut	Gut	Könnte besser sein	Nicht gut
ehrlichem, gesundem Essen?	O	O	O	O
der Balance zwischen Eiweiß, Fett und Kohlenhydraten?	O	O	O	O
Trinkst du 1,5 Liter Wasser?	O	O	O	O
Verteilst du die Mahlzeiten über den Tag?	O	O	O	O

Ruhe und Entspannung

Wie geht es mit …	Oje … Gut!
deinem Stresslevel?	
deinen Ansprüchen an dich selbst?	
Verantwortung abgeben?	
den Überblick behalten?	
deinem Schlafmangel?	

Training und Bewegung

	Ja	Meistens	Zu wenig	Nein
Bemerkst du Fortschritte beim Training?	O	O	O	O

Wie viele Schritte machst du am Tag?

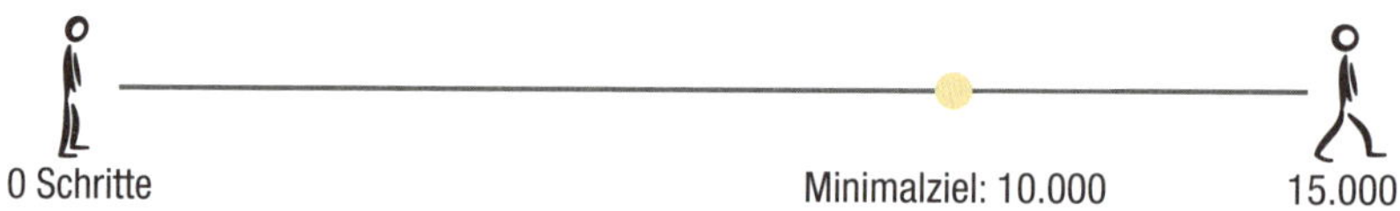

Allgemeine Fragen

Wie geht es mit …	**Oje**	**Gut!**
deinen Hormonen?		
der Bindung zu deinem Kind?		
deiner Beziehung?		
deinem Liebesleben?		
deinem Sozialleben?		
der Arbeit?		

Beckenboden- & Bauchmuskel-Check-up

Wie oft machst du …	**nie**	**jeden Tag**
die *BTY*-Kegelübungen?		
die XL-Atmung?		

Erinnerung

Überprüfe vor Beginn des nächsten Blocks, ob du Knoten im Beckenboden hast (siehe Seite 294). Solltest du welche finden, löse sie erst auf, bevor du mit deinen täglichen *BTY*-Kegelübungen weitermachst!

	Ja	**Ein bisschen**	**Nein**
Leidest du noch unter einer vergrößerten Diastase?	○	○	○
Leidest du noch unter einem Prolaps?	○	○	○
Bemerkst du Fortschritte bei deinen Beckenbodenmuskeln?	○	○	○

Auf Basis meiner Selbstanalyse:

Dies sind meine Ziele für den nächsten Block:

So werde ich sie erreichen:

WOCHE 22–24 BLOCK 8

Für deine Bauchmuskeln wird es wieder anstrengender, und dein Powerhouse wird mit dem Rest des Körpers zusammenarbeiten müssen.

Öffne die *BTY*-App und trainiere mit …

Vorbereitung:
10 x XL-Atmung
***BTY*-Kegel:** 10 x 5 Sekunden
Warm-up: Lockerrollen, dynamisches XL-Dehnen

Work-out

Side Lunges (P)

Beine und Po

Beine und Po

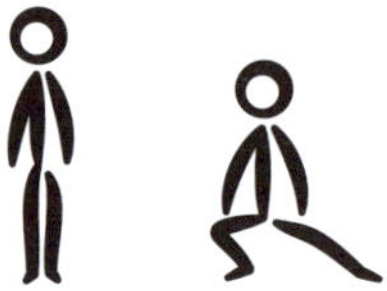

Woche 1
Woche 2
Woche 3

Planking (D)

Beine und Bauch

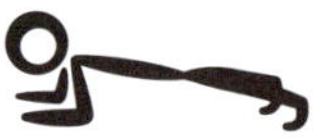

Woche 1
Woche 2
Woche 3

Table Top (D)

Po und Beinoberseite

Po und Bauch

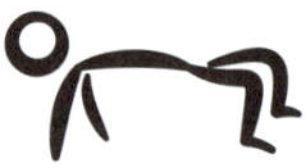

Woche 1
Woche 2
Woche 3

Side Plank

Bauch

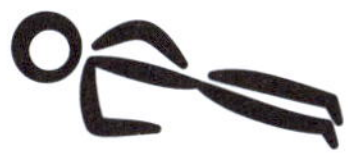

Woche 1

Woche 2

Woche 3

Hyperback (mit Drehung) D

unterer Rücken

unterer Rücken

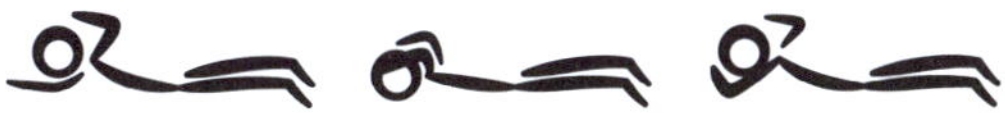

Woche 1

Woche 2

Woche 3

Row D

Brust

Rücken und Schultern

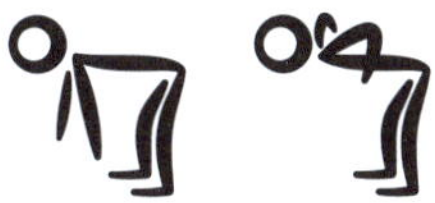

Woche 1

Woche 2

Woche 3

Salamander D

Bauch und Schultern

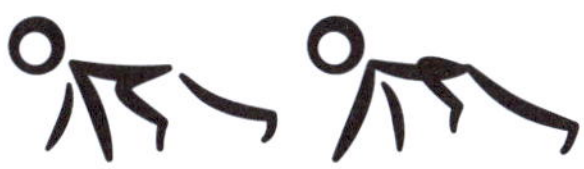

Woche 1

Woche 2

Woche 3

Cool-down

Body Scan

Kreise ein: O = lockerrollen / O = aktivieren

Setze dort einen Pfeil, wo du auf die neutrale Position achten solltest.

DEINE XL-FUNDAMENTALS FÜR BLOCK 8

XL-Fundamental: Bewegung

Kalt duschen

Kälte ist wunderbar für deinen Körper. Versuch in diesen Wochen, nach deiner warmen Dusche deinen Körper mit kaltem Wasser abzuspülen. Das verleiht dir sofort einen Energieschub. Überleg mal: Nach einer warmen Dusche fühlst du dich matt, aber eine kalte Dusche bewirkt genau das Gegenteil. Du verpasst deinem Immunsystem einen Kick, da die Menge an weißen Blutkörperchen zunimmt, wenn du dich regelmäßig der Kälte aussetzt. Außerdem ist das kalte Wasser sehr vorteilhaft für deinen Blutkreislauf und damit für Herz und Gefäße, also für deine kardiovaskuläre Gesundheit. Betrachte eine kalte Dusche als ein Kardiotraining. Und wenn das noch nicht genug Gründe sind, um die Kälte auszuhalten: Kälte hilft auch beim Abnehmen. Sie aktiviert nämlich das braune Fett (dein gutes Fett), wodurch du mehr Kalorien verbrennst.

Ausnahme: Nach einem Work-out solltest du dich nicht kalt abduschen. Am besten schwitzt du nach einem intensiven Training noch lange nach, und dann sollten deine Poren offen bleiben. Bei einer kalten Dusche verschließen sie sich.

Gemacht? Ja ◯ Nein ◯

XL-Fundamental: Haltung und Atmung

Zehengymnastik

Sind deine Füße nach der Schwangerschaft um eine Größe größer geworden? Das kommt daher, dass die Füße während dieser Zeit manchmal abflachen. Einfach umkehren kannst du das zwar nicht, trotzdem ist es wichtig, dass du die Fußmuskulatur regelmäßig trainierst. Greif etwas mit den Zehen. Je größer, desto einfacher. Gelingt dir das, kannst du mit kleineren Gegenständen weitertrainieren, bis du so gut bist, dass du mit den Füßen stapeln kannst.

Hilfreich ist es auch, die Zehen regelmäßig zu dehnen: mit dem Fuß eine »Faust« machen und nach dem Anspannen genauso lange entspannen.

Gemacht? Ja ◯ Nein ◯

XL-Fundamental: Ruhe und Entspannung

Zehn Sekunden, um sich der schönen Dinge bewusst zu werden

Es gibt einfache Möglichkeiten, um glücklicher und positiver zu werden, und eine probieren wir diese Woche aus. Weiter vorne im Buch haben wir dir bereits gezeigt, wie du die kleinen, schönen Momente in deinem Alltag genießen kannst. Leider bleibt oft zu wenig Zeit, als dass diese kleinen Glücksmomente großen Einfluss auf unsere Psyche nehmen könnten. Deshalb gehen wir jetzt noch einen Schritt weiter: Nimm dir jeweils zehn Sekunden Zeit, um dir das Positive, das du gerade genießt, ganz bewusst vor Augen zu führen. So verschiebt sich die positive Empfindung vom Kurz- ins Langzeitgedächtnis. Dadurch fühlst du dich allgemein wohler in deiner Haut und empfindest mehr Genuss. Wenn also das nächste Mal die Sonne scheint, genießt du sie bewusst mindestens zehn Sekunden lang. Es ist ganz egal, was dich froh macht, solange du das Glücksgefühl nur zehn Sekunden festhältst.

Gemacht? Ja Nein

XL-Fundamental: Ernährung

Iss ein paarmal die Woche kein Fleisch

Wir essen viel zu viel Fleisch und zu wenig Gemüse. Immer mehr Untersuchungen zeigen, dass wir uns öfter mal einen Tag lang fleischlos ernähren sollten, um unserem Körper etwas Gutes zu tun und gleichzeitig unseren Kinder und unserem Planeten. Versuch in diesen Wochen, an drei Tagen pro Woche vegetarisch zu essen. So kommst du auf jeden Fall ganz einfach an deine 300 Gramm Gemüse am Tag! Achte aber darauf, dass du auch genug Getreide, Bohnen, Nüsse und Kerne zu dir nimmst.

Gemacht? Ja Nein

!!!Extra Beckenbodentipp!!!

Versuch einmal, deine Vagina ohne den Anus anzuspannen und umgekehrt. Das ist am Anfang wirklich nicht so leicht, aber Übung macht den Meister, und irgendwann klappt es sicher.

TAGEBUCH BLOCK 8

Analysiere dich selbst …

XL-Haltung und -Atmung

Denkst du an …	**Ja**	**Meistens**	**Zu wenig**	**Nein**
eine gute neutrale Haltung den ganzen Tag über?	○	○	○	○
die richtige Haltung beim Heben des Babys?	○	○	○	○
tiefe XL-Atmung?	○	○	○	○
die angepasste XL-Atmung beim Heben?	○	○	○	○

Ernährung

Wie sieht es aus mit …	**Sehr gut**	**Gut**	**Könnte besser sein**	**Nicht gut**
ehrlichem, gesundem Essen?	○	○	○	○
der Balance zwischen Eiweiß, Fett und Kohlenhydraten?	○	○	○	○
Trinkst du 1,5 Liter Wasser?	○	○	○	○
Verteilst du die Mahlzeiten über den Tag?	○	○	○	○

Ruhe und Entspannung

Wie geht es mit …	**Oje** … **Gut!**
deinem Stresslevel?	
deinen Ansprüchen an dich selbst?	
Verantwortung abgeben?	
den Überblick behalten?	
deinem Schlafmangel?	

Training und Bewegung

	Ja	**Meistens**	**Zu wenig**	**Nein**
Bemerkst du Fortschritte beim Training?	○	○	○	○

Wie viele Schritte machst du am Tag?

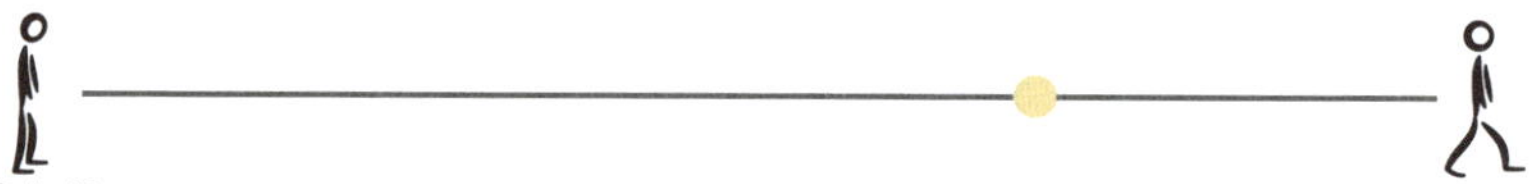

0 Schritte

Minimalziel: 10.000

15.000

Allgemeine Fragen

Wie geht es mit …	**Oje**	**Gut!**
deinen Hormonen?		
der Bindung zu deinem Kind?		
deiner Beziehung?		
deinem Liebesleben?		
deinem Sozialleben?		
der Arbeit?		

Beckenboden- & Bauchmuskel-Check-up

Wie oft machst du …	**nie**	**jeden Tag**
die *BTY*-Kegelübungen?		
die XL-Atmung?		

Erinnerung
Überprüfe vor Beginn des nächsten Blocks, ob du Knoten im Beckenboden hast (siehe Seite 294). Solltest du welche finden, löse sie erst auf, bevor du mit deinen täglichen *BTY*-Kegelübungen weitermachst!

	Ja	Ein bisschen	Nein
Leidest du noch unter einer vergrößerten Diastase?	○	○	○
Leidest du noch unter einem Prolaps?	○	○	○
Bemerkst du Fortschritte bei deinen Beckenbodenmuskeln?	○	○	○

Auf Basis meiner Selbstanalyse:

Dies sind meine Ziele für den nächsten Block:

So werde ich sie erreichen:

WOCHE 25–27 BLOCK 9

Deine Stabilität wird herausgefordert. Zum ersten Mal wirst du dich wieder nach vorne beugen. Deine Beckenbodenübungen wirst du jetzt auch im Gehen machen.

Öffne die *BTY*-App und trainiere mit …

Work-out

Vorbereitung:
10 x XL-Atmung
***BTY*-Kegel:** 10 x 5 Sekunden
Warm-up: Lockerrollen, Hampelmann (P), Hip-Twisters

Round The Clock Lunges (P)

Beine und Po

Beine und Po

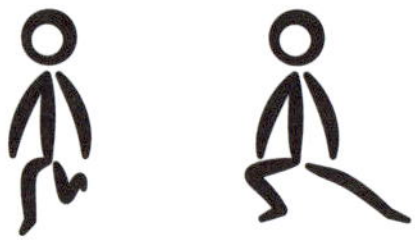

Woche 1
Woche 2
Woche 3

Mountain Climbers (P) (D)

Bauch

Woche 1
Woche 2
Woche 3

Sit-up (P) (D)

unterer Rücken

Bauch

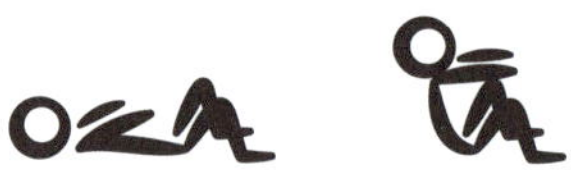

Woche 1
Woche 2
Woche 3

Dead Bug

Bauch

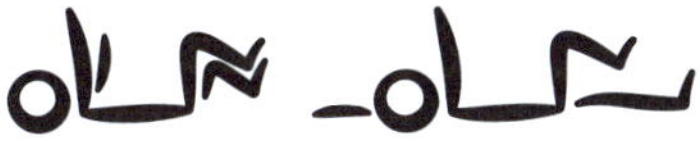

Woche 1

Woche 2

Woche 3

Reverse Fly (D)

Brust

oberer Rücken

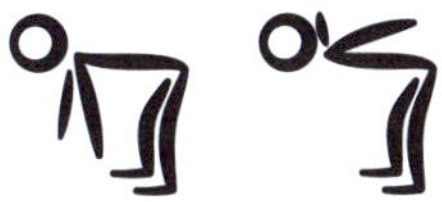

Woche 1

Woche 2

Woche 3

Super Mom (D)

Bauch

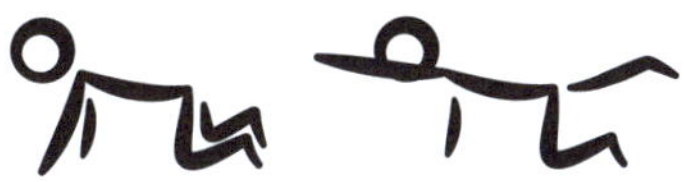

Woche 1

Woche 2

Woche 3

Pelvic Bridge (P)

rechter Oberschenkelmuskel und Po

Beine und Po

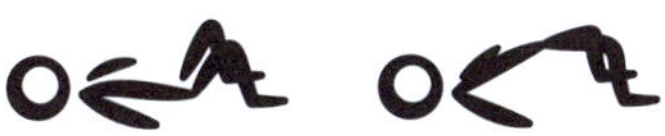

Woche 1

Woche 2

Woche 3

Cool-down

15 Minuten Spazierengehen

Kreise ein: O = lockerrollen / O = aktivieren

Setze dort einen Pfeil, wo du auf die neutrale Position achten solltest.

DEINE XL-FUNDAMENTALS FÜR BLOCK 9

XL-Fundamental: Bewegung

Nimm immer die Treppe

Diese Wochen kein Aufzug, keine Rolltreppe und kein Laufband! Versuch, jedes Mal die Treppe zu nehmen. Dein Herzschlag erhöht sich, wodurch du mehr Sauerstoff brauchst und tiefer einatmest. Achte auf den richtigen Gebrauch deines Beckenbodens in Kombination mit deinem Atem und den Bewegungen, die du machst. Atme durchgängig, press nicht und halt den Atem nicht an. Gerade indem du diese Art von Atem- und Muskelübung in deinen Alltag integrierst, trainierst du deine Muskeln so, dass du bei plötzlichem Niesen keinen Urin verlierst.

Gemacht? Ja Nein

XL-Fundamental: Augenentspannung

Die 20/20/20-Augenregel

Auch deine Augen verdienen Ruhepausen. Halt dich an folgende Faustregel: Wenn du 20 Minuten lang etwas im Nahbereich anschaust, musst du danach mindestens 20 Sekunden lang etwas in sechs Meter (sprich 20 Feet) Entfernung fixieren.

Gemacht? Ja Nein

XL-Fundamental: Ruhe und Entspannung

Bildschirmpause

Möchtest du gerne mehr Ruhe haben? Probier Folgendes:

1. Verwende niemals zwei Apps auf zwei Bildschirmen gleichzeitig.
2. Blockier alle unnötigen Benachrichtigungen auf Handy und Tablet.
3. Versuch, deine Bildschirmzeit einzuschränken.
4. Schau vor dem Schlafen mindestens eine Stunde, am besten noch länger, nicht mehr auf einen Bildschirm.

Gemacht? Ja Nein

XL-Fundamental: Ernährung

Saft und Smoothies

Du kannst ganz einfach mehr Gemüse in deine tägliche Ernährung integrieren, indem du es trinkst. Gemüse lässt sich zu Saft pressen oder in einem Standmixer zu einem Smoothie verarbeiten. Ein Smoothie enthält alle Teile des Gemüses, auch die Ballaststoffe, die bei einem Saft größtenteils herausgefiltert werden. Saft lässt sich aber leichter und dadurch in größeren Mengen trinken. In jedem selbstgemachten Saft stecken wahnsinnig viele Vitamine und Oxidantien, was auch wieder Vorteile hat. Kombinier sie, trink, was dir schmeckt, experimentiere. Dein Saft sollte immer wieder eine andere Farbe haben, nicht immer nur grün. Jede Gemüsefarbe hat ihre eigene Superkraft. Machst du einen Smoothie? Füge als Bonus noch einen Teelöffel Leinsamen hinzu. Die sind gut für deine Verdauung!

Gemacht? Ja Nein

!!!Extra Beckenbodenübung!!!

Du hast nun die Kontrolle über deine Beckenbodenmuskeln. Jetzt ist es Zeit für eine zusätzliche Herausforderung, indem du sie nicht mehr statisch (im Stehen oder Liegen), sondern dynamisch trainierst: im Gehen.

1. **Nimm eine neutrale Haltung an.**
2. **Atme ein und spann beim Ausatmen deinen Beckenboden kräftig an.**
3. **Geh ein paar Schritte, ohne die Spannung zu verlieren.**
4. **Notier jedes Mal nach dieser Übung in deinem Tagebuch, wie lange du das Gehen mit angespanntem Beckenboden durchhältst, sodass dein Fortschritt nachvollziehbar wird.**

Je besser du den Fuß beim Gehen abrollst, desto einfacher ist diese Übung. Je mehr du die Hacken gebrauchst, und je holpriger du läufst, desto schwieriger ist sie.

Notizen

TAGEBUCH BLOCK 9

Analysiere dich selbst …

XL-Haltung und -Atmung

Denkst du an …	**Ja**	**Meistens**	**Zu wenig**	**Nein**
eine gute neutrale Haltung den ganzen Tag über?	O	O	O	O
die richtige Haltung beim Heben des Babys?	O	O	O	O
tiefe XL-Atmung?	O	O	O	O
die angepasste XL-Atmung beim Heben?	O	O	O	O

Ernährung

Wie sieht es aus mit …	**Sehr gut**	**Gut**	**Könnte besser sein**	**Nicht gut**
ehrlichem, gesundem Essen?	O	O	O	O
der Balance zwischen Eiweiß, Fett und Kohlenhydraten?	O	O	O	O
Trinkst du 1,5 Liter Wasser?	O	O	O	O
Verteilst du die Mahlzeiten über den Tag?	O	O	O	O

Ruhe und Entspannung

Wie geht es mit …	**Oje**	**Gut!**
deinem Stresslevel?		
deinen Ansprüchen an dich selbst?		
Verantwortung abgeben?		
den Überblick behalten?		
deinem Schlafmangel?		

Training und Bewegung

	Ja	**Meistens**	**Zu wenig**	**Nein**
Bemerkst du Fortschritte beim Training?	O	O	O	O

Wie viele Schritte machst du am Tag?

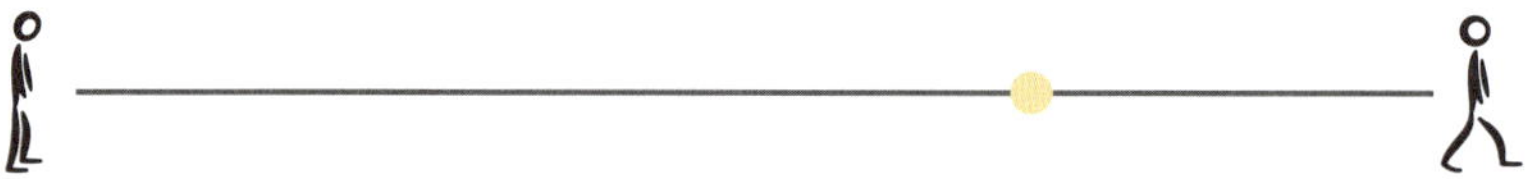

0 Schritte — Minimalziel: 10.000 — 15.000

Allgemeine Fragen

Wie geht es mit …	**Oje** — **Gut!**
deinen Hormonen?	
der Bindung zu deinem Kind?	
deiner Beziehung?	
deinem Liebesleben?	
deinem Sozialleben?	
der Arbeit?	

Beckenboden- & Bauchmuskel-Check-up

Wie oft machst du …	**nie** — **jeden Tag**
die *BTY*-Kegelübungen?	
die XL-Atmung?	

Erinnerung

Überprüfe vor Beginn des nächsten Blocks, ob du Knoten im Beckenboden hast (siehe Seite 294). Solltest du welche finden, löse sie erst auf, bevor du mit deinen täglichen *BTY*-Kegelübungen weitermachst!

	Ja	**Ein bisschen**	**Nein**
Leidest du noch unter einer vergrößerten Diastase?	○	○	○
Leidest du noch unter einem Prolaps?	○	○	○
Bemerkst du Fortschritte bei deinen Beckenbodenmuskeln?	○	○	○

Auf Basis meiner Selbstanalyse:

Dies sind meine Ziele für den nächsten Block:

So werde ich sie erreichen:

WOCHE 28–30 BLOCK 10

Jetzt wird es wirklich herausfordernd. Mach möglichst viele Übungen auf Stufe 3. Wir machen zwar weniger als drei Powerhouse-Übungen, aber dafür bekommst du eine schwierigere Variante der Basis-Beckenbodenübungen.

Öffne die *BTY*-App und trainiere mit …

Vorbereitung

10 x XL-Atmung

***BTY*-Kegel:** 10 x 5 Sekunden

Warm-up: Lockerrollen, Seilspringen (P), Hip-Twisters

Work-out

Ice Skaters (P)

Beine und Po

Beine und Po

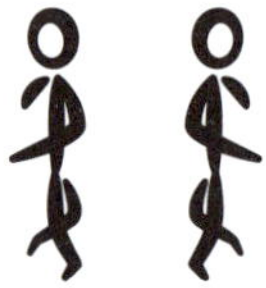

Woche 1

Woche 2

Woche 3

Push-up (D)

Brust

Brust, Bauch und Schultern

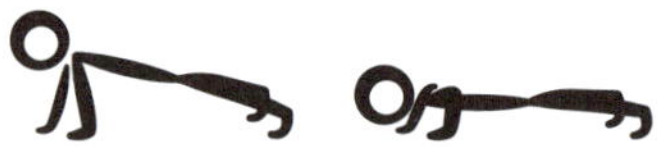

Woche 1

Woche 2

Woche 3

Bicycle Crunch (D)

unterer Rücken

Bauch

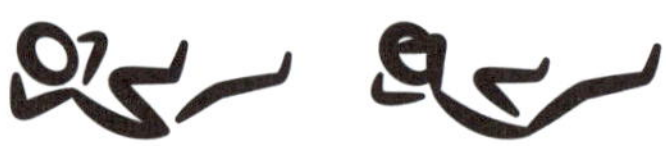

Woche 1

Woche 2

Woche 3

Triceps Dips (P)

Brust

Schultern

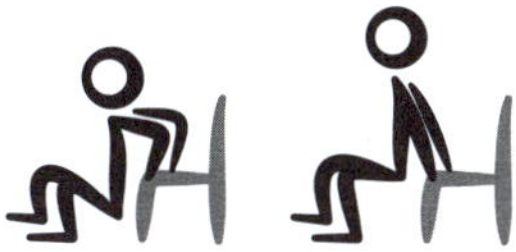

Woche 1
Woche 2
Woche 3

Leg Lift (P)

Bauch

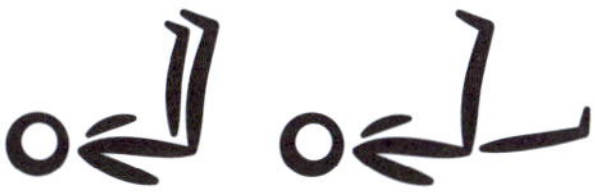

Woche 1
Woche 2
Woche 3

Split Squats (P)

Beine und Po

Beine und Po

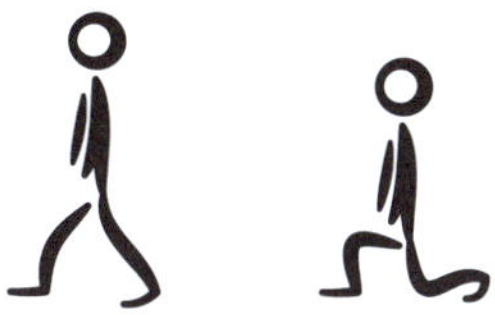

Woche 1
Woche 2
Woche 3

Row (D)

Brust

Rücken und Schultern

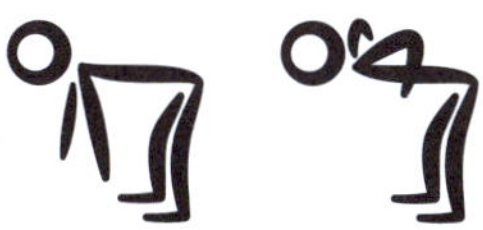

Woche 1
Woche 2
Woche 3

Cool-down

15 Minuten Spazierengehen

Kreise ein: O = lockerrollen / O = aktivieren
Setze dort einen Pfeil, wo du auf die neutrale Position achten solltest.

DEINE XL-FUNDAMENTALS FÜR BLOCK 10

XL-Fundamental: Bewegung

Po-Wochen

In diesen Wochen wirst du deinen Po schön rund machen. Absolviere das Training dreimal pro Woche und wende auch die Life-Hacks die ganze Zeit über an. Schieß ein Vorher- und ein Nachher-Foto – du wirst über das Ergebnis staunen!

1. Überspring bei jeder Treppe eine Stufe. Das ist vielleicht ein wenig gewöhnungsbedürftig, aber dafür unglaublich effektiv!
2. Spann bei jedem Schritt deinen Po an, vor allem dann, wenn dein Bein am hintersten Punkt ist.
3. Stehst du? Dann spann deinen Po ganz fest an, halt die Spannung drei Sekunden lang und entspann drei Sekunden lang wieder. Zehn Wiederholungen.

Gemacht? Ja ◯ Nein ◯

XL-Fundamental: Ruhe und Entspannung

Zeit für dein soziales Leben

Manche Mütter haben ständig einen gut gefüllten Terminkalender und kennen keine Einsamkeit. Aber das ist leider nur eine kleine Gruppe. Oft ist es wirklich schwierig, dein soziales Leben beizubehalten, wenn du gerade erst Mutter geworden bist. Versuch jetzt, jede Woche etwas Schönes mit einer anderen Person zu unternehmen. Geht ins Theater, ins Restaurant, ins Museum, zum Shoppen. Egal was ihr macht, du solltest es einfach genießen und wieder einmal mit einer Freundin quatschen.

Gemacht? Ja ◯ Nein ◯

XL-Fundamental: Ernährung

Geschrotete Leinsamen

Ein Superfood, das Schwung in deine Verdauung bringt und auch noch voller Omega-3-Fettsäuren steckt (die sind gut für Herz und Blutgefäße): Leinsamen. Ungeschrotete Leinsamen sind nicht verdaulich und werden unverändert ausgeschieden. Bei geschroteten Leinsamen saugen sich die Ballaststoffe im Darm mit Flüssigkeit voll. Dein Darm wird dadurch stimuliert, sich umfassend zu entleeren. Du kannst also besser aufs Klo, und dein Darm reinigt sich besser. Das kommt deinem Beckenboden zugute, der Schaden nehmen kann, wenn du Verstopfung hast. Es ist kontraproduktiv, deine Beckenbodenmuskulatur zu trainieren, wenn du Verstopfung hast. Darum ist weicher Stuhl auch so wichtig.

Gemacht? Ja ○ Nein ○

Notizen

TAGEBUCH BLOCK 10

Analysiere dich selbst …

XL-Haltung und -Atmung

Denkst du an …	Ja	Meistens	Zu wenig	Nein
eine gute neutrale Haltung den ganzen Tag über?	○	○	○	○
die richtige Haltung beim Heben des Babys?	○	○	○	○
tiefe XL-Atmung?	○	○	○	○
die angepasste XL-Atmung beim Heben?	○	○	○	○

Ernährung

Wie sieht es aus mit …	Sehr gut	Gut	Könnte besser sein	Nicht gut
ehrlichem, gesundem Essen?	○	○	○	○
der Balance zwischen Eiweiß, Fett und Kohlenhydraten?	○	○	○	○
Trinkst du 1,5 Liter Wasser?	○	○	○	○
Verteilst du die Mahlzeiten über den Tag?	○	○	○	○

Ruhe und Entspannung

Wie geht es mit …	Oje … Gut!
deinem Stresslevel?	
deinen Ansprüchen an dich selbst?	
Verantwortung abgeben?	
den Überblick behalten?	
deinem Schlafmangel?	

Training und Bewegung

	Ja	Meistens	Zu wenig	Nein
Bemerkst du Fortschritte beim Training?	○	○	○	○

Wie viele Schritte machst du am Tag?

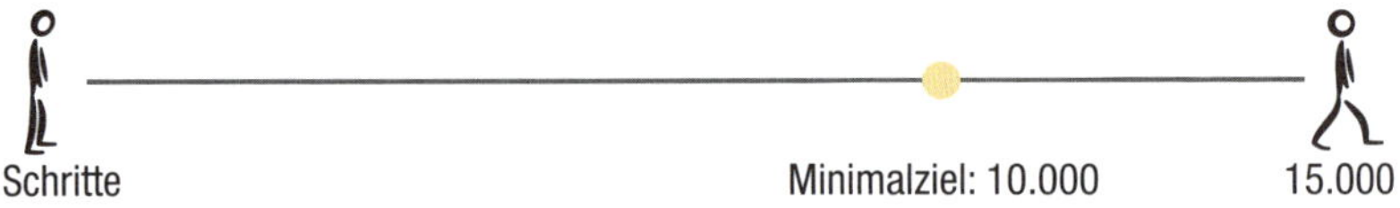

Allgemeine Fragen

Wie geht es mit …	**Oje**	**Gut!**
deinen Hormonen?		
der Bindung zu deinem Kind?		
deiner Beziehung?		
deinem Liebesleben?		
deinem Sozialleben?		
der Arbeit?		

Beckenboden- & Bauchmuskel-Check-up

Wie oft machst du …	**nie**	**jeden Tag**
die *BTY*-Kegelübungen?		
die XL-Atmung?		

Erinnerung
Überprüfe vor Beginn des nächsten Blocks, ob du Knoten im Beckenboden hast (siehe Seite 294). Solltest du welche finden, löse sie erst auf, bevor du mit deinen täglichen *BTY*-Kegelübungen weitermachst!

	Ja	**Ein bisschen**	**Nein**
Leidest du noch unter einer vergrößerten Diastase?	○	○	○
Leidest du noch unter einem Prolaps?	○	○	○
Bemerkst du Fortschritte bei deinen Beckenbodenmuskeln?	○	○	○

Auf Basis meiner Selbstanalyse:

Dies sind meine Ziele für den nächsten Block:

So werde ich sie erreichen:

WOCHE 31–33 BLOCK 11

Wir werden mehr springen und schauen, wie sich dein Beckenboden unter der erhöhten Belastung verhält. Gleichzeitig arbeitest du an deiner Ausdauer.

Öffne die *BTY*-App und trainiere mit …

Vorbereitung

10 x XL-Atmung

***BTY*-Kegel:** 10 x 5 Sekunden

Warm-up: Lockerrollen, Aero Bicycle, Standing Lizard

Work-out

Squat (P)

Beine und Po

Beine und Po

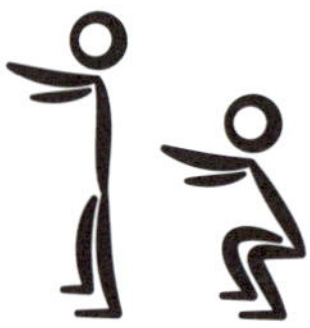

Woche 1

Woche 2

Woche 3

Table Top (D)

Po und Beinoberseite

Beine und Po

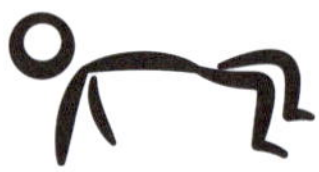

Woche 1

Woche 2

Woche 3

Mountain Climbers (P) (D)

Bauch

Woche 1

Woche 2

Woche 3

Side Lunges (P)

Beine und Po

Beine und Po

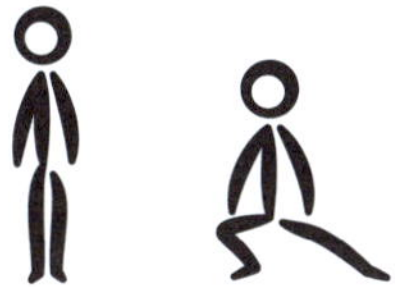

Woche 1

Woche 2

Woche 3

Push-up (D)

Brust

Brust, Bauch und Schultern

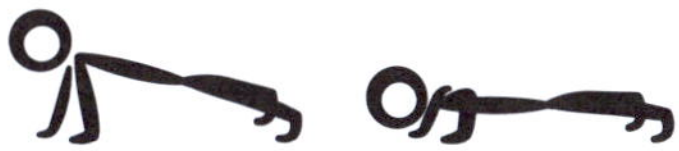

Woche 1

Woche 2

Woche 3

Inch Worm (D)

Bauch und Schultern

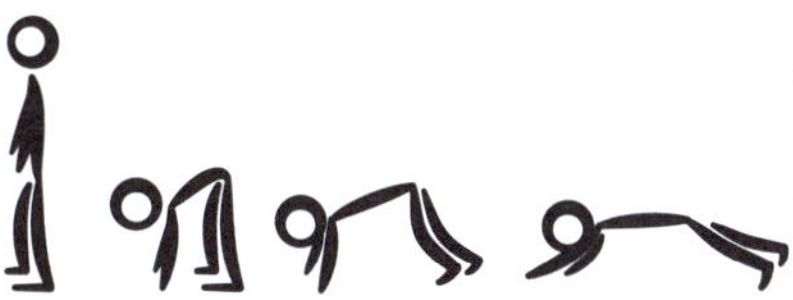

Woche 1

Woche 2

Woche 3

Sit-up (P) (D)

Bauch

unterer Rücken

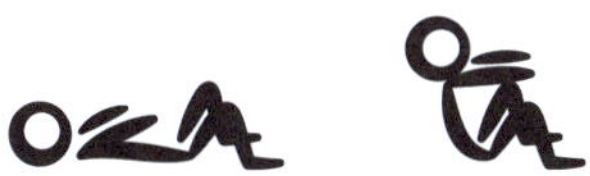

Woche 1

Woche 2

Woche 3

Cool-down

XL-Cool-down

Kreise ein: O = lockerrollen / O = aktivieren

Setze dort einen Pfeil, wo du auf die neutrale Position achten solltest.

DEINE XL-FUNDAMENTALS FÜR BLOCK 11

XL-Fundamental: Bewegung

Auf und nieder

Das hier wird richtig schwierig, aber es ist unglaublich gut für deinen Po und deine Beine. Google das Lied *Bring Sally up, bring Sally down* und mach die Bewegungen mit. Bei »down« gehst du in die Kniebeuge, bei »up« kommst du wieder hoch. Schreib dir eine Abhakliste und mach diesen Block an fünf Tagen in der Woche. Heftig, aber es bringt schnelle Resultate! Hast du noch einen Prolaps? Dann ist diese Übung zu schwer für dich. Mach sie erst, wenn dein Prolaps vollständig verheilt ist.

Gemacht? Ja Nein

XL-Fundamental: Ruhe und Entspannung

Dein Ohrläppchen als erogene Zone

In deinen Ohrläppchen laufen sehr viele Nervenbahnen zusammen, und in vielen Kulturen wird angenommen, dass sie in Verbindung mit verschiedenen Organen und Körperteilen stehen. Eine tägliche Ein-Minuten-Massage kann schon Wunder wirken. Da die Ohrläppchen sehr empfindlich sind, wird schon bei kurzer Berührung Stress abgebaut, und du entspannst dich. Durch die Ohrläppchen-Massage können sogar Kopfschmerzen verschwinden.

Streich erst vorsichtig über dein ganzes Ohr, um es aufzuwecken. Zieh dann an drei verschiedenen Punkten vorsichtig an deinem Ohr. Klapp dein Ohr zusammen, erst nach vorne, dann nach unten. Trommle mit den Fingern an den Ohren entlang. Leg nun deinen Mittelfinger vor das Ohr und den Zeigefinger dahinter und mach reibende Bewegungen. Greif nun das Ohrläppchen zwischen zwei Finger und massier es. Energiekick!

Gemacht? Ja Nein

XL-Fundamental: Ernährung

Ein bisschen weniger Brot

Unabhängig von der Diskussion, ob Brot nun gut oder schlecht für dich ist, sind wir uns alle einig, dass wir uns abwechslungsreich ernähren müssen.

Aber: Zweimal am Tag eine Brotmahlzeit ist nicht abwechslungsreich. Zum Frühstück könntest du auch Müsli oder Haferflocken mit Joghurt essen. Dein Darm wird es dir danken. Achte übrigens gut auf den Zuckergehalt in fertigen Müslimischungen. Die meisten Sorten enthalten wirklich viel Zucker, und das willst du sicher nicht. Müsli kannst du übrigens in zehn Minuten selbst mischen und in einem luftdichten Behälter bis zu zwei Wochen aufbewahren. Dein Mittagessen kannst du mit Suppe oder Salat variieren. Wenn du deinen Salat mit geschroteten Leinsamen und anderen Kernen bestreust, bekommst du ganz einfach eine gesunde, vollwertige Mahlzeit.

Gemacht? Ja ◯ Nein ◯

XL-Fundamental: Haltung

Arbeite an deiner Stabilität

Du bist schon unglaublich weit gekommen, und eigentlich bist du schon fast *Back To You*, aber du kannst immer eine noch bessere Version von dir selbst werden. Indem du deine Stabilität trainierst, vermeidest du, dass deine Schwachstellen irgendwann Probleme bereiten. Und das Schöne ist, dass dich das Stabilitätstraining überhaupt keine Zeit kostet. Putz zum Beispiel deine Zähne mal auf einem Bein stehend. Musst du irgendwo Schlange stehen, kannst du ganz einfach ein Bein ein bisschen anheben und die Übung halten (niemand wird es bemerken).

Gemacht? Ja ◯ Nein ◯

!!!Extra Beckenbodenübung!!!

Wenn du die Kontrolle über deine Beckenbodenmuskeln hast, die *BTY*-Kegelübungen stehend, sitzend, liegend und sogar gehend schaffst, ist es Zeit für die Übung, bei der du springst.

1. **Stell dich hin, spann deinen Beckenboden an und spring.**
2. **Zähle, wie oft du springen kannst, ohne die Spannung zu verlieren. Notier die Zahl in deinem Tagebuch. Am Ende dieses Blocks zählst du sie wieder. Hast du Fortschritte gemacht?**

TAGEBUCH BLOCK 11

Analysiere dich selbst …

XL-Haltung und -Atmung

Denkst du an …	**Ja**	**Meistens**	**Zu wenig**	**Nein**
eine gute neutrale Haltung den ganzen Tag über?	○	○	○	○
die richtige Haltung beim Heben des Babys?	○	○	○	○
tiefe XL-Atmung?	○	○	○	○
die angepasste XL-Atmung beim Heben?	○	○	○	○

Ernährung

Wie sieht es aus mit …	**Sehr gut**	**Gut**	**Könnte besser sein**	**Nicht gut**
ehrlichem, gesundem Essen?	○	○	○	○
der Balance zwischen Eiweiß, Fett und Kohlenhydraten?	○	○	○	○
Trinkst du 1,5 Liter Wasser?	○	○	○	○
Verteilst du die Mahlzeiten über den Tag?	○	○	○	○

Ruhe und Entspannung

Wie geht es mit …	**Oje**	**Gut!**
deinem Stresslevel?		
deinen Ansprüchen an dich selbst?		
Verantwortung abgeben?		
den Überblick behalten?		
deinem Schlafmangel?		

Training und Bewegung

	Ja	**Meistens**	**Zu wenig**	**Nein**
Bemerkst du Fortschritte beim Training?	○	○	○	○

Wie viele Schritte machst du am Tag?

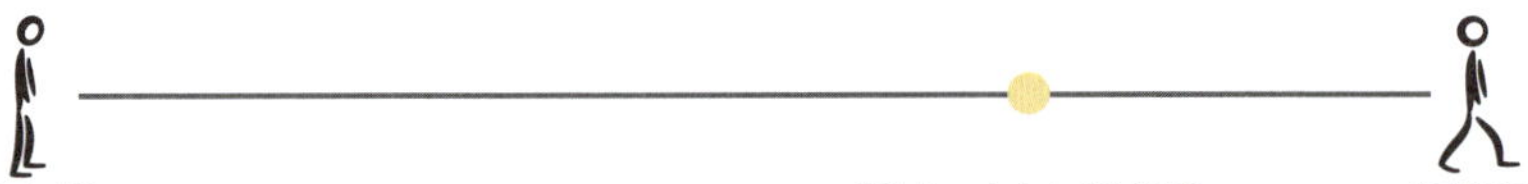

0 Schritte Minimalziel: 10.000 15.000

Allgemeine Fragen

Wie geht es mit …	**Oje**	**Gut!**
deinen Hormonen?		
der Bindung zu deinem Kind?		
deiner Beziehung?		
deinem Liebesleben?		
deinem Sozialleben?		
der Arbeit?		

Beckenboden- & Bauchmuskel-Check-up

Wie oft machst du …	**nie**	**jeden Tag**
die *BTY*-Kegelübungen?		
die XL-Atmung?		

Erinnerung

Überprüfe vor Beginn des nächsten Blocks, ob du Knoten im Beckenboden hast (siehe Seite 294). Solltest du welche finden, löse sie erst auf, bevor du mit deinen täglichen *BTY*-Kegelübungen weitermachst!

	Ja	**Ein bisschen**	**Nein**
Leidest du noch unter einer vergrößerten Diastase?	○	○	○
Leidest du noch unter einem Prolaps?	○	○	○
Bemerkst du Fortschritte bei deinen Beckenbodenmuskeln?	○	○	○

Auf Basis meiner Selbstanalyse:

Dies sind meine Ziele für den nächsten Block:

So werde ich sie erreichen:

WOCHE 34–36 BLOCK 12

Immer mehr Übungen sind für den Rest deines Körpers, aber … behalt deinen Beckenboden weiterhin gut im Auge.

Öffne die *BTY*-App und trainiere mit …

Vorbereitung

10 x XL-Atmung
***BTY*-Kegel:** 10 x 5 Sekunden
Warm-up: Lockerrollen, Dynamic XL-Stretch

Work-out

Round The Clock Lunges (P)

Beine und Po

Beine und Po

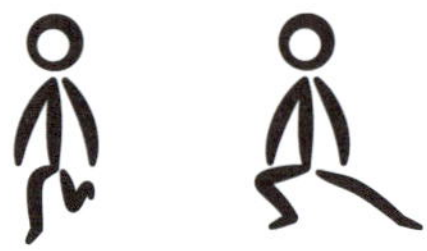

Woche 1
Woche 2
Woche 3

Ice Skaters (P)

Beine und Po

Beine und Po

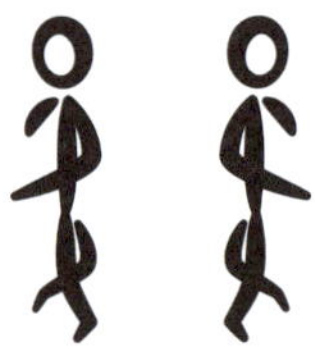

Woche 1
Woche 2
Woche 3

Pelvic Bridge (P)

rechter Oberschenkelmuskel und Po

Beine und Po

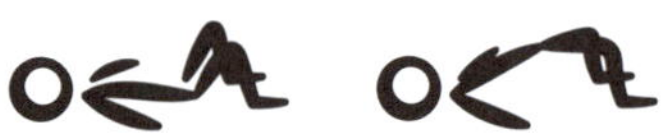

Woche 1
Woche 2
Woche 3

Push-up (D)

Brust

Brust, Bauch und Schultern

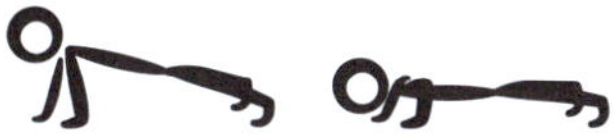

Woche 1

Woche 2

Woche 3

Row (D)

Brust

Rücken und Schultern

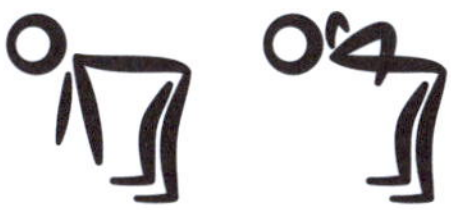

Woche 1

Woche 2

Woche 3

Double Crunches (D)

unterer Rücken

Bauch

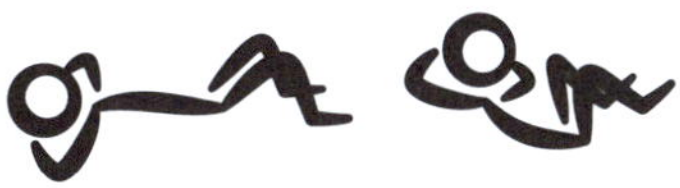

Woche 1

Woche 2

Woche 3

Triceps Dip (P)

Brust

Schultern

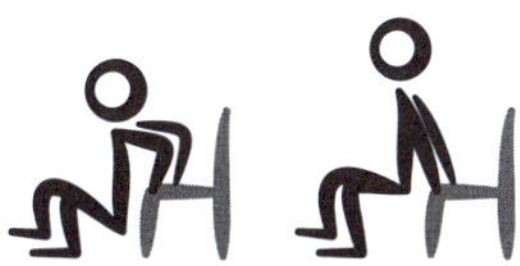

Woche 1

Woche 2

Woche 3

Cool-down

Body Scan

Kreise ein: O = lockerrollen / O = aktivieren

Setze dort einen Pfeil, wo du auf die neutrale Position achten solltest.

DEINE XL-FUNDAMENTALS FÜR BLOCK 12

XL-Fundamental: Bewegung

Ein Sprung für dein Lymphsystem

Spring jeden Tag ein paarmal hintereinander. Durch die Schwerkraft in Kombination mit deiner Bewegung kommt die Lymphflüssigkeit in Schwung. Mach zweimal am Tag zehn Sprünge hintereinander. Leere zuerst deine Blase (das verringert den Druck auf den Beckenboden) und konzentrier dich auf deine Atmung. Atme während des Springens ruhig weiter, sodass dein Beckenboden keinen unnötigen Druck aushalten muss.

Gemacht? Ja Nein

XL-Fundamental: Haltung und Atmung

Maximale Dehnung

Je öfter du dich dehnst, desto mehr trainierst du in deinem vollen Bewegungsspektrum. Beim Dehnen verlängern sich die Muskeln, und verlängern heißt entspannen. Stretching kannst du so in deinen Alltag integrieren, dass es dich keine Zeit kostet. Dehn kurz ein Bein, während du an der Kaffeemaschine wartest, bis die Tasse voll ist (die Innenseiten deiner Schenkel zu dehnen ist sehr wichtig, denn sie können den Beckenboden belasten, wenn sie zu straff sind) oder deinen freien Arm, während du stillst. Kurz gesagt: Finde Wege und Möglichkeiten, während des Tages regelmäßig verschiedene Muskeln zu dehnen.

Gemacht? Ja Nein

XL-Fundamental: Ruhe und Entspannung

Eine Einschlafgeschichte

Hast du, vielleicht sogar durch Übermüdung, Probleme mit dem Einschlafen? Nimm eine warme Dusche zur Entspannung, meditier ein paar Minuten, hör ruhige Musik oder lies ein Buch. Noch schöner wäre es, alles zusammen zu machen. Was auch immer du tust, es geht darum, dass du so wenig aktiv wie möglich bist, so wenig Reize wie möglich spürst und Geist und Körper an die Ruhe gewöhnst. Der Übergang vom Tag- in den Nachtrhythmus wird so leichter.

Gemacht? Ja Nein

XL-Fundamental: Ernährung

Mach den Test: Isst du den Regenbogen?

Jedes Gemüse hat eine eigene Superkraft, und nur wenn du alle Superkräfte zu dir nimmst, wirst du eine wirkliche Superwoman. Ganz einfach gelingt das mit dem Regenbogentrick. Achte darauf, dass du jede Woche jede Farbe zu dir nimmst: Rot, Orange, Gelb, Grün, Blau, Violett.

Gemacht? Ja Nein

Notizen

TAGEBUCH BLOCK 12

Analysiere dich selbst …

XL-Haltung und -Atmung

Denkst du an …	**Ja**	**Meistens**	**Zu wenig**	**Nein**
eine gute neutrale Haltung den ganzen Tag über?	○	○	○	○
die richtige Haltung beim Heben des Babys?	○	○	○	○
tiefe XL-Atmung?	○	○	○	○
die angepasste XL-Atmung beim Heben?	○	○	○	○

Ernährung

Wie sieht es aus mit …	**Sehr gut**	**Gut**	**Könnte besser sein**	**Nicht gut**
ehrlichem, gesundem Essen?	○	○	○	○
der Balance zwischen Eiweiß, Fett und Kohlenhydraten?	○	○	○	○
Trinkst du 1,5 Liter Wasser?	○	○	○	○
Verteilst du die Mahlzeiten über den Tag?	○	○	○	○

Ruhe und Entspannung

Wie geht es mit …	**Oje** … **Gut!**
deinem Stresslevel?	
deinen Ansprüchen an dich selbst?	
Verantwortung abgeben?	
den Überblick behalten?	
deinem Schlafmangel?	

Training und Bewegung

	Ja	**Meistens**	**Zu wenig**	**Nein**
Bemerkst du Fortschritte beim Training?	○	○	○	○

Wie viele Schritte machst du am Tag?

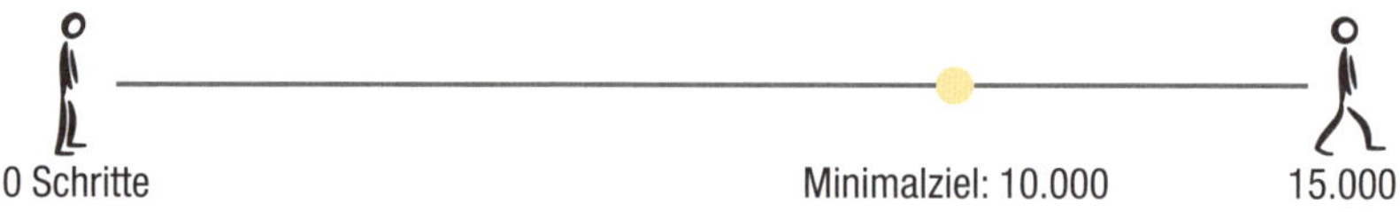

Allgemeine Fragen

Wie geht es mit …	**Oje**	**Gut!**
deinen Hormonen?		
der Bindung zu deinem Kind?		
deiner Beziehung?		
deinem Liebesleben?		
deinem Sozialleben?		
der Arbeit?		

Beckenboden- & Bauchmuskel-Check-up

Wie oft machst du …	**nie**	**jeden Tag**
die *BTY*-Kegelübungen?		
die XL-Atmung?		

Erinnerung
Überprüfe vor Beginn des nächsten Blocks, ob du Knoten im Beckenboden hast (siehe Seite 294). Solltest du welche finden, löse sie erst auf, bevor du mit deinen täglichen *BTY*-Kegelübungen weitermachst!

	Ja	**Ein bisschen**	**Nein**
Leidest du noch unter einer vergrößerten Diastase?	○	○	○
Leidest du noch unter einem Prolaps?	○	○	○
Bemerkst du Fortschritte bei deinen Beckenbodenmuskeln?	○	○	○

Auf Basis meiner Selbstanalyse:

Dies sind meine Ziele für den nächsten Block:

So werde ich sie erreichen:

WOCHE 37–39 BLOCK 13

Ein Work-out für den ganzen Körper und super für deine Ausdauer.

Öffne die *BTY*-App und trainiere mit …

Vorbereitung

10 x XL-Atmung
***BTY*-Kegel:** 10 x 5 Sekunden
Warm-up: Lockerrollen, Hampelmann (P), Hip-Twisters

Work-out

Sumo Squat (P)

Beine und Po
Beine und Po

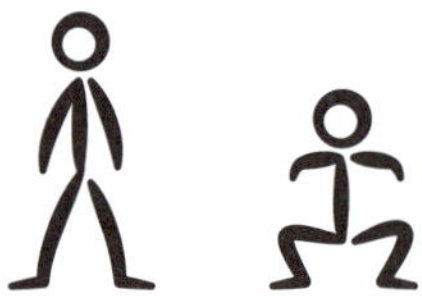

Woche 1
Woche 2
Woche 3

Salamander (D)

Bauch und Schultern

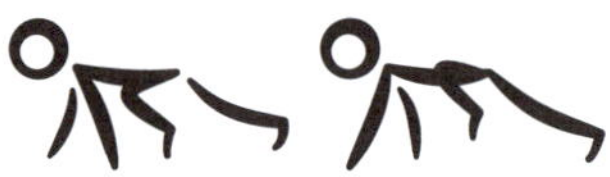

Woche 1
Woche 2
Woche 3

Bicycle Crunches (D)

unterer Rücken
Bauch

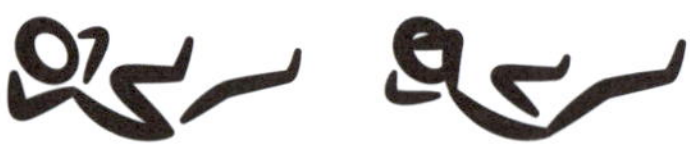

Woche 1
Woche 2
Woche 3

Inch Worm (D)

Bauch und Schultern

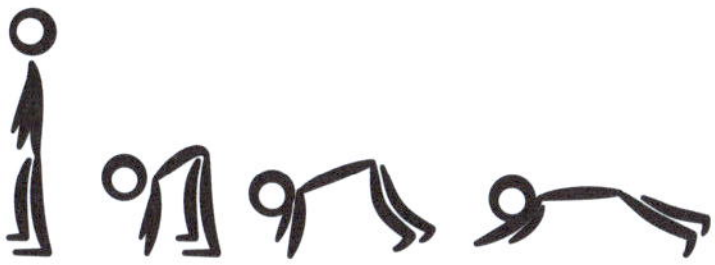

Woche 1

Woche 2

Woche 3

Reverse Fly (D)

Brust

oberer Rücken und Schultern

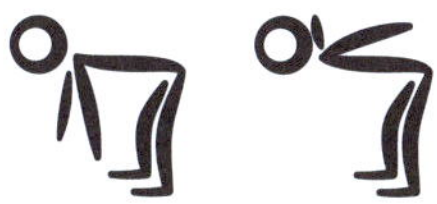

Woche 1

Woche 2

Woche 3

Hyperback (D)

unterer Rücken

unterer Rücken

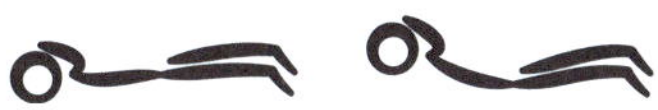

Woche 1

Woche 2

Woche 3

Split Squats (P)

Beine und Po

Beine und Po

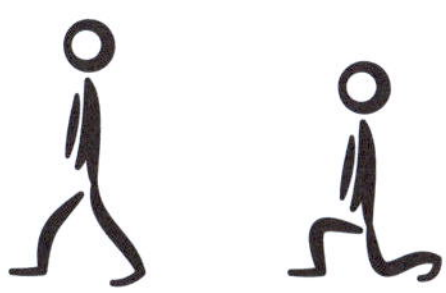

Woche 1

Woche 2

Woche 3

Cool-down

15 Minuten Spazierengehen

Kreise ein: ○ = lockerrollen / ○ = aktivieren

Setze dort einen Pfeil, wo du auf die neutrale Position achten solltest.

DEINE XL-FUNDAMENTALS FÜR BLOCK 13

XL-Fundamental: Ruhe und Entspannung

Schön knutschen

Küssen ist ein besonders gutes Training für deine Gesichtsmuskeln, außerdem wird dabei eine Extraportion Oxytocin ausgeschüttet. Dieses Oxytocin wiederum verringert das Stresshormon Cortisol. Also solltest du in diesen Wochen häufig Lippen und Zunge »trainieren«: Das ist gut für deine Beziehung und dein Gesicht, und es wirkt stressmindernd.

Gemacht? Ja ○ Nein ○

XL-Fundamental: Ernährung

Zitronenwasser für einen Kickstart in den Tag

Beginn deine Tage in diesen Wochen mit einem Glas lauwarmem Wasser, in das du den Saft einer halben Zitrone presst. Das verleiht dir nicht nur einen Kick zum Wachwerden, es weckt auch deine Organe auf. Außerdem hältst du damit dein Lymphsystem am Laufen, nimmst sehr viel Vitamin C zu dir, hilfst deiner Verdauung auf die Sprünge, und es ist sehr gut bei Problemen mit zu viel Magensäure. Wo wir gerade bei Magensäure sind: Ein Teelöffel Apfelessig in 100 bis 200 Milliliter Wasser eine halbe Stunde vor dem Abendessen getrunken, kann die Beschwerden lindern. Apfelessig ist auch sehr gut für deine Verdauung! Allerdings greifen alle Säuren, also auch der Zitronensaft, deinen Zahnschmelz an. Spül deinen Mund daher mit einem Schluck Wasser aus.

Gemacht? Ja ○ Nein ○

XL-Fundamental: Haltung

Fingergymnastik

Deine Finger sind nicht die ersten Körperteile, an die du denkst, wenn es um Gymnastik geht, aber es fühlt sich wirklich ganz toll an, ab und zu eine kleine Fingergymnastik zu machen. Beginn, indem du deine Hände locker hängen lässt, um sie dann auszuschütteln, bis die Finger richtig gelockert sind. Balle dann eine Faust und streck danach die Finger vollständig aus. Abwechselnd zehnmal wiederholen. Streck nun deine Hand und beweg jeden Finger einzeln zur Handfläche. Leg danach die Hände vor dir ab, zum Beispiel auf einer Tischplatte, und heb jeden Finger einzeln an. Letzte Runde: Leg beide Hände aneinander und beweg die Handflächen voneinander weg, ohne dass sich die Finger ganz lösen. Die Daumenspitzen bleiben auch zusammen. Deine Finger sind jetzt schön gelockert!

Gemacht? Ja Nein

XL-Fundamental: Bewegung

Ein Magnesiumfußbad

Es gibt nur einen Körperteil, der den ganzen Tag deine Kilos tragen muss und dafür nur selten liebevolle Zuwendung zurückbekommt. Verwöhne in diesen Wochen deine Füße mit einem Magnesiumfußbad. Nicht nur weil sie es verdienen, sondern auch weil ein Fußbad mit Magnesium …

- entspannend wirkt und Stress vermindert,
- die Nährstoffaufnahme verbessert,
- die Fettverbrennung stimuliert (abnehmen durch ein Fußbad klingt nicht verkehrt, oder?),
- beim Aufbau starker Knochen und Muskeln hilft und
- bei der Wundheilung und bei Haut- und Gelenkproblemen hilft.

Im Reformhaus gibt es Magnesiumbadesalz oder -flocken.

Gemacht? Ja Nein

Der Test der Tests: Bist du eine Beckenbodenqueen?

Trink ein großes Glas Wasser, lass deine Blase sich füllen und spring. Spann dabei deinen Beckenboden (natürlich) gut an und versuch, nicht auszulaufen. Schaffst du das eine Minute lang? Dann bist du eine Beckenbodenqueen! Doch nicht ganz trocken geblieben? Dann musst du weiter deine Beckenbodenübungen machen. Die kosten Zeit, aber du schaffst es sicher.

TAGEBUCH BLOCK 13

Analysiere dich selbst …

XL-Haltung und -Atmung

Denkst du an …	**Ja**	**Meistens**	**Zu wenig**	**Nein**
eine gute neutrale Haltung den ganzen Tag über?	○	○	○	○
die richtige Haltung beim Heben des Babys?	○	○	○	○
tiefe XL-Atmung?	○	○	○	○
die angepasste XL-Atmung beim Heben?	○	○	○	○

Ernährung

Wie sieht es aus mit …	**Sehr gut**	**Gut**	**Könnte besser sein**	**Nicht gut**
ehrlichem, gesundem Essen?	○	○	○	○
der Balance zwischen Eiweiß, Fett und Kohlenhydraten?	○	○	○	○
Trinkst du 1,5 Liter Wasser?	○	○	○	○
Verteilst du die Mahlzeiten über den Tag?	○	○	○	○

Ruhe und Entspannung

Wie geht es mit …	**Oje**	**Gut!**
deinem Stresslevel?		
deinen Ansprüchen an dich selbst?		
Verantwortung abgeben?		
den Überblick behalten?		
deinem Schlafmangel?		

Training und Bewegung

	Ja	**Meistens**	**Zu wenig**	**Nein**
Bemerkst du Fortschritte beim Training?	○	○	○	○

Wie viele Schritte machst du am Tag?

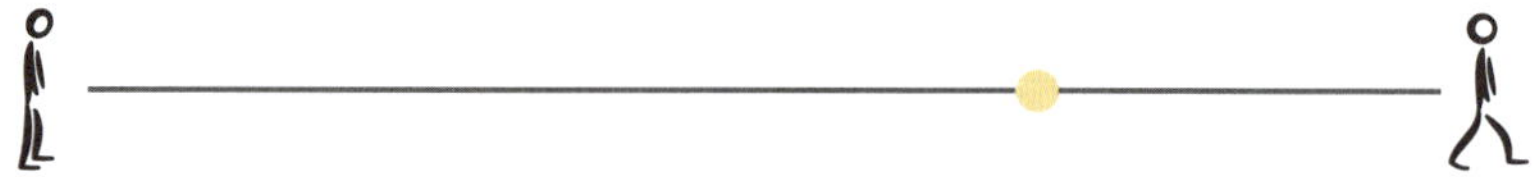

0 Schritte | Minimalziel: 10.000 | 15.000

Allgemeine Fragen

Wie geht es mit …	**Oje**	**Gut!**
deinen Hormonen?		
der Bindung zu deinem Kind?		
deiner Beziehung?		
deinem Liebesleben?		
deinem Sozialleben?		
der Arbeit?		

Beckenboden- & Bauchmuskel-Check-up

Wie oft machst du …	**nie**	**jeden Tag**
die *BTY*-Kegelübungen?		
die XL-Atmung?		

Erinnerung

Überprüfe vor Beginn des nächsten Blocks, ob du Knoten im Beckenboden hast (siehe Seite 294). Solltest du welche finden, löse sie erst auf, bevor du mit deinen täglichen *BTY*-Kegelübungen weitermachst!

	Ja	**Ein bisschen**	**Nein**
Leidest du noch unter einer vergrößerten Diastase?	○	○	○
Leidest du noch unter einem Prolaps?	○	○	○
Bemerkst du Fortschritte bei deinen Beckenbodenmuskeln?	○	○	○

Auf Basis meiner Selbstanalyse:

Dies sind meine Ziele für den nächsten Block:

So werde ich sie erreichen:

DAS BESTE ZUM SCHLUSS: WOCHE 40

Der ultimative Test der Tests: Schaffst du ihn, schaffst du alles! Du bist nun wirklich … *back to you!*

Öffne die *BTY*-App und trainiere mit …

Vorbereitung

10 x XL-Atmung

***BTY*-Kegel:** 10 x 5 Sekunden

Work-out

Warm-up: Lockerrollen, Seilspringen, Hip-Twister

Walk Out Push Up (mit Sprung am Ende) (P) (D)

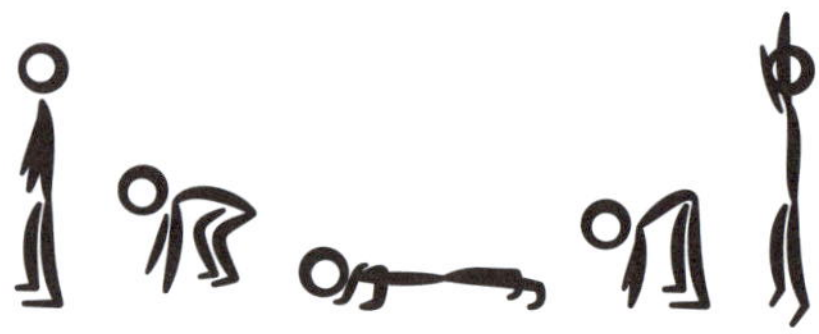

Shift Out (P) (D)

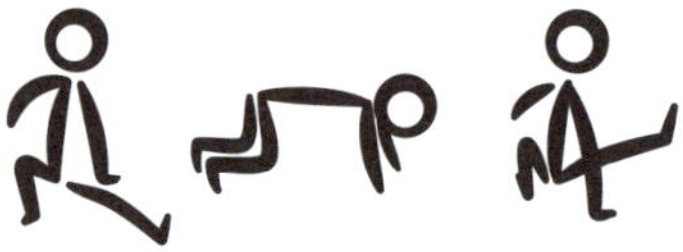

Ice Skater mit Sprung (P)

Beine und Po

Beine und Po

Salamander (D)

Bauch und Schultern

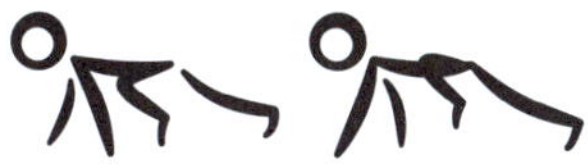

Mountain Climbers (P) (D)

Bauch

Double Crunches (D)

unterer Rücken

Bauch

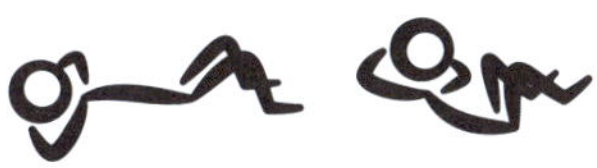

Squat Jump (P)

Oberschenkel,
Po und Waden

Po und Bauch

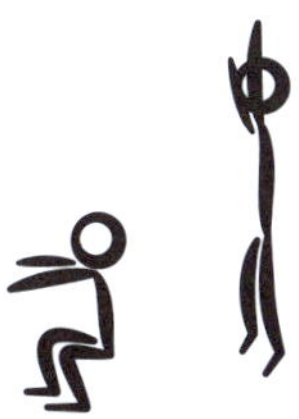

Überraschung!

Öffne die *BTY*-App und mache mit!

TAGEBUCH WOCHE 40

Analysiere dich selbst …

XL-Haltung und -Atmung

Denkst du an …	**Ja**	**Meistens**	**Zu wenig**	**Nein**
eine gute neutrale Haltung den ganzen Tag über?	O	O	O	O
die richtige Haltung beim Heben des Babys?	O	O	O	O
tiefe XL-Atmung?	O	O	O	O
die angepasste XL-Atmung beim Heben?	O	O	O	O

Ernährung

Wie sieht es aus mit …	**Sehr gut**	**Gut**	**Könnte besser sein**	**Nicht gut**
ehrlichem, gesundem Essen?	O	O	O	O
der Balance zwischen Eiweiß, Fett und Kohlenhydraten?	O	O	O	O
Trinkst du 1,5 Liter Wasser?	O	O	O	O
Verteilst du die Mahlzeiten über den Tag?	O	O	O	O

Ruhe und Entspannung

Wie geht es mit …	**Oje** … **Gut!**
deinem Stresslevel?	
deinen Ansprüchen an dich selbst?	
Verantwortung abgeben?	
den Überblick behalten?	
deinem Schlafmangel?	

Training und Bewegung

	Ja	**Meistens**	**Zu wenig**	**Nein**
Bemerkst du Fortschritte beim Training?	O	O	O	O

Wie viele Schritte machst du am Tag?

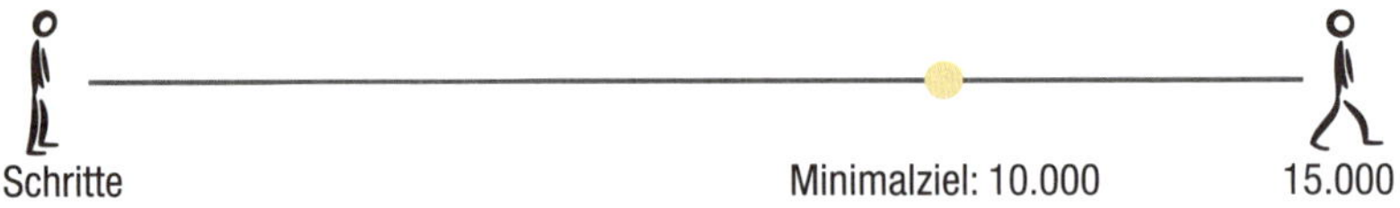

Allgemeine Fragen

Wie geht es mit …	**Oje** — **Gut!**
deinen Hormonen?	
der Bindung zu deinem Kind?	
deiner Beziehung?	
deinem Liebesleben?	
deinem Sozialleben?	
der Arbeit?	

Beckenboden- & Bauchmuskel-Check-up

Wie oft machst du …	**nie** — **jeden Tag**
die *BTY*-Kegelübungen?	
die XL-Atmung?	

	Ja	**Ein bisschen**	**Nein**
Leidest du noch unter einer vergrößerten Diastase?	○	○	○
Leidest du noch unter einem Prolaps?	○	○	○
Bemerkst du Fortschritte bei deinen Beckenbodenmuskeln?	○	○	○

Du hast es geschafft!

Geh schnell auf Seite 333, fülle die letzten Details aus und sieh dir deine wahnsinnig tollen Fortschritte an!

SELBSTTESTS

Selbsttests

TEST: STRESSBEHAFTETE LEBENSEREIGNISSE

- Schwangerschaft: ☐ 40 Punkte
- Begrüßung eines neuen Familienmitglieds: ☐ 39 Punkte
- Änderung der Finanzlage: ☐ 38 Punkte
- Jobwechsel: ☐ 36 Punkte
- Signifikant mehr Streit mit dem Partner: ☐ 35 Punkte
- Schwierigkeiten mit den Schwiegereltern: ☐ 29 Punkte
- Änderung der Verantwortlichkeiten bei der Arbeit: ☐ 29 Punkte
- Ehemann hört auf oder beginnt zu arbeiten: ☐ 26 Punkte
- Änderung der persönlichen Gewohnheiten: ☐ 24 Punkte
- Änderung der Arbeitszeit oder -umstände: ☐ 20 Punkte
- Umzug: ☐ 20 Punkte
- Veränderung der sozialen Aktivitäten: ☐ 19 Punkte
- Kleine Hypothek oder Darlehen: ☐ 17 Punkte
- Änderung der Schlafgewohnheiten: ☐ 16 Punkte
- Änderung der Essgewohnheiten: ☐ 15 Punkte

Die ganze Liste von Holmes und Rahe ist viel länger und beschreibt alle großen Lebensereignisse. Die oben genannten Angaben sollen dir eine Vorstellung davon geben, wie viele »Stress-Punkte« all die Ereignisse haben, die junge Eltern betreffen. Denk an die Erfahrungen der letzten sechs Monate, zähl die Punkte zusammen und schau, wie viel Stress eine normale Schwangerschaft und Geburt schon mit sich bringt. Oberhalb der 150 hat man ein erhöhtes Risiko, stressbedingte Krankheiten zu entwickeln. Je mehr Punkte, desto anfälliger bist du. Als frischgebackene Mutter hast du diese 150 Punkte übrigens schnell zusammen. Bei jedem neuen Lebensereignis, das noch hinzukommt, kann es dir also zu viel werden. Vergiss nicht, dass du neben deinem Dasein als Mutter auch noch Mensch bist. Es gibt nun mal keine Garantie, dass neben der Mutterschaft nicht auch noch andere stressige Dinge passieren.

Dein Punktestand sagt übrigens nur etwas über das Risiko aus, stressbedingte Beschwerden zu entwickeln. Manche Menschen funktionieren körperlich und mental problemlos, obwohl sie 200 Punkte zusammenbekommen. Die Erklärung ist einfach: Jeder Mensch ist anders. Der eine kommt besser mit Veränderungen zurecht als der andere, und der eine hat ein besseres Unterstützungsnetz als der andere. Und da reden wir noch gar nicht über hormonelle Veränderungen.

TEST: IST DEIN BECKENBODEN STARK GENUG?

Indem du diese Fragen beantwortest, kannst du dir einen Eindruck vom Zustand deines Beckenbodens im Verhältnis zu eventueller Inkontinenz machen.

Mach den Test

- Verlierst du manchmal Urin, wenn du niest? ☐ Ja ☐ Nein
- Verlierst du manchmal Urin, wenn du springst, rennst oder trainierst? ☐ Ja ☐ Nein
- Verlierst du manchmal Urin im Schlaf? ☐ Ja ☐ Nein
- Stell dir vor, du musst schon eine Weile dringend pinkeln. Wenn du dann endlich auf der Toilette sitzt, kommt dann erst nur ein sehr dünner Strahl? ☐ Ja ☐ Nein
- Ist es manchmal unmöglich, den Urin vollständig in einem starken Strahl herauszulassen? ☐ Ja ☐ Nein
- Musst du öfter als sechsmal am Tag auf die Toilette? ☐ Ja ☐ Nein
- Musst du nachts raus, um auf die Toilette zu gehen? ☐ Ja ☐ Nein
- Hast du häufiger als dreimal am Tag Stuhlgang? ☐ Ja ☐ Nein
- Oder hast du nur zweimal die Woche Stuhlgang? ☐ Ja ☐ Nein
- Kannst du Pupse schlecht bei dir behalten? ☐ Ja ☐ Nein
- Verlierst du manchmal ein wenig Stuhl? ☐ Ja ☐ Nein
- Musst du dich anspannen, um Stuhlgang zu haben? ☐ Ja ☐ Nein
- Hast du Hämorrhoiden? ☐ Ja ☐ Nein
- Hast du Risse am Rektum (Fissuren)? ☐ Ja ☐ Nein
- Hattest du eine Totalruptur? ☐ Ja ☐ Nein
- Hast du Probleme beim Stuhlgang? ☐ Ja ☐ Nein
- Fühlt sich dein Beckenboden am Ende des Tages schwerer an? ☐ Ja ☐ Nein
- Spürst du am Eingang der Vagina eine Art Ausstülpung? ☐ Ja ☐ Nein

- Hast du Schmerzen in der Vagina? ☐ Ja ☐ Nein
- Hast du Rückenschmerzen? ☐ Ja ☐ Nein
- Hast du Probleme mit dem Becken als Ganzes? ☐ Ja ☐ Nein

Und falls du schon wieder Sex hast:

- Hast du Schmerzen beim Sex? ☐ Ja ☐ Nein
- Hast du weniger Gefühl in der Vagina? ☐ Ja ☐ Nein
- Ist dein Orgasmus weniger intensiv als früher? ☐ Ja ☐ Nein

Ergebnis

Bei optimal trainierten Beckenbodenmuskeln hättest du überall »Nein« angekreuzt. Aber fast jede Frau muss hier einmal oder mehrmals »Ja« ankreuzen, vor allem wenn sie frisch entbunden hat. Nicht umsonst fordern Gynäkologen auf der ganzen Welt beim Thema nachgeburtliche Rückbildung mehr Aufmerksamkeit für diese Muskelgruppe. Das größte Problem besteht darin, dass Beschwerden aufgrund eines geschwächten Beckenbodens und einer falschen Druckverteilung oft erst Jahre später auftreten.

Die gute Nachricht: Auslaufen gehört nicht zu den Spätfolgen, und du musst keine noch so milde Form von Urinverlust akzeptieren. Die *BTY*-Kegelübungen werden dir helfen, selbst hüpfend und mit voller Blase völlig trocken zu bleiben.

TEST: WIE AUSGEPRÄGT SIND DEINE REKTUSDIASTASE UND DEINE LINEA ALBA?

Kurz nach der Geburt ist die Linea alba sicher noch gedehnt und vergrößert. Durch das *BTY*-Trainingsprogramm liegen die Bauchmuskeln wieder genau nebeneinander. Indem du regelmäßig kontrollierst, wie groß deine Diastase (noch) ist, siehst du deine enormen Fortschritte sofort.

Erster Symptomcheck: Hast du (noch) eine zu große Rektusdiastase?

- Du siehst oder fühlst eine Öffnung oder ein Loch zwischen deinen beiden geraden Bauchmuskeln (mach den Selbsttest auf Seite 288).
- Deine Bauchmuskeln fühlen sich auch lange nach der Geburt noch schwach und schlabberig an.

- Deine Beckenbodenmuskeln funktionieren nicht so, wie sie sollten, und du schaffst es nicht, sie zu trainieren (siehe Selbsttest auf Seite 286).
- An einigen Teilen deines Powerhouse, zum Beispiel am unteren Rücken, am Becken oder an der Hüfte, hast du Schmerzen, oder es fühlt sich unangenehm an.
- Das Gebiet rund um das Zwerchfell fühlt sich schwach an.
- Beim Sex hast du Schmerzen.

Mach den Test

1. Leg dich auf den Rücken, Beine angezogen und Füße aufgestellt. Den Kopf auf ein Kissen, damit er etwas erhöht ist.
2. Leg zwei Finger auf die Mitte des Bauches, kurz oberhalb des Nabels.
3. Drück nun diese zwei Finger vorsichtig ein wenig in den Bauch, während du leicht hin- und herstreichst. Heb Kopf und Schultern etwas vom Boden. Es reicht, wenn die Schultern sich gerade so vom Boden gelöst haben, du musst keinen ganzen Sit-up machen. Halt die Position eine oder zwei Sekunden lang, gerade lange genug, um zu messen, aber nicht länger. Solltest du nämlich schwache Bauchmuskeln haben oder diese noch nicht nah genug aneinanderliegen, ist das für dich nicht die idealste aller Positionen. Um kurz den Test zu machen, schadet sie nicht, aber halt sie nicht länger als nötig.
4. Da du jetzt deine Bauchmuskeln anspannst, merkst du, dass sie sich ein wenig um die Finger herum schließen.
5. Jetzt ist es wichtig, dass du auf zwei Dinge achtest:

A Spürst du noch ein Loch zwischen den Bauchmuskeln? Falls ja, wie viele Finger passen hinein? Einer oder zwei sind normal. Das bedeutet, dass deine Bauchmuskeln wieder schön zusammengekommen sind und du sie jetzt auch trainieren darfst. Wenn du drei oder mehr Finger zählst, sind deine Muskeln noch nicht wieder gut genug in Form, und du musst in speziellen Trainingseinheiten daran arbeiten, deine Bauchmuskeln wieder näher zueinanderzubringen. Du musst dir übrigens keine Sorgen machen, wenn du mehr als zwei Finger misst, das kommt nämlich häufig vor und lässt sich immer gut wegtrainieren.

B Wie ausgeprägt ist deine Linea alba? Anders ausgedrückt: Kannst du deinen Finger wirklich tief nach innen drücken, oder spürst du recht schnell den Widerstand der Linea alba? Eigentlich testest du hier die Stärke und Widerstandskraft des Bindegewebes mit. Je tiefer du gehen kannst, desto schwächer ist das verbleibende Gewebe. Die ideale Flexibilität und Festigkeit sind nur schwer zu ermitteln, aber du kannst sie mit dem Ohrläppchen oder der Nasenspitze vergleichen. Am besten wäre es, wenn die Linea alba die Festigkeit einer Nasenspitze hätte.

Flexibilität, Festigkeit und vor allem die Tiefe der Linea alba sind unglaublich wichtig, denn von diesen drei Faktoren hängt es ab, ob deine Bauchmuskeln richtig funktionieren oder nicht.

Bei diesem Test pikst du dir in den Bauch, weshalb du ihn mit Liebe und ganz in Ruhe machen solltest. Fest und ohne Gefühl nach innen zu drücken ist nicht sinnvoll. Aber ein so sanfter Druck, dass es wie Streicheln aussieht, auch nicht. Wichtig ist, dass du nicht zu viel und nicht zu wenig drückst. Bist du dir nicht sicher? Dann bitte eine Physiotherapeutin um Hilfe.

Vorsicht:

- **Wenn du sehr schwache Bauchmuskeln hast, ist diese Testposition nicht besonders gut für dich. Darum ist es wichtig, den Test nicht zehnmal hintereinander auszuführen, das wäre zu viel Druck.**

1. Wiederhol Schritt 5, aber diesmal mit den Fingern ein paar Zentimeter oberhalb des Nabels.
2. Wiederhol Schritt 5, die Finger etwas tiefer.
3. Halt deine Erfahrungen in deinem Tagebuch fest.

Dein Trainingsschema solltest du an deine Testresultate anpassen. Die geraden Bauchmuskeln zu trainieren kann viel bewirken, aber auch sehr viel Schaden anrichten, wenn dein Körper dazu noch nicht bereit ist.

Verschiedene Formen von Diastase

Möglicherweise kannst du bei diesem Test an einer Stelle mit drei Fingern zwischen die Bauchmuskeln fassen und an einer anderen Stelle fast gar nicht. Zweifle nicht an deinen eigenen Testergebnissen, solche Unterschiede sind durchaus möglich. Es kann tatsächlich sein, dass die Bauchmuskeln an einer Stelle schon wieder nah beieinanderliegen und sich an einer anderen Stelle noch schließen müssen.

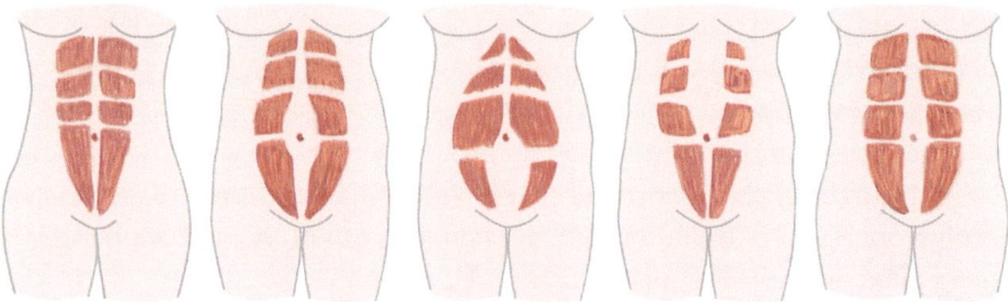

normale Diastase | **offene Diastase** | **offene Diastase unter dem Nabel** | **offene Diastase über dem Nabel** | **komplett offene Diastase**

TEST: LEIDEST DU UNTER EINER SENKUNG (PROLAPS)?

- Du spürst einen Druck oder Schmerz oder hast das Gefühl, dass sich die Vagina und/oder das Rektum ausbeult. ☐ Ja ☐ Nein
- Es fühlt sich an, als wären Vagina und/oder Rektum voll oder aufgeblasen. ☐ Ja ☐ Nein
- Es fühlt sich an, als ob die Organe nach außen sacken würden. ☐ Ja ☐ Nein
- Es fühlt sich an, als würdest du auf einer Wasserbombe oder einem Ball sitzen. ☐ Ja ☐ Nein
- Du verlierst (hin und wieder) Urin. ☐ Ja ☐ Nein
- Du spürst einen Harndrang, aber es kommt einfach kein Urin. ☐ Ja ☐ Nein
- Du verlierst hin und wieder unbeabsichtigt Stuhl. ☐ Ja ☐ Nein
- Du hast Probleme beim Stuhlgang (Verstopfung). ☐ Ja ☐ Nein
- Du spürst häufig den Drang, groß zur Toilette zu müssen, aber es klappt nicht. ☐ Ja ☐ Nein
- Du hast (unerklärliche) Rückenschmerzen. ☐ Ja ☐ Nein
- Du hast (unerklärliche) Bauchschmerzen. ☐ Ja ☐ Nein
- Du kannst keinen Tampon halten. ☐ Ja ☐ Nein

- Bei bestimmten Bewegungen macht deine Vagina Geräusche. ☐ Ja ☐ Nein
- Beim Sex fehlt dir das Gefühl in der Vagina. ☐ Ja ☐ Nein
- Sex ist schmerzhaft. ☐ Ja ☐ Nein
- Du hast den Eindruck, dass Penetration nicht möglich ist, da etwas deine Vagina blockiert. ☐ Ja ☐ Nein

Wenn du eine oder mehrere dieser Beschwerden hast, solltest du eine Ärztin oder einen Beckenbodentherapeuten fragen, ob du einen leichten Prolaps hast. Sollte dies der Fall sein, kannst du wenigstens etwas dagegen tun.

TEST: WIE ATMEST DU?

Atmest du in die Brust, den Bauch oder mit der XL-Atmung? Leg beide Hände in die Seite genau auf den Übergang zwischen unteren Rippen und Bauchhöhle. Finger nach vorn, Daumen nach hinten. Konzentrier dich und atme tief ein. Was spürst du? Wölbt sich der Bauch? Dehnt sich der Brustkorb? Oder beides? Und wenn du in Kombination atmest, bewegt sich dann der Bauch am meisten, so wie es sein soll? (Siehe Seite 117.)

TEST: ATMEST DU WIRKLICH OPTIMAL?

- Ich atme manchmal oder häufiger durch den Mund. ☐ Ja ☐ Nein
- Ich muss regelmäßig gähnen oder seufzen. ☐ Ja ☐ Nein
- Ich atme oft und schnell. ☐ Ja ☐ Nein
- Mein Atem ist hörbar. ☐ Ja ☐ Nein
- Mein Bauch bleibt flach, wenn ich atme. ☐ Ja ☐ Nein
- Manchmal ist mir schwindelig. ☐ Ja ☐ Nein

Hast du ein oder mehrere Kästchen angekreuzt? Dann lässt sich an deiner Atmung noch einiges verbessern.

RÜCKENBEWEGLICHKEIT: KATZE-KUH

Katze-Kuh oder *Cat to Cow* ist die wertvollste Übung während der ersten Wochen deiner Arbeit mit *BTY* (Beschreibung siehe Seite 302). Sie ist gut für die Rückenmuskeln, die sich wahrscheinlich durch die Schwangerschaft verkürzt haben, und sie ist eine der besten Möglichkeiten, sich selbst einzuschätzen. Schau bei dieser Übung in den Spiegel. Bewegt sich dein unterer Rücken mit dem Becken in beide Richtungen? Bewegt sich dein oberer Rücken richtig nach oben und unten? Kannst du beide Teile unabhängig voneinander bewegen? Fühlt sich alles locker an?

Tipp

Bitte eine andere Person, jeweils ein Foto von dir aus derselben Position heraus zu machen, und zwar einmal, wenn du die Katze machst, und einmal bei der Kuh. Vergleiche nun den Stand von Becken und oberem Rücken: Sind beide richtig nach oben und unten gegangen?

Sehr viele Menschen haben Probleme mit oberem und unterem Rücken, weil sich das Becken nicht frei bewegen kann. Indem du sehr ruhig und konzentriert Katze-Kuh trainierst, lockerst du dein Becken, und oft werden Rückenschmerzen so gelindert oder verschwinden ganz. Ein lockereres Becken bewirkt auch, dass du andere Übungen besser ausführen kannst. Du bleibst leichter in einer neutralen Position und kannst so mehr aus dem Rest der Trainingseinheiten holen.

Auch (oder vielleicht gerade) wenn deine Entbindung schon länger zurückliegt, ist das die ideale Übung für den Anfang. Der Prozess des Bewusstwerdens in Kombination mit Stabilisation und Mobilisation ist super für dein Powerhouse.

Bei Katze-Kuh bist du im Vierfüßlerstand, wodurch die Schwerkraft auf deinen Bauch wirkt. Solltest du eine große Diastase haben und sich diese Position unangenehm oder schmerzhaft anfühlen, darfst du diese Übung erst dann wieder machen, wenn sich die Diastase verringert hat. Aber gib nicht zu schnell auf, denn diese Übung ist wirklich sehr gut. Hör nur dann auf, wenn sie sich wirklich nicht aushalten lässt oder es sehr schmerzt.

TRIGGERPUNKTE AM BECKENBODEN ENTDECKEN

Lindsey Vestal, **Ergotherapeutin und Beckenbodenspezialistin,** New York, USA

Alle Muskeln können Triggerpunkte (Knoten) aufweisen, auch die Beckenbodenmuskeln. Wichtig ist, dass du herausfindest, ob du auch Verhärtungen im Beckenboden hast. Sie können nämlich Probleme beim Wasserlassen, Stuhlgang und Sex verursachen. Außerdem können deine inneren Triggerpunkte bei bestimmten Übungen, zum Beispiel den Kegelübungen, deinem Körper sogar schaden. Viel zu wenige Menschen wissen davon und tun etwas dagegen.

Du kannst dich von einer Beckenbodentherapeutin auf Triggerpunkte untersuchen lassen, aber mit diesem Test findest du selbst heraus, ob du wirklich überaktive Knotenpunkte hast. Der Test wird über die Vagina durchgeführt, weil dort 16 Muskeln sitzen. Von der Außenwand aus spürst du nur zwei. Vom Ergebnis hängt ab, welche Übungen des BTY-Programms für dich geeignet sind.

Der Test

1. Wasch dir die Hände (vergiss nicht, auch unter den Nägeln gut sauber zu machen) und verwende auf jeden Fall ein Gleitmittel.
2. Führ den Zeigefinger bis über das zweite Fingergelenk ein.
3. Spann deinen Beckenboden an und versuch, deinen Finger festzuhalten.

Die Analyse: Führst du den Test richtig aus?

1. Du solltest fühlen, wie dein Finger leicht nach oben zieht, in Richtung deines Kopfes. Spürst du das nicht, versuch es weiter, bis du es spürst.
2. Analysiere, was du spürst: Liegen vier Seiten rund um deinen Finger? Oder spürst du nur zwei, zum Beispiel die Vorder- und Rückseite oder nur die Seiten? Spürst du nicht alle vier Seiten deiner Vagina, dann wiederhol die Übung, bis du merkst, dass alle vier Seiten gegen deinen Finger drücken und der Finger so hochgehoben wird.

Die Analyse: Was spürst du?

War es unangenehm, hattest du Schmerzen oder ein ziehendes Gefühl an einer der Seiten? Dann hast du wahrscheinlich an dieser Stelle überaktive Muskeln, also Triggerpunkte.

Triggerpunkte? Zuerst lösen, dann erst Kegelübungen

Solltest du Triggerpunkte haben, darfst du vorläufig keine Kegelübungen machen, bei denen du deine Beckenbodenmuskeln anspannst. Kegelübungen dürfen nur ausgeführt werden, wenn du sie im vollen Bewegungsumfang trainieren kannst, da dabei eigentlich die ganze Zeit zu viel Spannung wirkt. Das Letzte, was du willst, ist, diese Muskeln zu trainieren, denn dadurch werden sie noch mehr angespannt (überaktiv).

So löst du deine Triggerpunkte

Bevor du mit den Kegelübungen beginnst, musst du zuerst die Triggerpunkte lösen. Das kannst du mithilfe eines Beckenbodenspezialisten tun. Du schaffst das aber auch alleine. Kauf dir einen therapeutischen Vibrator. Der ist dünn, lang und s-förmig. Wenn du ihn einführst, sieht es so aus, als ob ein Hebel aus deiner Vagina ragen würde, mit dem du lenken kannst. Und das machst du dann auch: Du weißt, wo der Triggerpunkt ist, und suchst ihn mit der Spitze des Vibrators. Massier die Umgebung des Punkts und halte die Spitze auf den Punkt, damit er entspannen kann. Wenn du keine s-förmige Variante findest, kannst du auch einen anderen Vibrator verwenden, solange er nur eine kleine Krümmung an der Spitze hat und dünn ist, damit du den Punkt so genau wie möglich erreichst und nicht die ganze Vagina massierst.

Massier die Triggerpunkte regelmäßig und teste ebenso oft, ob sie verschwunden sind. Sobald es so weit ist, kannst du sofort mit den Kegelübungen beginnen.

DIE ÜBUNGEN

Die Übungen

Hier sind sie: die Übungen, die dich in Höchstform bringen werden. Jede Übung wird in einem Video erklärt, das du in der *BTY*-App anschauen kannst. Die ersten Übungen sind einfach, aber trotzdem sehr wichtig. Sie bilden die Grundlage und sorgen für die richtigen Verbindungen, sodass du schnell eine Verbesserung sehen wirst, wenn die Übungen schwieriger werden. Deine Bauch- und Beckenbodenmuskeln werden durch diese Übungen regenerieren. Je schwieriger die Übung wird, desto häufiger wirst du Achtung!-Symbolen und Abwandlungen begegnen. Dort wird dann beschrieben, warum welche Übung jetzt genau gut für dich ist, warum wir sie machen, was du damit erreichst, worauf du achten musst, welche Niveaus es gibt und welche Variationen. Du musst dir das nicht alles merken, denn jeder Trainingsblock ist auf Video aufgenommen worden und wird von Trainerin Kathelijne begleitet, sodass du ganz einfach von zu Hause aus mitmachen kannst.

Adductor Ball

Oft ist es schwierig, nach der Geburt (und ohne Rückbildung sogar noch Jahre später!) den transversalen (den tiefsten) Bauchmuskel wieder in den Griff zu bekommen. Diese Übung wird dir dabei helfen. Als netter Nebeneffekt werden auch noch die innersten Beinmuskeln (Abduktoren) aktiviert, während du dein Powerhouse nutzt.

Leg dich auf den Rücken und klemm einen (weichen) Ball zwischen die Knie. Drücke den Ball zusammen, ohne dass er verrutscht. Konzentrier dich auf deine Atmung: Wenn du den Ball zusammendrückst, darfst du nicht pressen.

Mach diese Übung in Kombination mit einer Lymphdrainagenmassage. Dazu beim Ausatmen vom Bauch bzw. von den Oberschenkeln in Richtung Schritt streichen.

Achtung!

- **Auf die neutrale Haltung des Rückens achten. Klappt das nicht? Dann die Übung in der Imprintposition ausführen.**
- **Füße und Knie gleich weit voneinander entfernt halten.**

Niveau:

1 Beim Einatmen bis vier zählen (der Körper macht dabei nichts), beim Ausatmen den Ball zwischen die Beine klemmen, vier Sekunden lang.

2 Derselbe Vorgang, aber jeweils sechs Sekunden lang. Atme ruhig und in gleichmäßigem Tempo, was nicht unbedingt der Anstrengung durch die Übung entspricht.

3 Und jetzt acht Sekunden. Atme ruhig und in gleichmäßigem Tempo, was nicht unbedingt der Anstrengung durch die Übung entspricht.

BB-Lift 1 (Beckenboden-Heber 1)

Das ist die perfekte Möglichkeit, die Beckenbodenmuskeln zu entlasten, und vor allem für diejenigen, die Probleme mit einem Prolaps (egal ob groß oder klein) haben, absolut geeignet. Außerdem stimuliert diese Übung die Lymphdrainage.

Leg dich auf den Boden und platziere die Unterschenkel auf einem Hocker oder Stuhl. Schieb dir ein Kissen unter den Beckenboden, sodass er ein wenig gekippt ist. Schließ die Augen und erspür für zwei Minuten den Einfluss des Atems auf den Beckenboden. Vor allem Frauen mit einem Prolaps werden sofort eine Erleichterung bemerken.

Mach nun eine kleine Lymphdrainage: Streiche mit leichtem Druck über den Bauch hinunter zum Schambein. Streiche dabei nur nach unten, Richtung Beckenboden, und nicht nach oben ... und anschließend von der Innenseite der Oberschenkel hoch zum Schambein

BB-Lift 2 (Beckenboden-Heber 2)

Das ist eine Variante des BB-Lift 1, die ebenfalls wunderbar den Beckenboden entlastet. Daher ist diese Übung auch geeignet, wenn du einen Prolaps hast, und sie stimuliert zudem die Lymphdrainage.

Knie dich hin und beug dich langsam nach vorn. Leg die Arme auf den Boden, und lehne den Kopf darauf, sodass er auf den Armen aufliegt. Heb den Po hoch, bis die Beine einen 90-Grad-Winkel bilden. Spürst du, wie der Druck vollständig vom Beckenboden weggenommen wird? Denk dabei an die Verbindung zwischen Atmung und Beckenboden. Zwei Minuten halten.

Achtung!

- **Da du dich hinkniest, zieht die Schwerkraft an deinem Bauch. Das ist wirklich nicht schlimm, aber sei vorsichtig, wenn du eine große Diastase hast und dadurch Beschwerden. Durch die Schwerkraft wirkt mehr Druck aus dem Bauchraum auf deine geraden Bauchmuskeln, und das spürst du genau. Du selbst merkst am besten, ob diese Übung zu dir passt und sich gut anfühlt. Die Übung ist sehr gut für dich, aber wenn etwas wehtut oder dir nicht wohl dabei ist, solltest du die Übung überspringen.**

Bear Crawl (Bärengang) D

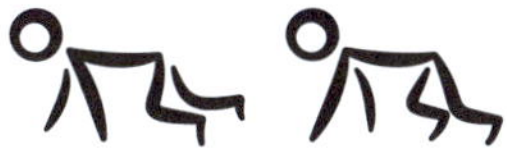

Achte darauf, dass du ein paar Meter Platz hast, um den Bear Crawl, den Bärengang, richtig auszuführen. Bei dieser Übung musst du alle deine Muskeln anspannen, während sie zusammenarbeiten. Und du musst dein Gewicht in einer ziemlich schwierigen Position ausbalancieren. Nicht umsonst kann das ziemlich ermüdend sein. Deshalb kann der Bear Crawl durchaus als leichte Kardioübung angesehen werden. Supergut für Schultern und Po!

Geh in den Vierfüßlerstand. Halte deinen Rücken gerade und spann die Bauchmuskeln an. Dann bewegst du dich auf allen Vieren vorwärts und rückwärts – im Bärengang.

Achtung!

- **Da die Ausgangsposition dieser Übung der Vierfüßlerstand ist, musst du mit einer großen Diastase besonders Acht geben. Der Druck auf die Bauchwand kann in dieser Haltung zu groß werden. Fühlt es sich unangenehm oder schmerzhaft an? Dann musst du aufhören.**
- **Konzentriere dich auf deinen Rücken. Lass ihn nicht nach oben oder unten ausweichen, wenn es anstrengend wird.**
- **Die richtige Haltung ist wichtiger als Geschwindigkeit.**
- **Mach keine zu großen Schritte.**

Bicycle Crunches (Fahrrad-Crunches) (D)

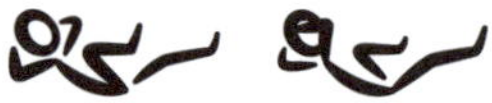

Lust auf eine schöne Taille? Die bekommst du mit dieser Übung. Du entscheidest, wie schwierig du sie machst – liegend oder mit leicht aufgerichtetem Oberkörper. Wenn du mit dem Oberkörper einen 45-Grad-Winkel schaffst, trainierst du eher den oberen Bauch und mit den Beinen nahe am Boden eher den unteren Bauch. Aber vor allem ist es wichtig, schön zu rotieren. Je mehr du rotierst, desto mehr sprichst du die schrägen Bauchmuskeln an.

Leg dich auf den Boden, Hände hinter den Kopf. Führe nun deinen rechten Ellenbogen zum linken Knie und streck gleichzeitig dein rechtes Bein aus, ohne dabei den Boden zu berühren. Dann mit dem linken Ellenbogen zum rechten Knie und das linke Bein ausstrecken. Mehrmals wiederholen.

Achtung!

- **Sehr genau auf die Atmung achten, nicht pressen. Pressen ist, vor allem bei einem Prolaps, sehr schlecht, da es zu viel Druck auf den Beckenboden ausübt.**
- **Schulter so gut wie möglich drehen und nicht nur die Ellenbogen an die Knie tippen.**
- **Nicht am Nacken ziehen.**
- **Mach es so schwierig wie möglich, indem du die Beine möglichst nah zum Boden hältst.**
- **Rücken nicht rund machen.**

Niveau:

1. Fast der ganze Rücken bleibt auf dem Boden, die Beine sind relativ hoch.
2. Beine etwas tiefer, Oberkörper etwas höher.
3. Beine kurz über dem Boden, und nur der untere Rücken berührt den Boden.

Body Extension (Verlängern)

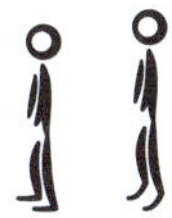

Die perfekte Übung für deine Haltung, und gleichzeitig schafft sie Raum zwischen den Wirbeln. Ursprünglich kommt sie aus dem Pilates, aber sie eignet sich wunderbar, um sie zu Beginn deiner Rückbildung zu machen und dann für den Rest deines Lebens immer wieder zwischendurch.

Lehn dich gegen eine Wand und mach dich so lang wie möglich, indem du dich auf die Zehenspitzen stellst. Position halten, wieder zurück auf den Boden und wiederholen. Spürst du, wie sich die Rückenwirbel strecken und Raum zwischen den Wirbeln entsteht?

Achtung!

- **Langsam, aber sicher … Je langsamer die Ausführung der Übung, desto besser können sich die Wirbel dehnen. So weit wie möglich dehnen.**

Brain-Pelvic-Connection (Gehirn-Beckenboden-Verbindung), im Liegen

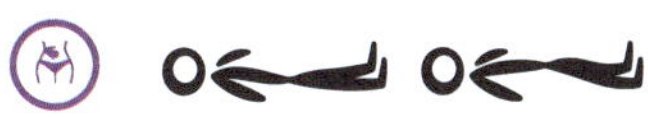

Leg dich in einer neutralen Position auf den Boden, eventuell mit einem dünnen Kissen unter Kopf und Becken zur Unterstützung. Erspür, wo das Steißbein ist.

Kipp das Becken, ohne den Rest des Rumpfes oder die Beine zu bewegen. Zuerst nach oben, dann in Richtung Boden. Das Steißbein bewegt sich nach unten und nach oben. Mach ruhige, fließende Bewegungen und konzentrier dich auf den Beckenboden. Erspür, was beim Kippen des Beckens und beim Atmen passiert. Stell eine Verbindung zwischen Beckenboden und Gehirn her. Du kannst diese Übung mit einer Lymphdrainage kombinieren, indem du beim Ausatmen vom Bauch bzw. von den Oberschenkeln in Richtung Schritt streichst.

Achtung!

- **Bei Schmerzen solltest du die Übung sofort abbrechen und den Körper entspannen.**

Brain-Pelvic-Connection (Gehirn-Beckenboden-Verbindung), im Vierfüßlerstand (D)

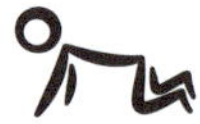

Das Nonplusultra, um das Becken auf eine gute Katze-Kuh-Übung vorzubereiten. Mit einer großen Diastase darfst du diese Übung zwar machen, aber nimm den Vierfüßlerstand mit Umsicht ein. Zwing dich zu nichts und hör auf deinen Körper.

Geh auf die Knie und stütz die Hände vor dem Körper ab. Konzentrier dich auf deine Atmung und deinen Beckenboden. Erspüre deinen Beckenboden während des Atmens. Fühlst du, wie die Energie über das Rückenmark ins Gehirn strömt und eine echte Verbindung entsteht?

Cat To Cow (Katze-Kuh) (D)

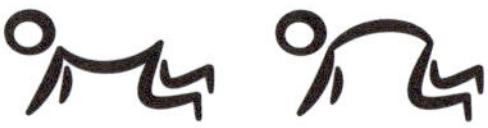

Mit dieser Übung kannst du deinen Rücken so beweglich machen wie mit keiner anderen und noch dazu eine Verbindung mit deinem Powerhouse herstellen. Ursprünglich kommt die Übung aus dem Yoga und ist dort eine der besten und klassischsten Übungen. Diese Variante ist *BTY*-angepasst, um den Druck im Powerhouse so optimal wie möglich zu verteilen. Hast du eine schwere Diastase? Sei dann vorsichtig und brich ab, wenn es sich unangenehm anfühlt oder schmerzhaft wird. Da du bei Katze-Kuh im Vierfüßlerstand bist, zieht die Schwerkraft an deiner Bauchhöhle. Die Bauchhöhle drückt dann auf die geraden Bauchmuskeln und die zu weit gedehnte Linea alba. So einen großen Druck musst du nun vermeiden, um der Diastase die Chance zu geben, sich wieder zu verkleinern.

Die Cat-To-Cow-Übung wird im Vierfüßlerstand gemacht. Zunächst den Rücken komplett nach oben wölben (Katze), dann nach unten (Kuh).

Achtung!

- **In der neutralen Position beginnen und zwischen Katze und Kuh immer wieder dahin zurückkommen.**
- **Sowohl Becken als auch oberer Rücken müssen sich bewegen, in beide Richtungen.**

Niveau:

1. In neutraler Position einatmen. Beim Ausatmen in Katze oder Kuh gehen.
2. Tiefer und höher als bei Stufe 1 gehen und die Positionen immer ein wenig halten.
3. In neutraler Position einatmen und mit dem Ausatmen in die Katze, dann in die Kuh und wieder zurück.

Selbsttest: siehe Seite 292.

Curl Up And Down (Auf- und Abrollen) (D) (P)

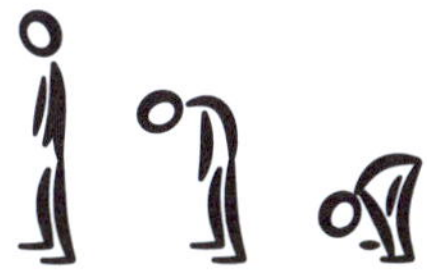

Schnell die Wirbel lockern. Das hier ist wirklich super für die Rückenmuskeln und stärkt sie sofort. Diese Übung bereitet den Rücken auf die Rückenmuskelübungen vor, die später im Programm vorkommen und schwieriger sind.

Stell dich aufrecht hin und atme ein. Beim Ausatmen rollst du dich langsam nach unten, bis die Hände den Boden berühren.

Achtung!

- **Immer richtig ausatmen und die Übung wenn nötig unterbrechen, um wieder einzuatmen.**

Niveau: (Auf- und Abrollen+)
Diese Übung ist eigentlich ein Selbsttest. Wenn du merkst, dass du mit einem bestimmten Teil deines Rückens nicht gut auf- oder abrollen kannst, solltest du die Stelle mit der Faszienrolle lockern (siehe Seite 146).

Dead Bug (Toter Käfer)

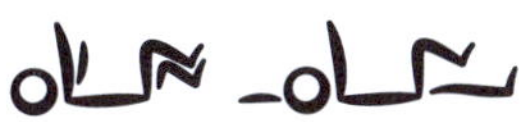

Ein echtes Generaltraining für dein Powerhouse, das du zweifelsfrei sehr gut spüren wirst. Die Herausforderung steckt in der kompletten Öffnung des Körpers, während deine Haltung korrekt bleiben muss. Selbst mit einem Prolaps ist diese Übung gut zu schaffen, da die Schwerkraft nicht auf den Beckenboden wirkt. Wenn deine Arme und Beine langsam nach unten sacken, wirkt viel Druck auf deine Muskeln. Spannung halten!

Leg dich auf den Rücken, heb die Beine in einem 90-Grad-Winkel an und streck die Arme nach oben. Senke dann einen Arm nach hinten und strecke das gegenüberliegende Bein lang aus, sodass Arm und Bein auf der Matte liegen. Mit dem anderen Arm und dem anderen Bein wiederholen und so weiter.

Achtung!

- **Konzentriere dich auf deinen Rücken. Drücke ihn weiterhin in die Matte, auch wenn es schwierig wird.**

Niveau:

1. Angewinkelte Arme und Beine.
2. Strecke ein Bein aus, ohne den Boden zu berühren.
3. Gestreckte Arme und Beine.

Selbsttest und Aktivierung: Die Übung Dead Bug ist Schwerstarbeit für die Bauchmuskeln. Manchmal hilft es, wenn du sie zuerst aktivierst. Dann holst du mehr für deinen Körper heraus (siehe Seite 144).

Downward Dog (Herabschauender Hund) (P) (D)

Ein Yogaklassiker und eine richtig gute Möglichkeit, deinen ganzen Körper einmal zu stretchen, die Muskeln zu dehnen, und gut für die Haltung ist er auch noch. Wichtig: Den Nabel dabei einziehen. Und versuche einmal, die ganze Zeit deine Pobacken noch ein wenig mehr zur Decke hin auszurichten. Dies ist die erste umgedrehte (mit dem Gesicht nach unten) Übung, die du hier machst.

Geh in den Vierfüßlerstand, zieh den Bauchnabel ein und versuch, dein Steißbein so hoch wie möglich Richtung Decke zu schieben.

Achtung!

- **Auch bei dieser Übung „zieht" die Schwerkraft an deinem Bauch. Vorsicht bei einer großen Diastase. Brich ab, wenn es unangenehm oder schmerzhaft wird.**
- **Überstreck Ellenbogen und Knie nicht.**
- **Halte deinen Kopf in einer neutralen Position zwischen deinen Armen.**

Selbsttest: Teste einmal, ob es besser, geschmeidiger oder einfacher geht, wenn du deinen oberen Rücken zuerst mit der Faszienrolle lockerst (siehe Seite 146).

Double Crunch (Doppelter Crunch) (D)

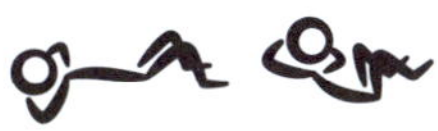

Hier hast du eine 2-in-1-Übung: normaler Sit-up und Leg Lift in einem – effektiv und zeitsparend. Bauch und Beine ausstrecken und einziehen und den Rücken neutral halten. Diese Crunches sind sehr herausfordernd und supergut für die unteren und oberen Bauchmuskeln. Je tiefer du sie über dem Boden machst, desto schwieriger. Erklär die Schwerkraft zu deiner Feindin! Und merk dir: Je langsamer und kontrollierter, desto besser.

Sit-up und Leg Lift in einem: Leg dich auf den Rücken, Hände hinter den Kopf. Führe nun die Ellbogen und die Knie gleichzeitig zueinander.

Achtung!

- **Sehr genau auf die Atmung achten, nicht pressen. Pressen ist sehr schlecht, vor allem bei einem Prolaps, da dabei zu viel Druck auf den Beckenboden ausgeübt wird.**
- **Auf den mittleren Rücken legen, bei der Bewegung nach oben ist das der einzige Körperteil, der den Boden berührt, nicht mehr und nicht weniger!**
- **Der Po ist knapp über dem Boden.**
- **Nicht ins Hohlkreuz kommen.**

Niveau:

1 Arme gestreckt, Beine angezogen.

2 Arme hinter dem Kopf, Beine etwas gestreckter.

3 Gestreckte Beine.

Selbsttest und Aktivierung: Siehe Seite 141.

Heel Drop (Ferse senken)

Diese Übung bietet dieselben Vorteile wie der Heel Slide, aber die Beine werden diesmal im Verhältnis zur Hüfte etwas anders bewegt, wodurch eine andere Bewegungsfreiheit trainiert wird. Außerdem hilft sie, die Koordination der Beckenbodenmuskeln nicht zu verlieren, wenn die Beinmuskeln benutzt werden. Die Hand auf den Bauch legen, um zu kontrollieren, ob nicht doch »mitgepresst« wird. Pressen würde zusätzlichen Druck auf den Beckenboden bedeuten, und das kann schädlich sein, vor allem bei einem Prolaps. Wenn du merkst, dass deine Hand während der Übung nach oben gedrückt wird, dann presst du. In dem Fall solltest du diese Übung sofort auf einer niedrigeren Stufe durchführen.

Leg dich auf den Boden und heb die Beine in einem 90-Grad-Winkel an. Dein Rücken muss gerade liegen. Nun mit der Ferse den Boden berühren, zurück in die 90-Grad-Haltung, dann mit der anderen Ferse Richtung Boden.

Achtung!

- **Auf die neutrale Haltung des Rückens achten. Klappt das nicht? Dann die Übung in der Imprintposition machen.**

Niveau:

1 Ein Bein auf dem Boden, das andere Bein geht hoch und runter.

2 Ein Bein in der Luft, ein Bein geht hoch und runter. Es gibt also keine Stütze mehr.

3 Zwei Beine gleichzeitig hoch und runter.

Variationen:

- *Press Heel Drop:* Leicht gegen das gebeugte Bein drücken, das nicht in Richtung Boden weist. Sehr gut für die schrägen Bauchmuskeln.
- Bei großen Fortschritten: Das Bein immer weiter durchstrecken. Je gestreckter es ist, desto schwieriger ist die Übung.

Heel Slide

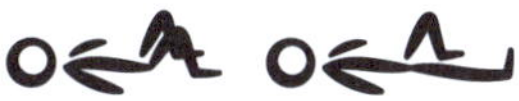

Diese Übung hilft bei der Stabilisierung deines Beckens, da du dein Bein bewegst, dein Becken aber eigentlich ganz ruhig bleibt. Sie ist ziemlich einfach, aber sehr effektiv, und du kannst sie immer mehr steigern, bis sie eigentlich fast eine Beinhebung wird. Mit Konzentration meisterst du diese Übung bald.

Zieh die Knie an und stell beide Füße auf den Boden. Schieb nun eine Ferse über den Boden, bis dein Bein gestreckt ist, und dann langsam wieder zurück. Wechsle mit den Beinen ab: erst links, dann rechts und so weiter.

Achtung!

- **Auf die neutrale Haltung des Rückens achten. Klappt das nicht? Dann die Übung in der Imprintposition machen (siehe Seite 161).**

Niveau:

1. Mit der Hacke über den Boden gleiten.
2. Mit der Hacke knapp über den Boden gleiten.
3. Nun mit beiden Beinen gleichzeitig über den Boden gleiten, aber ihn fast nicht berühren.

Hip Abductor (Hüftöffner) D

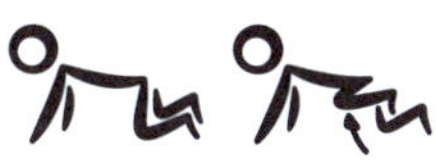

Wir alle wünschen uns einen sexy Po, und mit dieser Übung kommst du dem Ziel ein gutes Stück näher. Sie hilft außerdem dabei, dass du wieder große Bewegungen aus der Hüfte machen kannst, während du sie stabil hältst. Nach einer Schwangerschaft ist das manchmal noch sehr schwer, da die Innenseite der Beine oft etwas verkürzt ist.

Geh in den Vierfüßlerstand. Heb nun dein linkes Bein dreimal seitlich nach oben, anschließend das rechte und so weiter.

Achtung!

- **Die Hüfte nicht aufdrehen.**
- **Mit dem Rücken nicht hängen lassen.**

Niveau:

1. Das Bein geht kontrolliert hoch und runter.
2. Das Bein kurz in der Luft halten.
3. Das Bein kurz in der Luft halten, es strecken, wieder einziehen und wieder absenken.

Selbsttest und Aktivierung: Wenn du merkst, dass du dein Bein nicht hoch genug bekommst, solltest du vielleicht erst deinen Po aktivieren. Probier es aus und schau, ob du danach weiterkommst. Wie du deinen Po aktivierst, kannst du auf Seite 144 nachlesen.

Hyperback, mit Drehung (D)

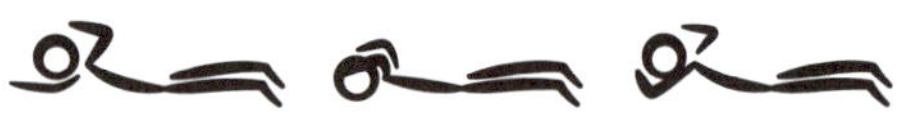

Dies ist eine ganz einfache Übung. Sie lässt sich auch immer mal zwischendurch machen und hilft, den unteren Rücken zu stärken. Bei langsamer Ausführung hat die Übung den größten Effekt.

Leg dich flach auf den Bauch, Arme anwinkeln, sodass die Hände zum Kopf zeigen, die Ellenbogen sind seitlich. Heb nun langsam den Oberkörper von der Matte, kurz halten und wiederholen.

Variation: Eine Drehung hineinbringen oder gleichzeitig die Beine anheben. Bitte mach die Übung nicht, wenn du eine größere Diastase hast, da dabei die geraden Bauchmuskeln gedehnt werden.

Ice Skaters (Eisläufer) (P)

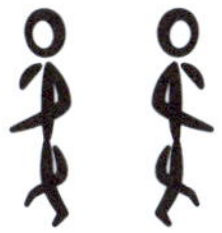

Eine konditionell herausfordernde Übung, die die Stabilität der Knöchel und Knie fördert. Und dann hat sie auch noch optische Effekte, sie zaubert nämlich den allseits beliebten runden Po. Und auch hierbei gilt, sobald du nicht mehr kannst, machst du noch ein paar mehr Durchgänge.

Stell dich auf ein Bein. Beug dich etwas nach vorne und spring dann abwechselnd vom rechten Bein auf das linke, als würdest du über eine Pfütze springen. Die Arme gehen mit.

Achtung!

- **Die Hüfte gerade halten und nicht zu sehr eindrehen.**
- **Nicht zu den Zehen schauen, der Kopf bleibt in Verlängerung der Wirbelsäule.**

Niveau:

1. In der äußersten Position mit Fuß auf dem Boden.
2. Mit dem Fuß losgelöst vom Boden.
3. Mit Schwebemoment.

Selbsttest und Aktivierung: Schaffst du es nicht richtig nach unten? Schau, ob es besser geht, wenn du deine Hüfte zuvor lockerrollst (siehe Seite 146) und deinen Pomuskel aktivierst (siehe Seite 144). Spürst du an anderer Stelle ein Ziehen? Lockere sie dann auch erst einmal mit der Faszienrolle.

Inch Worm (D)

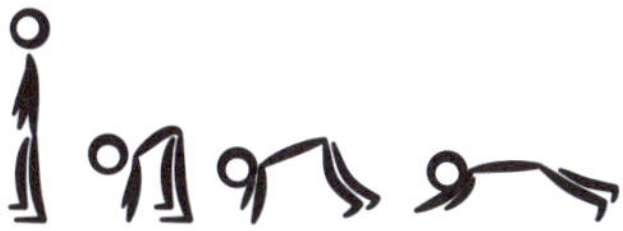

Hier bewegst du deinen Körper gleichzeitig nach vorne und nach oben, und durch diese Kombination wird nicht nur wunderbar gedehnt, sondern es werden auch intensiv Bauch, Schultern und Arme trainiert. Je weiter du nach vorne gehst, desto größer wird die Herausforderung, also ran an den Speck!

Stell dich gerade hin, beug dich vornüber und berühre mit beiden Händen

den Boden. Geh nun mit den Händen in kleinen »Schritten« vorwärts. Halte die Beine dabei gerade, sodass sie fast in der Planking-Position sind. Geh dann mit den Füßen ebenfalls in kleinen Schritten nach vorn. Die Hände bleiben am Boden, bis die Füße sie erreicht haben. Nun wieder mit den Händen nach vorn gehen und so weiter.

Achtung!

- **Bei einer großen Diastase eignet sich diese Übung nicht. Immerhin werden die Bauchmuskeln sehr stark gedehnt, wenn du weit nach vorne gehst, und das ist bei einer großen Diastase nicht gut.**
- **Rücken in neutraler Position halten.**
- **So weit wie möglich nach vorne gehen, nur diese letzten Zentimeter zählen tatsächlich.**
- **Beine immer gerade halten.**

Leg Lift Ⓟ 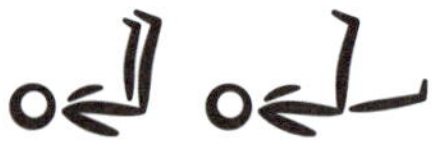

Eine Basisübung für die transversalen, tiefsten Bauchmuskeln und die unteren Bauchmuskeln. Bei einem Hohlkreuz ist diese Übung besonders gut, da sie Muskeln trainiert, mit denen du das Becken leichter kippen kannst.

Du kannst diese Übung Bein für Bein machen oder – etwas schwerer – mit beiden Beinen gleichzeitig. Leg dich auf den Rücken und heb dann die Beine langsam bis in einen 90-Grad-Winkel an. Mehrmals wiederholen.

Achtung!

- **Die Übung ist hart, also nicht vergessen, immer weiter zu atmen. Luft anhalten und pressen ist wirklich schlecht für den Beckenboden, vor allem wenn du einen Prolaps hast.**
- **Hohlkreuz vermeiden! Ist die Übung aus der neutralen Position heraus zu schwer, mit der Imprintposition anfangen (siehe Seite 161).**

Niveau:

1 Mit einem Bein nach unten.

2 Zwei Beine abwechselnd.

3 Mit beiden Beinen nach unten (nur wenn du wirklich sehr gut trainierte Bauchmuskeln hast!)

Selbsttest und Aktivierung: Funktioniert diese Übung besser, wenn du zuerst aktivierst? Falls ja, solltest du immer aktivieren, bevor du Leg Lifts machst. Falls nicht, machst du sie einfach ohne Aktivierung.

Mountain Climbers (Bergsteiger) (P) (D)

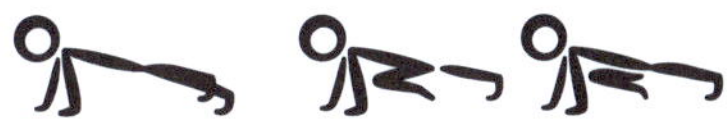

Kardiotraining, wie es sein soll. Schwerer als schwer und daher wirklich eine ideale Ergänzung für dein Krafttraining. Diese Übung ist optimal für deine Bauchmuskeln und eigentlich auch für den ganzen Körper, denn alle Muskeln müssen mitmachen und aktiv werden. Wenn du denkst, dass du wirklich nicht mehr kannst, mach trotzdem noch ein paar Schritte zusätzlich.

Geh in den Unterarmstütz (siehe Seite 313), spann die Bauch- und Gesäßmuskeln an. Dein Rücken ist in einer neutralen Haltung. Führe nun abwechselnd die Knie zu deinen Händen.

Achtung!

- **So schwer es auch sein mag, weiterhin ruhig atmen und nicht anfangen zu pressen. Wenn du müde wirst, ist die Versuchung groß, aber vor allem mit einem Prolaps würde Pressen das Ganze nur noch schlimmer machen.**
- **Po niedrig halten.**
- **Ellenbogen nicht überstrecken.**

Niveau:

1 Ohne Schwebemoment, das heißt, ein Fuß ist immer am Boden.

2 So schnell, dass du kurz schwebst.

3 Mit Rotation.

Namaste 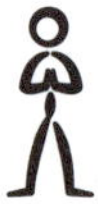

Die perfekte Übung, um die Brustmuskeln mit dem Powerhouse zusammenarbeiten zu lassen.

Stell dich aufrecht hin, die Schultern nach unten und hinten gedrückt. Press nun die Hände gegeneinander, immer stärker und spann dabei die Muskeln an. Spürst du, wie deine Brustmuskeln mit deinem Powerhouse zusammenarbeiten?

Achtung!

- **Die Schultern bleiben unten, und nur beim Ausatmen Kraft ausüben.**

Variation: einen kleinen, weichen Ball zwischen die Hände klemmen.

Pelvic Bridge (Beckenbrücke) Ⓟ 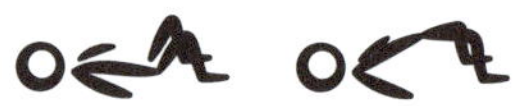

Wenn du viel sitzt, verkürzen sich die Muskeln an der Vorderseite deiner Hüfte. Die Beckenbrücke wirkt da gleich doppelt: Sie verlängert diese Muskeln und stärkt auch die gegenüberliegenden Muskeln, also die Pomuskeln. Dadurch wird der Po auch noch schön rund.

Leg dich bequem auf deine Matte und stell deine Füße hüftbreit auf. Hebe dein Becken nun mit kontrollierten Bewegungen an: hoch und runter.

Achtung!

- **Die Kraft aus dem Po holen, nicht aus dem unteren Rücken.**
- **Erst bei tatsächlich korrekter Ausführung der Brücke zum nächsten Level übergehen. Nicht früher! Wenn nötig auf Video aufnehmen und anschauen. Die meisten Menschen überschätzen sich nämlich.**

Niveau: (Beckenbrücke +)

1. Klassische Beckenbrücke, so hoch wie möglich.

2. In der Brücke ein Bein ausstrecken und wieder anziehen.

3 Ein Bein gestreckt halten.

Variation: Ein Gewicht auf die Hüfte legen.

Selbsttest und Aktivierung: Aktiviere oder lockere deinen Po (siehe Seite 144) mit einer Faszienrolle und schau, ob die Beckenbrücke danach besser funktioniert. Ja? Dann aktiviere deinen Po ab sofort immer vor dieser Übung.

Planking (Unterarmstütz) (D)

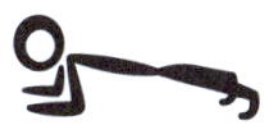

Den Unterarmstütz kennen wir alle als Königsdisziplin zum Training von Bauchmuskeln, aber wusstest du, dass diese Übung eigentlich noch mehr bewirkt, als die gerade und transversalen Bauchmuskeln zu straffen? Schulter und Rückenmuskulatur werden gleichzeitig trainiert, und außerdem verbesserst du damit deine Haltung. Halte deinen Kopf in Verlängerung des Rückens, nicht nach oben schauen.

Leg dich auf den Bauch und stütz dich auf deine Unterarme. Deine Ellenbogen sind unterhalb der Schultern. Spann deinen Bauch und deine Gesäßmuskeln an und drück die Hüfte hoch. Position halten.

Achtung!

- **Vorsicht beim Planking, wenn du eine große Diastase hast. Fühlt es sich unangenehm oder schmerzhaft an? Dann musst du sofort aufhören.**
- **Halte deinen Körper wie ein Brett: Nicht den Rücken durchhängen lassen, das Becken bleibt neutral.**
- **Den Kopf auf einer Linie mit der Wirbelsäule halten: Nicht nach oben schauen!**

Niveau:

1 Auf den Knien.

2 Ganzer Unterarmstütz.

3 Ellenbogen auf einem Gymnastikball.

Variationen: mit gestreckten Armen, ein Bein heben, Zahlen schreiben, während du auf dem Gymnastikball den Unterarmstütz machst … Der Fantasie sind keine Grenzen gesetzt.

Selbsttest und Aktivierung: Klappt es besser oder länger, nachdem du deine Bauchmuskeln aktiviert hast? Probier es aus (siehe Seite 144) und mach es gegebenenfalls vor jedem Unterarmstütz.

Pull Down (D)

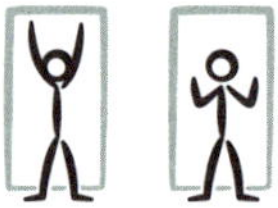

In stressigen Zeiten ziehen wir oft die Schultern hoch und halten die Arme eher nach vorne. Mit dieser Übung trainierst du die exakt gegenüberliegenden Muskeln: die Rückenmuskeln, die dafür sorgen, dass deine Schultern wieder schön nach hinten und unten gehen, wodurch sich deine Haltung öffnet. Diese Haltung sorgt dann wiederum dafür, dass sich der Druck in deinem Powerhouse optimal verteilen kann. Indem du diese Übung an der Wand machst, verhinderst du, dass du zu weit nach hinten hängst, was vor allem am Anfang und mit einer großen Diastase zu Problemen führen könnte.

Stell dich mit dem Rücken an die Wand. Deine Hände befinden sich rechts und links neben dem Kopf, Handflächen nach vorn, die Ellenbogen zeigen nach unten. Nun die Arme heben und senken.

Achtung

- **Halte deine Oberarme und Hände parallel zum Körper, nicht anwinkeln.**
- **Halte deine Schultern nach hinten und zueinander. Auch wenn es schwer wird.**

Niveau:

1. Ohne Hilfsmittel.
2. Mit Pulli oder Handtuch.
3. Mit schwerem Gummiband.

Push-ups D 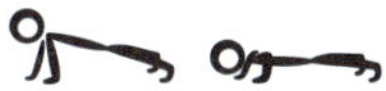

Ja, wir wissen es: Das ist nicht die beliebteste Übung bei Frauen. Da die Brustmuskeln oft verkürzt sind, ist es aber sinnvoll, sie zu trainieren. Wichtig ist, dass du die Push-ups vollständig ausführst, also von ganz gebeugten Armen bis ganz gestreckten. Du entscheidest, ob du sie gegen die Wand oder auf dem Boden machen willst, solange du nur vollständig beugst und vollständig streckst.

Achtung!

- **Kopf in einer Linie mit dem Rücken halten.**
- **Der Körper bleibt so gerade wie ein Brett: Po nicht zu hoch oder zu tief.**
- **Ellenbogen dicht am Körper halten.**

Niveau:

1 Auf Hüfthöhe, zum Beispiel am Tisch oder der Arbeitsplatte.

2 Auf den Knien am Boden.

3 Auf den Zehen, klassischer Liegestütz.

Variationen: schmale Liegestütze für den Trizeps, breite Liegestütze, Diamant. Es gibt unzählige Variationen!

Selbsttest und Aktivierung: Manchmal ist der Brustmuskel verkürzt, und dadurch werden Liegestütze unnötig erschwert. Erkennbar ist das daran, dass die Schultern dann immer nach vorn ziehen. Versuch einmal, ob es etwas bringt, den Muskel zuerst lockerzurollen.

Reverse Fly, im Sitzen oder Stehen D 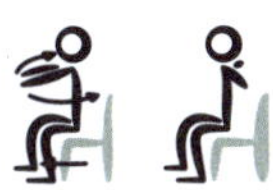

Seien wir ehrlich: Als Mutter ist dein Körper sehr stark nach vorne gerichtet. Das Baby halten wir in unseren Armen, und nach der Elternzeit legen wir die Arme wieder vor der Tastatur ab. Es ist Zeit, mit dieser Reverse-Fly-Übung den Brustkorb wieder zu öffnen und die Schultern nach hinten zu nehmen. Die verkürzten Muskeln werden gedehnt, und deine Haltung verbessert sich, indem du die gegenüberliegenden Muskeln trainierst. In den ersten Wochen führst du die Übung nur auf einem Stuhl sitzend aus, ohne Schwerkraft und aus einer neutralen Position heraus. Die Schwerkraft würde nämlich zu viel Druck auf dein Powerhouse ausüben und könnte deine Diastase verschlimmern. Unabhängig davon ist die Haut jetzt oft so locker und wabbelig, dass sich eine vornübergebeugte Haltung wirklich nicht gut anfühlt. Aber mach dir keine Sorgen, die Haut wird auch wieder fester.

Du stehst mit gebeugtem Oberkörper und nach unten gestreckten Armen da. Heb die Arme nun seitlich nach oben und strecke sie weit aus. Kurz halten und wieder von vorn: schließen und ausstrecken.

Achtung!

- **Halte den oberen Rücken und den Kopf in einer neutralen Position und heb dein Kinn nicht an.**
- **Halte deinen Brustkorb ruhig: Lass ihn nicht nach oben kommen.**
- **Die Schultern bleiben unten.**
- **Führ die Übung so weit wie möglich aus.**

Niveau: (Reverse Fly +)

1 Aufrechter Stand.

2 Beine 90 Grad angewinkelt.

3 Mit Hanteln oder zwei kleinen Wasserflaschen (Reverse Fly +).

Reverse Fly für Anfängerinnen: Führe den Reverse Fly in den ersten Wochen der Rückbildung im Sitzen aus. Streck die Arme gerade vor dir aus und spreize sie dann zur Seite. Zieh die Schultern so weit nach hinten, wie es geht. Kurz halten und wieder von vorn: schließen und spreizen.

Round The Clock Lunges (Ausfallschritte nach allen Seiten) (P)

Nach vorne, nach hinten, nach links, nach rechts … Ausfallschritte in alle Richtungen! Spür, wie die Beine schwer werden und der Po brennt. Durchhalten, sonst gibt es keinen schönen Hintern. Die Übung ist eine Herausforderung, da du immer wieder dein Gleichgewicht halten musst.

Achtung!

- **Den Kopf in neutraler Position halten und nicht zu den Zehen schauen.**
- **Der Rücken bleibt in neutraler Position und rutscht nicht ins Hohlkreuz.**
- **Gerader Ausfallschritt: Mit gebeugtem Bein sind Knie, Fuß und Hüfte in einer Linie.**
- **Gerader Ausfallschritt: Die Knie Richtung Zehen beugen, nicht nach außen. Die Füße zeigen nach vorne, stehen parallel auf gleicher Höhe.**
- **Seitlicher Ausfallschritt: Die Knie Richtung Zehen beugen, nicht nach innen. Die Füße zeigen nach vorne, stehen parallel auf gleicher Höhe. Das eine Knie sollte unterhalb der Hüfte und das andere oberhalb des Knöchels sein. Beug das hintere Knie bis auf den Boden … Nicht früher aufhören.**

Niveau: (Ausfallschritte nach allen Seiten +)

1 Normal.

2 Mit Gewichten.

Selbsttest und Aktivierung: siehe Lunges/Ausfallschritte (Seite 317) und Side Lunges/seitliche Ausfallschritte (Seite 319).

Row (D)

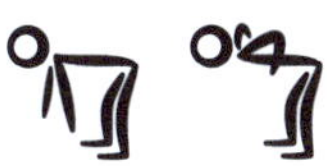

Eine kraftvolle und offene Ausstrahlung beginnt mit einer offenen Haltung, und die bekommst du durch diese Übung. Leg den Fokus daher auch auf diesen Teil und mach die Bewegung so groß wie möglich. Sei stolz, denn so siehst du jetzt auch aus. Als Bonus bekommst du auch noch einen starken unteren Rücken. Diese Übung kann schnell zu einfach werden, aber wenn du ein Gewicht dazunimmst, bleibt sie weiter herausfordernd, das ist gut für Haltung und Rücken.

Stell dich mit leicht gebeugten Knien hin, beuge dich vornüber und beweg dann deine Ellenbogen so weit wie möglich nach hinten.

Achtung!

- **Bei einer großen Diastase ist Vorsicht geboten, da die Schwerkraft** am Bauch ziehen kann. Bei Schmerzen sofort aufhören!
- **Ellenbogen so weit wie möglich nach hinten.**
- **Die Schultern gerade nach hinten strecken, nicht nach oben und nicht kippen.**
- **Die Handgelenke gerade halten.**
- **Ungefähr parallel zum Boden bleiben.**
- **Kopf in neutraler Position halten und zum Boden schauen.**

Niveau: (Row +)

1 Standard-Row.

2 Mit Gewichten oder kleinen Wasserflaschen (Row +).

Salamander D

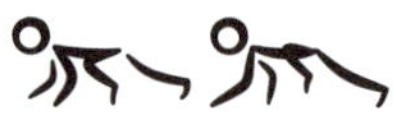

Diese Übung ist ziemlich komplex und die Wahrscheinlichkeit groß, dass es beim ersten Mal nicht gleich klappt. Lass dich nicht entmutigen, wenn du bei dieser anspruchsvollen Übung ins Schwitzen gerätst, denn sie ist gut für deine Ausdauer, verleiht dir viel kontrollierte Kraft aus Schultern, Rücken und Becken und trainiert so den ganzen Körper. Betrachte sie als die ultimative All-in-one-Übung: viel in wenig Zeit.

Geh in den Vierfüßlerstand und beweg dich vorwärts, indem du eine Hand und gleichzeitig das gegenüberliegende Bein nach vorne setzt.

Achtung!

- **Achte auf deinen Rücken. Lass ihn nicht nach oben oder unten ausweichen, wenn es dir zu schwer wird.**
- **Mach keine zu großen Schritte: Die Knie bleiben auf Hüfthöhe.**

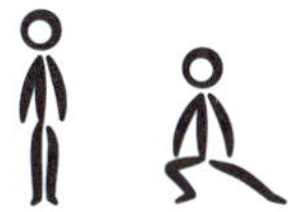

Side Lunges (Seitliche Ausfallschritte)

Eine wunderbare Abwandlung der guten alten Ausfallschritte sind die *Side Lunges*, seitliche Ausfallschritte. Dehnübung und Training in einem. Gedehnt wird die Beininnenseite, die Außenseite wird schwer. Und fühlst du schon, wie dein Po brennt?

Stell dich gerade hin, Brust raus. Mach dann einen großen Schritt zur Seite und beug das Knie deines Standbeins. Halte das andere Bein so gerade wie möglich. Streck die Arme nach vorne aus. Nun zur anderen Seite und wiederholen.

Achtung!

- **Den Kopf in neutraler Position halten und nicht zu den Zehen schauen.**
- **Den Rücken in neutraler Position halten und nicht ins Hohlkreuz gehen.**
- **Beim gebeugten Bein liegen Knie, Fuß und Hüfte auf einer Linie.**
- **Das gebeugte Knie bewegt sich in Richtung der Zehen, nicht nach außen.**
- **Die Füße zeigen nach vorn, auf gleicher Höhe und parallel zueinander.**

Selbsttest und Aktivierung: Zieht es beim Ausfallschritt in der Leiste? Dann brauchen die Muskeln dort eventuell Hilfe beim Entspannen und Verlängern. Die Faszienrolle hilft. Versuch es und schau, ob du danach die Übung besser schaffst (siehe Seite 146).

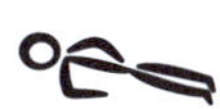

Side Plank & Mini Side Plank (Seitlicher Unterarmstütz)

Dies ist eine wunderbare Übung für deine schrägen Bauchmuskeln. Da du dabei still liegst, ist die Bewegung sehr kontrolliert, und du kannst dich gut auf deine Haltung und Atmung konzentrieren. Du baust die Übung langsam von einfach (wobei du deine schrägen Bauchmuskeln zum ersten Mal wieder ansprichst) bis hin zu einem Fortgeschrittenen-Niveau (das dir eine schöne Taille verschafft) auf.

Leg dich auf die Seite, dein Ellenbogen liegt unterhalb der Schulter. Drück nun die Hüfte hoch, sodass du dich nur noch auf Knie und Unterarm stützt. Position halten, dann Seitenwechsel …

Achtung!

- **Die Ellenbogen genau unterhalb der Schulter positionieren.**
- **Po schön nach vorn: So wird das Brett gerade und hat keinen Knick.**
- **Den Kopf in der Verlängerung der Wirbelsäule halten.**
- **Schultern bleiben gestreckt.**

Niveau:

1 Mini Side Plank: Die Knie bleiben auf dem Boden. Perfekt für die Wochen nach der Entbindung, wenn du noch nicht zu viel Druck auf die schrägen Bauchmuskeln ausüben möchtest.

2 Nur noch auf Füße und Unterarme stützen.

3 Jetzt noch mit Rotation.

Side Slide (P) (D)

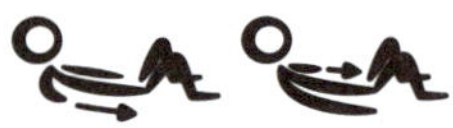

Jetzt geht's an die seitlichen Bauchmuskeln. Das hier ist eine ziemlich einfache Übung, aber sie liefert gute und schnelle Resultate. Nicht umsonst ist sie ein Klassiker. Außerdem ist sie nicht gefährlich für den Rücken, da du selbst entscheidest, ob du ihn unterstützt. Wenn du den Boden nicht mehr als Unterstützung brauchst, spannst du auch deine geraden Bauchmuskeln mit an.

Leg dich bequem auf deine Matte, die Knie sind angezogen und die Füße stehen auf dem Boden. Streck die Arme entlang des Körpers aus, spann den Bauch an und tippe nun mit den Fingerspitzen abwechselnd die rechte und die linke Ferse an. Position so lange wie möglich halten, dann mit dem Oberkörper zur anderen Seite gleiten.

Achtung!

- **Achte immer auf deine Atmung, nicht pressen. Bei einem Prolaps verschlimmert Pressen die Beschwerden nur. Ist die Übung zu schwierig bei korrekter Atmung? Dann geh ein Niveau weiter runter.**
- **Halte Rücken und Schultern wirklich parallel zum Boden.**
- **Wenn du denkst, den maximalen Dehnungspunkt erreicht zu haben … versuche noch ein wenig weiter zu gehen.**
- **Den Kopf unten lassen.**

Niveau:

1 Bleib mit dem Rücken auf dem Boden.

2 Schulterblätter vom Boden lösen.

Sit-ups (P) (D)

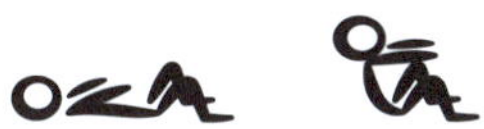

Die Mutter aller Bauchmuskelübungen. Mit dieser Übung trainierst du vor allem die geraden Bauchmuskeln. Aber lass dir keinen Bären aufbinden, diese sogenannte einfache Übung wird von vielen Menschen falsch ausgeführt. Und das trainiert nicht die Muskeln, sondern schadet Rücken oder Nacken.

Leg dich auf den Boden, zieh die Knie an und stell deine Füße fest auf den Boden. Streck nun die Arme aus und heb deinen Kopf und deine Schultern an.

Achtung

- **Mithilfe der Kraft der Bauchmuskeln hochkommen. Nicht mit dem Nacken ziehen und aus dem Rücken keine Wippe machen.**
- **Sehr genau auf die Atmung achten, nicht pressen. Pressen ist, vor allem bei einem Prolaps, sehr schlecht, da dabei zu viel Druck auf den Beckenboden ausgeübt wird.**
- **Richtig auf- und abrollen.**
- **Mach diese Übung nicht, wenn deine Diastase noch stark vergrößert ist.**

Niveau: (Sit-up +)

1. Hände nach vorn.
2. Auf den Schultern.
3. Hinter den Ohren.

Selbsttest und Aktivierung: Wirst du bei den Sit-ups von deinem Körper ausgebremst, weil du Probleme hast mit dem Auf- und Abrollen? Dann solltest du zuerst deinen Rücken mit einer Faszienrolle lockern (siehe Seite 146).

Variation: Mit einem Gewicht auf der Brust oder – absolute Herausforderung – das Gewicht vor dem Kopf in der Luft halten.

Split Squat / Lunge (Kniebeuge im Ausfallschritt / Ausfallschritt) Ⓟ

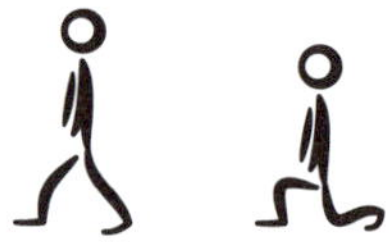

Vom Namen her werden sie immer wieder verwechselt: Split Squats und Lunges. Wenn du diese Übung im Stehen ausführst, heißt sie Split Squat, läufst du dabei (du verlagerst also dein Gewicht auf das vordere Bein), heißt sie Lunges. Aber wie sie auch heißen, schwer sind sie immer und echte Fettverbrenner noch dazu, da eine umfangreiche Muskelgruppe angesprochen wird. Außerdem wird die bei vielen verkürzte Vorderseite der Hüfte schön gedehnt. Und noch ein Vorteil: Du trainierst deine Stabilität.

Stell einen Fuß nach vorne und den anderen nach hinten. Beug dann langsam die Knie. Geh so weit nach unten, dass dein hinteres Knie fast den Boden berührt.

Achtung!

- **Achte auf deine Atmung und press nicht, auch nicht, wenn dir die Kraft ausgeht. Pressen ist nie gut, vor allem nicht mit einem Prolaps!**
- **Halt den Kopf in einer neutralen Position, schau nicht auf deine Zehen.**
- **Halte den Rücken in einer neutralen Position, komm nicht ins Hohlkreuz.**
- **Die Knie bewegen sich in Richtung der Zehen, nicht nach innen.**

- **Die Füße zeigen nach vorn und stehen parallel zueinander.**
- **Das eine Knie unter der Hüfte, das andere über dem Knöchel.**
- **Das hintere Knie beugt sich bis zum Boden, nicht vorher anhalten.**

Niveau: (Split Squat +)

1 Normaler Split Squat.

2 Mit erhöhtem vorderem oder hinterem Bein, damit du tiefer gehen kannst.

3 Bau einen Sprung ein!

Variationen: mit Gewichten, mit einem Sprung das Bein wechseln … Du kannst hier endlos variieren.

Selbsttest und Aktivieren: Versuchst du, weit nach unten zu kommen, gehst dabei aber automatisch ins Hohlkreuz und spürst, wie es an der Vorderseite deines Oberschenkels zieht? Dann solltest du diese Stelle mit der Faszienrolle lockerrollen. Wenn sich die Vorderseite des Oberschenkels entspannt und somit verlängert, kannst du die Übung wahrscheinlich tiefer ausführen. Je tiefer, desto effektiver.

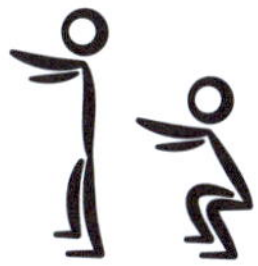

Squat, Mini-Squat, Chair-Squat, Squat 'n' Walk (Kniebeugen) (P)

Der Squat ist die Königin unter den Übungen. Squats verleihen dir starke und wohlgeformte Beine, und du verbrennst eine Menge Kalorien, weil eine sehr große Muskelgruppe aktiviert wird. Die gut trainierten Beinmuskeln helfen dir, dein Baby auf verantwortungsvolle Weise heben zu können, auch wenn es bald einiges an Kilos zulegt. Du kannst schon ziemlich früh mit Mini-Squats beginnen. Sie helfen, die in der Schwangerschaft oft verkürzten Beinmuskeln wieder etwas zu verlängern.

Achtung!

- **Achte auf deine Atmung und press nicht, auch nicht, wenn es anstrengend wird. Pressen ist nie gut, vor allem nicht mit einem Prolaps!**
- **Halt den Kopf in einer neutralen Position, viel zu viele Menschen legen den Kopf bei einem Squat in den Nacken.**
- **Halt den Rücken in neutraler Position und roll dich nicht ein.**
- **Die Knie bleiben über den Zehen. Nicht nach außen oder innen drehen.**

Niveau: (Squat +)

1 Nicht tiefer als auf Kniehöhe nach unten.

2 So tief wie möglich nach unten.

3 In Kombination mit einem Sprung.

Variationen:
- Mit Gewichten oder einem Gummiband knapp oberhalb der Knie.
- In Kombination mit einem Schritt: Squat 'n' Walk.

Selbsttest: Manchmal kann man aufgrund einer Blockade der Beinmuskulatur nicht so tief gehen, wie man möchte. Versuch dann, mit den Fersen auf etwas zu stehen. Oft wirkt eine kleine Erhöhung unter den Fersen schon Wunder. Probier, auf einem Brett zu stehen, wenn du den Squat machst. Geht es jetzt besser? Dann sind deine Wadenmuskeln verkürzt. Ab jetzt solltest du sie mit der Faszienrolle lockerrollen, bevor du mit den Squats beginnst. Mach die Kniebeugen so lange mit deinen Fersen auf einer Erhöhung, bis du darauf verzichten kannst.

Wenn es immer noch nicht richtig geht, selbst wenn du auf einem Brett stehst, könnte es sein, dass deine Gesäßmuskeln verhärtet sind. Versuche dann, auch sie lockerzurollen. Selbst wenn die Knie einknicken, kann das Lockerrollen der Hüften enorm helfen (siehe Seite 146).

Sind es nicht deine Waden, die dich davon abhalten, einen guten Squat zu machen, aber deine Knie knicken ein? Aktiviere dann deine Hüften.

Anfänger-Squat: Mini-Squat

Für den Anfang beginnst du mit einem Mini-Squat: Dazu gehst du aus dem Stand ein wenig nach unten und dann wieder hoch. Wichtig: Nicht zu tief nach unten gehen! Bau die Übung weiter aus bis zu einem kompletten Squat, aber Achtung: Während der Rückbildung nichts erzwingen! Besser mini und richtig, als komplett und unvernünftig.

Anfänger-Squat: Chair Squat (Stuhl-Kniebeuge)

Ein Stuhl gibt dir die supersichere Möglichkeit, bereits kurz nach der Geburt Minikniebeugen zu machen. Während der Schwangerschaft haben sich die Pomuskeln meist verlängert, weil du relativ viel gesessen hast. Das ist der erste Schritt, um sie wieder zu stärken. Achte gut auf die Atmung und vermeide es, beim Hochgehen zu pressen, vor allem, wenn du einen Prolaps hast! Das Pressen drückt ihn nämlich noch mehr nach unten.

Stell dich mit dem Rücken zum Stuhl und lass deinen Po langsam Richtung Sitzfläche sinken.

Achtung!

- **Die Kraft aus den Beinen holen, nicht aus dem Schwung nach oben.**

Stretches (Dehnübungen)

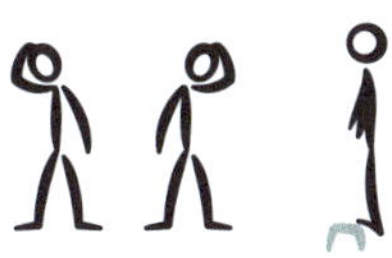

(siehe auch Seite 147)

Nacken dehnen (*Neck Stretches*, Kopf in Richtung Schultern): Das Mittel der Wahl, um schnell Ruhe im Nacken zu haben. Das Gewicht der Hand ist schon ausreichend für eine gute Dehnung.

Stell dich gerade und stabil hin. Beweg den Kopf nun langsam zur einen Schulter, kurz halten, dann langsam zur anderen Schulter bewegen.

Waden dehnen (*Calf Stretches*): Zwischendurch auf einer Stufe oder Erhöhung die Waden dehnen ist ganz einfach und überall machbar. Durch unseren Lebensstil und das Tragen von Absätzen verkürzt sich die Wadenmuskulatur.

Stell einen Fuß auf eine Erhöhung, sodass nur der Fußballen die Erhöhung berührt. Drücke nun die Ferse nach unten, die Zehen zeigen nach oben.

Brust und Seiten dehnen (*Chest and Flank Stretches*): Gegen eine Mauer dehnen, um eine zu weite Dehnung oder eine zu starke Dehnung der geraden Bauchmuskeln zu verhindern. Denn dadurch kann eine (eventuelle) Diastase weiter aufreißen.

Je flacher du zur Wand stehst, desto mehr dehnst du dich. Heb die Arme über den Kopf, mit den Fingern gegen die Wand. Fühlst du das Strecken in der Seite? Dann Seitenwechsel.

Schultern lockern (*Shoulder Loosening*): Sanft mit den Schultern kreisen. Zuerst dreimal von vorne nach hinten, dann von hinten nach vorne. Zwischendurch strecken, damit der Nacken gelockert wird. Und wiederholen.

Sumo Squat ('n' Walk)

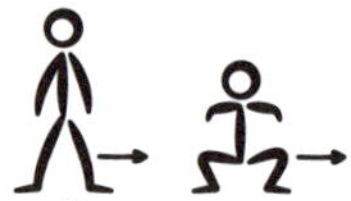

Als Variation des Squats bewirkt die Übung fast dasselbe, aber eben nur fast. Da du die Hüfte öffnest, vergrößerst du dort die Flexibilität. Der Sumo Squat ist auch ein Fettkiller, da er die zwei größten Muskelgruppen gleichzeitig trainiert: Bein- und Gesäßmuskeln. Und es geht noch weiter mit den Vorteilen, denn er zaubert dir unglaublich toll geformte Beine und einen runden Po. Die Übung ist nicht einfach, aber wunderbar dazu geeignet, den Puls mal richtig in die Höhe zu treiben.

Stell dich breitbeinig und stabil hin. Beug deine Knie Richtung Zehen und senke den Po schön gerade nach unten. Die Arme gehen mit der Kniebeuge nach vorn.

Achtung!

- **Achte auf deine Atmung und press nicht, auch nicht, wenn dir die Kraft ausgeht. Pressen ist nie gut, vor allem nicht mit einem Prolaps!**
- **Halt den Kopf in einer neutralen Position, viel zu viele Menschen legen den Kopf bei einem Squat in den Nacken.**
- **Halt den Rücken in neutraler Position und roll dich nicht ein.**
- **Kipp die Hüfte kräftig nach vorn.**
- **Knie in Richtung der Zehen, nicht nach innen.**

Niveau: (Sumo Squat +)

1. Nicht tiefer als auf Kniehöhe runtergehen.
2. So tief wie möglich.
3. Bau einen Sprung ein!

Variationen:

- Mit Gewichten oder einem Gummiband knapp oberhalb der Knie.
- In Kombination mit einem Schritt: Squat 'n' Walk.

Selbsttest und Aktivierung: siehe Squat Seite 323.

Super Mom (D)

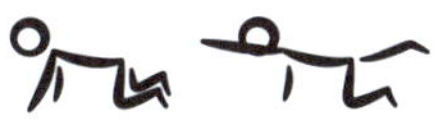

Rumpfstabilität trifft auf Koordination mit einem Hauch Balance: Du trainierst die Super Mom. Gerade dann, wenn du durch all die Kilos aus der Balance geraten bist, ist es wichtig, sie wiederzuerlangen. Diese Übung hilft dir dabei. Achte gut darauf, dass du den Rumpf still hältst. Schwierig, aber sehr gut, um mehr Stabilität zu erlangen.

Geh in den Vierfüßlerstand, Knie und Hände auf dem Boden. Streck einen Arm nach vorn und das gegenüberliegende Bein gerade nach hinten. Dann wechseln. Arm und Bein nur beim Ausatmen anheben und beim Ausatmen wieder auf den Boden setzen. Du fliegst … wie eine echte Super Mom!

Achtung!

- **Da die Ausgangsposition dieser Übung der Vierfüßlerstand ist, musst du bei einer großen Diastase aufpassen. Der Druck auf die Bauchwand in dieser Haltung kann zu groß werden. Fühlt es sich unangenehm oder schmerzhaft an? Dann musst du aufhören.**
- **Komm nicht ins Hohlkreuz.**
- **Halt den Kopf auch hier in neutraler Position und schau nicht nach oben!**

Table Top (D)

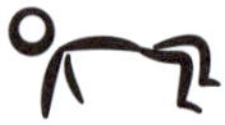

Ideal für alle, die oft am Computer arbeiten. Diese Übung dehnt die Muskelgruppen, die durch die Computerhaltung festsitzen, und trainiert die exakt gegenüberliegenden Muskeln, sodass du wieder eine schöne gerade Haltung annehmen kannst und dich die verkürzten Muskeln nicht mehr daran hindern.

Setz dich auf deine Matte, die Füße sind in Hüftbreite, die Hände befinden sich unterhalb der Schultern. Deine Finger zeigen nach vorn. Heb nun deine Hüften an und streck die Arme durch, sodass du wie ein Tisch dastehst. Dein Oberkörper ist dabei die Tischplatte (Table Top).

Achtung!

- **Mit großer Diastase oder bei Schmerzen Übung auslassen.**
- **Ellenbogen nicht überstrecken.**
- **Rücken neutral halten, nicht im Hohlkreuz.**
- **Kopf in neutraler Position halten, nicht sinken lassen.**

Niveau:

1 Normaler Table Top.

2 Ein Bein ausstrecken.

3 Bein kurz gestreckt halten.

Selbsttest und Aktivierung: Wenn dein Bauch Probleme hat, die Brettposition beim Table Top zu halten, solltest du deine Bauchmuskeln zuerst aktivieren, sodass du die Übung wieder besser und länger ausführen kannst (siehe Seite 144).

Triceps Dips (Beugestütz) P

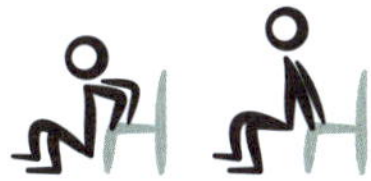

Diese hübschen Rundungen an deinen Oberarmen, das sind deine Trizepse. Natürlich kannst du sie auf allerlei Arten trainieren, aber Dips sind bei weitem die einfachste und beste Weise, da du sie überall und mehrmals am Tag ausführen kannst.

Stell dich mit dem Rücken so nah wie möglich an einen Tisch oder Stuhl in Hüfthöhe. Stütz dich mit den Händen auf dem Tisch oder der Stuhlfläche ab und geh mit dem Rest des Körpers nach unten.

Achtung!

- **Bleib so nah wie möglich mit dem Rücken an dem Gegenstand, an dem du dich festhältst.**
- **Halt den Rücken neutral (gerade).**
- **Halt die Schultern tief und ein wenig nach hinten.**
- **Ellenbogen nicht einknicken lassen.**

Niveau:

1. An etwas, das hüfthoch ist, zum Beispiel der Arbeitsplatte.
2. An einem Stuhl.
3. Mit gestreckten Beinen.

NACHWORT

Nachwort

Jetzt ist es so weit, du bist … *Back To You*. Was für eine Reise, welch eine Veränderung hast du unternommen! Wir sind stolz, dass wir dich dabei begleiten durften. Es war sicher kein Zuckerschlecken. Es war harte Arbeit und hartes Training, aber jetzt bist du *Back To You*. Vor vierzig Wochen hast du durch Visualisierung die erste Verbindung zwischen Gehirn und Beckenbodenmuskulatur geknüpft, und jetzt kannst du mit einer vollen Blase problemlos Trampolin springen. Blättere doch einmal in deinem Tagebuch zurück – was du nicht alles erreicht hast! Darauf kannst du wirklich stolz sein. Sehr stolz.

Wir hoffen, dass dir das *BTY*-Programm wirklich geholfen hat. Dein Powerhouse war noch nie so kräftig, die *BTY*-Kegelübungen sind dir zur alltäglichen Gewohnheit geworden, und du bist, was Körper, Geist und Mutterschaft angeht, wieder in den Flow gekommen.

Halte an den XL-Fundamentals fest. Achte weiterhin auf Ernährung, Haltung, Atmung, Ruhe und Entspannung und bleib immer in Bewegung und im Training.

Bleib stark, bleib gesund, bleib … *YOU*.

Alles Liebe,

Xaviera und Laurens

Back-Phase – Woche 0 - 6

Back To You beginnt mit der *Back*-Phase. Du trittst nun ein wenig kürzer, jetzt stehen Ruhe und eine Verbindung schaffen im Mittelpunkt: eine Verbindung mit deinem Baby und mit deiner neuen Rolle als Mutter. Bei den Übungen konzentrieren wir uns auf eine Verbindung zwischen deinem Geist und deinem Powerhouse.

Vor der *Back*-Phase füllst du Folgendes aus:

Wie fit fühlst du dich?

☐ 1 ☐ 2 ☐ 3 ☐ 4 ☐ 5

☐ 6 ☐ 7 ☐ 8 ☐ 9 ☐ 10

Wie wohl fühlst du dich?

☐ 1 ☐ 2 ☐ 3 ☐ 4 ☐ 5

☐ 6 ☐ 7 ☐ 8 ☐ 9 ☐ 10

FOTO

Gewicht (in Kilo): ____________

Bauchumfang (in Zentimeter): ____________

Notizen: ____________

To-Phase – Woche 7 - 24

In der *To*-Phase nimmst du langsam, aber sicher dein »normales« Leben wieder auf. Du gehst wieder raus, hast mehr soziale Kontakte, bist wieder mehr du selbst. Bei den Übungen arbeiten wir an deiner Stabilität und Mobilität.

Vor der *To*-Phase füllst du Folgendes aus:

Wie fit fühlst du dich?

☐ 1 ☐ 2 ☐ 3 ☐ 4 ☐ 5

☐ 6 ☐ 7 ☐ 8 ☐ 9 ☐ 10

Wie wohl fühlst du dich?

☐ 1 ☐ 2 ☐ 3 ☐ 4 ☐ 5

☐ 6 ☐ 7 ☐ 8 ☐ 9 ☐ 10

FOTO

Gewicht (in Kilo): ____________

Bauchumfang (in Zentimeter): ____________

Notizen ____________

You-Phase – Woche 25 - 40

Du bist immer mehr dein »neues Ich« und gewinnst zunehmend deine Kraft zurück. Bei den Übungen arbeiten wir intensiv an deinem neuen Ich, sodass du gesünder, stärker (sowohl mental als körperlich) und fitter wirst. Du wirst dein neues Ich! Oder sogar eine bessere Version von dir selbst als jemals zuvor …

Vor der *You*-Phase füllst du Folgendes aus:

Wie fit fühlst du dich?

☐ 1 ☐ 2 ☐ 3 ☐ 4 ☐ 5

☐ 6 ☐ 7 ☐ 8 ☐ 9 ☐ 10

Wie wohl fühlst du dich?

☐ 1 ☐ 2 ☐ 3 ☐ 4 ☐ 5

☐ 6 ☐ 7 ☐ 8 ☐ 9 ☐ 10

FOTO

Gewicht (in Kilo):

Bauchumfang (in Zentimeter):

Notizen:

Back To You – Woche 40

Niemand kann voraussagen, wann genau du wieder ganz die Alte sein wirst. Die eine ist nach neun Monaten wieder ganz bei sich, die andere braucht mehr Zeit. Aber eines ist sicher: Wenn du bis hierher gekommen bist, hast du unglaublich hart an dir gearbeitet und darfst stolz auf dich sein.

Vor der *Back-To-You*-Woche füllst du Folgendes aus:

Wie fit fühlst du dich?

☐ 1 ☐ 2 ☐ 3 ☐ 4 ☐ 5

☐ 6 ☐ 7 ☐ 8 ☐ 9 ☐ 10

Wie wohl fühlst du dich?

☐ 1 ☐ 2 ☐ 3 ☐ 4 ☐ 5

☐ 6 ☐ 7 ☐ 8 ☐ 9 ☐ 10

FOTO

Gewicht (in Kilo):

Bauchumfang (in Zentimeter):

Notizen

Quellen

- »Pelvic floor dysfunction: Prevention and non-surgical management«, The Department of Health and Social Care in England, 2019.
- »Rewiring the brain for happiness«, Monash University, 2019.
- »Six Principles of Acceptance and Commitment Therapy«, Australian Institute of Professional Counsellors, 4. April 2014.
- Abou-Saleh, M. T., Ghubash, R., Karim, L., Krymski, M., Bhai, I., »Hormonal aspects of postpartum depression«, in: *Psychoneuroendocrinology*, 1998.
- American Psychological Association, »New mothers grow bigger brains within months of giving birth: Warmer feelings toward babies linked to bigger mid-brains«, in: *ScienceDaily*, 20. Oktober 2010.
- Bakken Sperstad, J., et al., »Diastasis recti abdominis during pregnancy and 12 months after childbirth: Prevalence, risk factors and report of lumbopelvic pain«, in: *British Journal of Sports Medicine*, September 2016.
- Bancroft, J., et al., »The Dual Control Model: Current Status and Future Directions«, in: *Journal of Sex Research*, 46 (2 & 3): 121-142, März-Juni 2009.
- Bastos, M. de, et al., »Combined oral contraceptives: Venous thrombosis«, in: *Cochrane Database of Systematic Reviews,* 3. März 2014.
- Blackwell Publishing Ltd., »Women Report Sexual Problems A Full Year After Giving Birth; Health Problems Vary By Race«, in: *ScienceDaily*, 22. März 2007.
- Brubaker, L., »Postpartum urinary incontinence«, in: *BMJ*, 25. Mai 2002.
- Cohen, R., et al., »Twelve-month contraceptive continuation and repeat pregnancy among young mothers choosing postdelivery contraceptive implants or postplacental intrauterine devices«, in: *Contraception*, Februar 2015.
- Curtis, K. M., et al. »U.S. Medical Eligibility Criteria for Contraceptive Use«, *Recommendation Report*, Juli 2016.
- Eason, E., et al., »Effects of carrying a pregnancy and of method of delivery on urinary incontinence: A prospective cohort study«, in: *BMC Pregnancy Childbirth*, 19. Februar 2004.
- Fonti, Y., et al., »Post-partum pelvic floor changes«, in: *Journal of Prenatal Medicine,* Oktober-Dezember 2009.

- Glynn, L. M., Sandman, C. A., »Prenatal Origins of Neurological Development: A Critical Period for Fetus and Mother«, in: *Current Directions in Psychological Science*, 5. Dezember 2011.
- Hendrick, V., et al., »Hormonal Changes in the Postpartum and Implications for Postpartum Depression«, in: *Psychosomatics*, März-April 1998.
- Hoekzema, E., et al., »Pregnancy leads to long-lasting changes in human brain structure«, in: *Nature Neuroscience*, 19. Dezember 2016.
- Jackson E., et al., »Risk of venous thromboembolism during the postpartum period: A systematic review«, in: *Obstetrics and gynecology*, März 2011.
- Johns Hopkins Medicine, »Delivery method associated with pelvic floor disorders after childbirth: Decade-long study identifies women at highest risk for incontinence«, in: *ScienceDaily*, 19. Dezember 2018.
- Kim, G., Wilkin, R., »Giving birth changes a mother's brain. Here's how it prepares her for raising her baby«, in: *Business Insider*, 2019.
- Kim, P., »Human Maternal Brain Plasticity: Adaptation to Parenting«, in: *New Directions for Child and Adolescent Development*, 2. September 2016.
- Loyola University Health System, »Majority of women report sexual dysfunction after childbirth«, in: *ScienceDaily*, 26. November 2014.
- Madigan, D., Shin, J., »Drospirenone-containing oral contraceptives and venous thromboembolism: An analysis of the FAERS database«, in: *Open Access Journal of Contraception*, April 2018.
- McDonald, E. A., et al., »Dyspareunia and childbirth: A prospective cohort study«, in: *BJOG: An International Journal of Obstetrics & Gynaecology*, April 2015.
- McMaster University, »Urinary incontinence doubles risk of postpartum depression«, in: *Science Daily*, 20. Juni 2011.
- Department of Reproductive Health, *Medical Eligibility Criteria for Contraceptive Use*, 5th edition, World Health Organization, Geneva 2015.
- Michigan Medicine – University of Michigan, »Half of women over 50 experience incontinence, but most haven't talked to a doctor, poll finds: Urine leakage can get in the way of life and exercise; results point to potential importance of routine screening«, in: *Science Daily*, 1. November 2018.
- Muzik, M., et al., »PTSD symptoms across pregnancy and early postpartum among women with

lifetime PTSD diagnosis«, in: *Depression and Anxiety*, Juli 2016.
- Noonan, S., et al., »Food & mood: A review of supplementary prebiotic and probiotic interventions in the treatment of anxiety and depression in adults«, in: *BMJ Nutrition, Prevention & Health*, 6. Juli 2020.
- Ohio State University, »Immune system and postpartum depression linked? Research in rats shows inflammation in brain region after stress during pregnancy«, in: *ScienceDaily*, 6. November 2018.
- Ohio State University, »New way to think about brain's link to postpartum depression: Research in animals shows brain's immune system is activated by stress during pregnancy«, in: *Science Daily*, 21. Oktober 2019.
- Parry, B. L.; Martínez, L. F.; Maurer, E. L.; López, A. M.; Sorenson, D.; Meliska, C. J., »Sleep, rhythms and women's mood. Part I. Menstrual cycle, pregnancy and postpartum«, in: *Sleep Med Rev.*, 2006.
- Sacher, J., et al., »Elevated Brain Monoamine Oxidase: A Binding in the Early Postpartum Period«, in: *Archives of General Psychiatry*, Mai 2010.
- Shlomi Polachek, I., et al., »Postpartum Post-Traumatic Stress Disorder Symptoms: The Uninvited Birth Companion«, in: *IMAJ*, 14. Juni 2012.
- Singata-Madliki, M., Hofmeyr, G. J., Lawrie, T. A., »The effect of depot medroxyprogesterone acetate on postnatal depression: A randomised controlled trial«, in: *Journal of Family Planning and Reproductive Health Care*, Juli 2016.
- Skovlund, C. W., et al., »Association of Hormonal Contraception With Depression«, in: *JAMA Psychiatry*, November 2016.
- Stagnaro-Green, A., et al., »Guidelines of the American Thyroid Association for the Diagnosis and Management of Thyroid Disease During Pregnancy and Postpartum«, in: *Thyroid*, 21. Oktober 2011.
- University of Gothenburg, »Incontinence 20 years after child birth three times more common after vaginal delivery«, in: *ScienceDaily*, 25. März 2012.
- Warner, J., »Incontinence After Childbirth May Last Years«, in: *WebMD*, 2010.
- Weir, Z., et al., »Physical activity in pregnancy: A qualitative study of the beliefs of overweight and obese pregnant women«, in: *BioMed Central*, 28. April 2010.

Du möchtest noch mehr erfahren?

Alles über den Beckenboden:

Dr. Lindsey Vestal, Ergotherapeutin und Beckenbodenexpertin, USA & Frankreich

- www.functionalpelvis.com
- *Kegels That Work: A Workshop for Women Who Want to Stop Guessing + Start Taking Back Control* (https://ot-pioneers.teachable.com/p/kegelsthatwork)

Lindsey hat nicht nur den besten Online-Kurs für den Beckenboden entwickelt, sie weiß auch wie man das Thema perfekt erklärt und lebendig rüberbringt!

Mehr über deinen Körper:

Dr. Sheila de Liz, Gynäkologin, USA & Deutschland

- www.dr-de-liz.de
- *Unverschämt: Alles über den fabelhaften weiblichen Körper* (Rowohlt Verlag, 2019)
- *Woman on Fire: Alles über die fabelhaften Wechseljahre* (Rowohlt Verlag, 2020)

Sheila ist eine Gynäkologin, die zur Freundin wird. Sie nennt die Dinge ohne Umschweife beim Namen, sodass man den eigenen Körper auf eine Weise versteht wie nie zuvor.

Mehr über Beziehung und Sex:

Ann-Marlene Henning, Paar- und Sextherapeutin, Deutschland

- www.doch-noch.de
- *Sex verändert alles: Aufklärung für Fortgeschrittene* (Rowohlt Verlag, 2019)
- *Wenn es um das Eine geht: Das Thema Sexualität in der Therapie* (Vandenhoeck & Ruprecht, 2018)
- *Liebespraxis: Eine Sexologin erzählt* (Rowohlt 2017)
- *Make More Love: Ein Aufklärungsbuch für Erwachsene* (Goldmann Verlag, 2018)

Mehr über Hormone:

Dr. Jolene Brighten, Ärztin für Naturheilverfahren, Chemikerin und Expertin für weibliche Hormone, USA

- www.drbrighten.com
- *Beyond the Pill: A 30-Day Program to Balance Your Hormones, Reclaim Your Body, and Reverse the Dangerous Side Effects of the Birth Control Pill* (HarperOne, 2020)

Jolene macht auch die kompliziertesten Informationen zum Hormonhaushalt verständlich und betreibt den informativsten und witzigsten (!) Hormon-Insta-Account der Welt. ;-)

Register

Die niederländische Originalausgabe erschien 2021 unter dem Titel
»Back To You« bei Fontaine Uitgevers, Amsterdam, in Zusammenarbeit
mit Twise Victory Publishing BV, Arnhem.

Dieses Buch ist auch als E-Book erhältlich.

MIX
Papier aus verantwortungsvollen Quellen
FSC® C011124
FSC
www.fsc.org

Penguin Random House Verlagsgruppe FSC® N001967

1. Auflage
Deutsche Erstausgabe März 2021

Layout: Art Wise, Ellen Langendam
Illustrationen: Art Wise, Ellen Langendam
Umschlag: Sabine Kwauka
Redaktion: Iris Rinser
Satz: Buch-Werkstatt GmbH, Bad Aibling
Druck und Bindung: MohnMedia, Gütersloh
Printed in Germany
KW · IH
ISBN 978-3-442-39382-4
www.mosaik-verlag.de

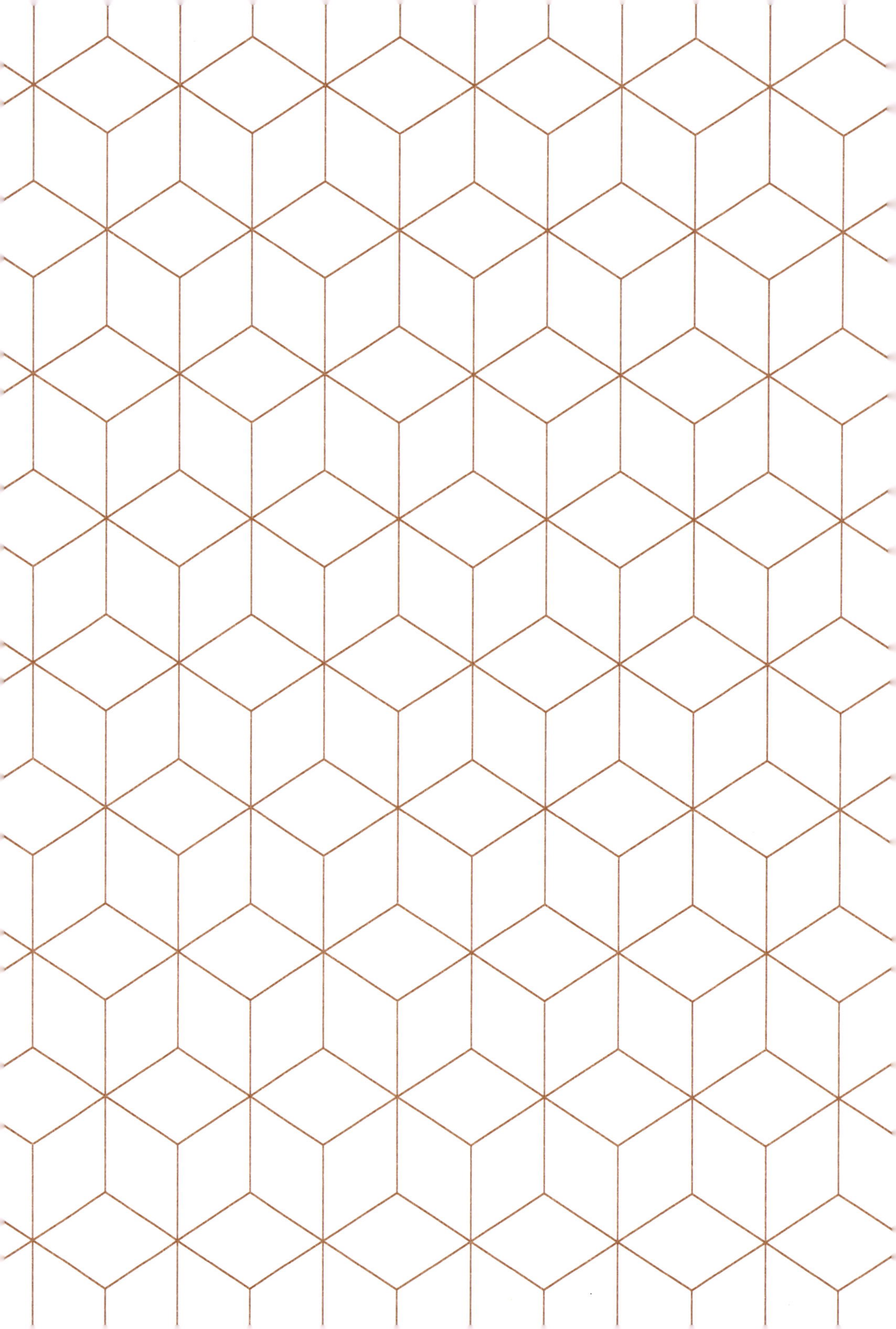